Tiempos aciagos

Las calamidades y el cambio social del siglo XVIII entre los mayas de Yucatán

Colección Peninsular

Paola Peniche Moreno

Tiempos aciagos

Las calamidades y el cambio social del siglo XVIII entre los mayas de Yucatán

CIESAS

Miguel Ángel Porrúa

MÉXICO 2010

Esta investigación, arbitrada por pares académicos, se privilegia con el aval de la institución coeditora.

Primera edición, diciembre del año 2010

ISBN 978-607-486-116-7

ISBN 978-607-401-399-3

IMPRESO EN MÉXICO *PRINTED IN MEXICO*

www.maporrua.com.mx

Amargura 4, San Ángel, Álvaro Obregón, 01000 México, D.F.

Agradecimientos

ESTE TRABAJO es resultado de un proyecto que fue elaborado para ingresar como investigadora al Centro de Investigaciones y Estudios Superiores en Antropología Social en el año de 2006. Mi primera deuda es con esa institución que me brindó el espacio idóneo para desempeñar las tareas académicas necesarias que llevaron a la elaboración de este libro. En la Unidad Peninsular, dirigida por el doctor Pedro Bracamonte y Sosa, encontré siempre respaldo a mi ejercicio profesional y un ámbito idóneo para discutir y reflexionar muchas de las ideas que aquí se podrán leer. Agradezco a mis colegas historiadores y antropólogos que siguieron esta investigación desde sus inicios hasta su culminación, especialmente a los integrantes de la línea de investigación "El pueblo maya: análisis histórico y contemporáneo" que se dearrolla en el CIESAS. Especialmente a la doctora Gabriela Solís Robleda y al doctor Jesús Lizama, quienes coordinan el seminario permanente "El pueblo maya y la sociedad regional", donde presenté resultados preliminares en distintas ocasiones, ya que las sugerencias y observaciones ahí discutidas fueron de gran importancia para llegar al producto final. De forma paralela, la doctora Solís leyó muchas de las versiones que elaboré y siempre estuvo dispuesta a comentarlas conmigo, ayudándo de manera sustancial a darles forma y contenido.

Esta investigación contó con el apoyo del Consejo Nacional de Ciencias y Tecnología que, a través de distintos fondos, me otorgó recursos financieros que coadyuvaron al ejercicio de esta investigación. En particular del programa "Apoyo Complementario a Investigadores en Procesos de Consolidación (SNI 1) 2008" con el proyecto "El Yucatán del siglo XVIII y las calamidades de su tiempo" (núm. 90588 [2008-2009]) y del FORDECyT dentro del proyecto "Directrices para el desarrollo social de la población indígena basadas en el mapeo de sus condiciones de vida en la nueva realidad de su entorno regional: Yucatán, La Huasteca y Oaxaca" (núm. 115907), coordinado por el doctor Pedro Bracamonte y Sosa.

Asimismo, espreso mi más sincera gratitud al doctor Robert Patch y la doctora América Molina del Villar, quienes leyeron con sumo cuidado los resultados preliminares de este trabajo y me hicieron sugerencias y comentarios que considero fueron fundamentales para obtener la versión final. Lo mismo la doctora Virginia García Acosta, quien realizó una lectura crítica y aportó mucho con su experiencia sobre el tema.

Nuevamente, estoy en especial deuda con la Iglesia de Jesucristo de los Santos de los Últimos Días (Centro de Historia Familiar, Estaca Chuburná) por haberme permitido consultar el importante acervo de información parroquial que conserva en microfilmes, y a la amable atención que siempre tuvieron conmigo Marlene Calderón, Concepción Paéz y Mónica Calderón en el Centro de Historia Familiar. Mi reconocimiento también para Mónica Bañuelos, quien me acompañó en la captura de los datos parroquiales y además realizó la paleografía de mucha de la documentación que sustenta este estudio.

También quiero agradecer a mi papá, quien a lo largo de toda mi carrera académica me ha dado toda la orientación y ayuda para poder sistematizar y analizar los datos cuantitativos. Su apoyo ha sido fundamental en mi interés por la demografía histórica y en mi inquietud por acudir a los números para emprender análisis de sociedades pasadas.

Este libro representa una etapa muy importante en mi vida. Agradezco a Angélica García del Castillo por ayudarme a concluirla y a comenzar otra. A mis padres por su amoroso apoyo. Dedico este libro a Gabriel, siempre compañero, y a nuestros hijos Matías y Constanza, por caminar a mi lado con tanto cariño.

Prólogo

A fines del siglo XIX y comienzos del XX, Yucatán fue conocido por la excelencia de sus historiadores. La historiografía yucateca se basaba no solamente en experiencias personales y en conversaciones con participantes en la historia, como en los casos de Eligio Ancona y Serapio Baqueiro, sino también en trabajo de archivo. Juan Francisco Molina Solís es el mejor ejemplo de un historiador que llevaba a cabo investigaciones basadas en documentos históricos. Sin embargo, una característica de esta historiografía fue la falta de entrenamiento profesional de historiador. En el siglo XIX la Universidad de Yucatán no se había fundado todavía, y los historiadores casi siempre eran abogados o políticos que practicaban la historiografía como un pasatiempo o con fines genealógicos.

Desafortunadamente con la Revolución Mexicana desapareció la tradición de trabajo de archivo en Yucatán. Los mejores y más distinguidos historiadores yucatecos después de la Revolución –Silvio Zavala y J. Ignacio Rubio Mañé– consultaron documentos en archivos en España y en México, pero casi todo su trabajo estuvo enfocado a la historia de México en general. De hecho, Zavala –uno de los más conocidos y distinguidos historiadores de América Latina– escribió poco o nada sobre Yucatán. Los otros historiadores consultaron obras secundarias y a veces obtuvieron información al hablar con participantes, pero el trabajo de archivo dejó de existir. En parte, hay que añadir, eso fue el resultado de la falta de archivos organizados en Yucatán.

Todo cambió en los años sesenta del siglo pasado con la fundación del Archivo General del Estado y el Archivo Notarial del Estado. Además, la Iglesia en Yucatán empezó a abrir sus puertas a investigadores, y el contenido del Archivo del Arzobispado llegó a ser accesible a los investigadores. De pronto, el trabajo de archivo produjo una verdadera revolución historiográfica en Yucatán. Los historiadores tuvieron acceso a una amplia gama de datos históricos que tanto yucatecos como también algunos extranjeros interesados en la historia de Yucatán supieron aprovechar. La fundación de la Escuela (luego Facultad) de Antropología significó el comienzo de las ciencias sociales en la Universidad (luego Universidad Autónoma) de Yucatán, y en México la antropología siempre dio lugar a estudios históricos. Así nació una nueva generación de historiadores tanto yucatecos como extranjeros. El nuevo entendimiento de la historia regional –menos elitista y más crítica– es el resultado de aquella revolución historiográfica llevada a cabo por la primera generación de historiadores modernos.

Pero la historiografía, como la historia, cambia. Ahora tenemos una segunda generación de investigadores que se dedican al estudio de la historia. Para los nuevos historiadores, el trabajo de archivo ya no es una novedad sino una necesidad. Los investigadores son entrenados desde un principio en la profesión de historiador, con conocimiento amplio de la historia de México y de las ciencias sociales. Ser historiador ya no es un pasatiempo para abogados de la élite sino una profesión que se estudia seriamente.

La autora de este libro es un buen ejemplo de la segunda generación de historiadores. Paola Peniche sabe muy bien que el estudio de la historia exige trabajo y dedicación. Este libro es un buen ejemplo de la nueva formación que requieren los historiadores; esto es, una amplia formación académica, investigación de archivo, y por último la habilidad para interpretar y entender el significado de los documentos recabados.

La autora contribuye a la historiografía de Yucatán a través de una interpretación de las calamidades del siglo XVIII y de cómo la estructura agraria canalizó los efectos de hambrunas y epidemias hacia direcciones nuevas. Por cierto, calamidades sucedieron en los siglos anteriores, aunque antes del siglo XVIII no provocaron grandes cambios sociales. Pero la ocupación de la tierra por los hacendados no-indígenas a través de los siglos, y el crecimiento demográfico que empezó al fin del siglo XVII, significaron que los mayas ya no podían escaparse de las hambrunas buscando nuevos recursos en el medio rural como antes lo hacían. Una pequeña parte de los campesinos migraron a las ciudades, porque los cabildos de Mérida, Valladolid y Campeche compraron granos fuera de Yucatán en tiempos de carestía y los vendía a precios bajos a los pobres. Otra parte de los que huyeron de sus pueblos siguieron el camino tradicional de los mayas: migraron a las fronteras del sur de la provincia, con la esperanza de encontrar algo de comer en el monte, en donde había poca población.

Pero lo nuevo fue la migración hacia las haciendas. Estas fincas rurales cobraron más fuerza y se volvieron no solamente unidades de producción sino también nuevos centros de asentamiento y verdaderos pueblos mayas fuera del control de las autoridades mayas tradicionales. Los pueblos y los caciques, por lo tanto, perdieron la gran importancia que tenían desde los comienzos de la civilización maya en la península. Para el fin del siglo XVIII, los indígenas ya no monopolizaron la producción, y ya no eran dueños de casi toda la tierra en Yucatán. Es decir, debido a los nuevos factores existentes en el último siglo de la Colonia, las calamidades tuvieron resultados y efectos que no tuvieron en los siglos anteriores. Así, se preparó el terreno para la lucha para la tierra que contribuyó a la gran catástrofe del siglo siguiente que llamamos la Guerra de Castas.

Es importante destacar que en este libro la autora no trata a los indígenas como nada más que víctimas de la historia. La doctora Peniche demuestra que los cambios que sucedieron a través del siglo XVIII se debieron en gran medida a la actuación de los mayas. Los desastres naturales obligaron a una gran parte de la población a huir de sus pueblos, ya que los mayas no tenían control sobre la naturaleza. Sin embargo los campesinos mayas decidieron cómo y adónde migrar, y cómo establecer nuevas comunidades que mantuvieron las normas culturales indígenas. Ser trabajador en una hacienda era un cambio importante para el campesino, pero no significó la pérdida de su cultura. Al contrario, los migrantes que se radicaron en las haciendas encontraron la manera de evitar la hispanización, y por eso, a pesar de la creciente debilidad de los pueblos y del poder de los caciques, la cultura maya logró sobrevivir y durar hasta nuestros días. Fue el resultado de la acción indígena, que así logró participar en una forma importante en la construcción de su propia historia.

Este libro por lo tanto contribuye ampliamente al estudio de la historia. La segunda generación de historiadores entrenados en el trabajo de archivo ya ha logrado mucho y a veces ha rebasado los caminos abiertos por los historiadores de la primera generación a la que pertenezco yo. Además, los nuevos historiadores están empezando a entrenar una tercera generación, que ya está entrando en las universidades y centros de investigaciones. Parece que el futuro de la historia y de la historiografía en Yucatán tiene una base muy fuerte y bien establecida, como demuestra la calidad de este libro de Paola Peniche.

ROBERT PATCH

Introducción

ÉSTE ES un estudio sobre la relación que hubo en el Yucatán colonial entre los fenómenos denominados entonces como "calamidades" (hambres y epidemias) y los cambios que vivió la sociedad en el último siglo de dominación española. Se trata de conocer la contribución específica que tuvo uno sobre el otro: por un lado, explicar de qué manera influyeron las transformaciones del dieciocho en la generación, curso y desenlace de las calamidades ocurridas y, por el otro, comprender el efecto que a corto, mediano o largo plazo causaron estas calamidades en la sociedad. Más allá de su necesaria delimitación conceptual, las calamidades son entendidas no sólo como irrupciones catastróficas en la sociedad, sino como motores y guías para el cambio social. Es un viaje de ida y vuelta; un esfuerzo por interrelacionar dos fenómenos que la historiografía del área ha tratado, ya de manera separada, ya de manera marginal.

De este objetivo general se desprenden las hipótesis centrales que orientan el trabajo: la primera es que las características particulares que tuvieron las calamidades en Yucatán en la segunda mitad del siglo XVIII fueron distintas a las que se registraron en la época previa, desde la colonización temprana hasta las primeras décadas del último siglo colonial. Fue hambre y sus efectos colaterales lo que afectó a la población, y no tanto la propagación de enfermedades epidémicas, como sucedió en repetidas ocasiones en los siglos anteriores. Si bien es cierto que a lo largo de toda la Colonia hambres y epidemias conformaban fenómenos simbióticos (ergo calamidades), en los últimos cincuenta años del régimen colonial la inmunodeficiencia dejó de ser el detonante de las calamidades, y la carestía de alimentos se convirtió en el punto de quiebre. Es decir, que si en los siglos XVI y XVII las epidemias traían consigo problemas en el campo y ocasionaban escasez de alimentos, en el XVIII, sobre todo en sus últimos 50 años, era la carestía de víveres la que traía hambre y enfermedad. Esta diferencia significó, al mismo tiempo, orígenes, derroteros y resultados distintos para estos fenómenos en las postrimerías del periodo de dominación española ¿Por qué en esta época la población fue tan vulnerable a la falta de alimentos? ¿Qué sucedía en la sociedad que tanta gente pudo haber sido presa del hambre y, en ocasiones, de la inanición? Si bien podría parecer obvio que las respuestas a estas preguntas deben buscarse en la sociedad misma, aquí no interesan tanto los *qués* sino los *cómos*. Parece necesario indagar y, sobre todo, explicar cómo se dio esa interrelación en una sociedad que estaba en un profundo proceso de transformación y su vulnerabilidad a la falta de alimentos.

Pero hasta aquí la sociedad aparece como víctima pasiva, acaso de sí misma y de los cambios que operan sobre el conjunto. La necesidad de eludir esta imagen me lleva a la segunda hipótesis: de cara a las calamidades, los diferentes sectores que integraban la sociedad colonial yucateca pusieron en marcha estrategias variadas de sobrevivencia. Estas acciones tuvieron un alcance tal, que dejaron su impronta en el sistema colonial tardío y perfilaron el rumbo de las transformaciones que ya estaban en marcha. En este análisis hice énfasis especial en la sociedad indígena, pues, por un lado, fueron los mayas quienes más padecieron los efectos de las calamidades y, por el otro, su participación (mediante la resistencia activa, pasiva o velada; el rechazo, la negociación o la aceptación) fue un elemento clave en la construcción del sistema colonial y sus transformaciones a lo largo de tres siglos.

Para trabajar sobre estas dos hipótesis centrales me valí de distintas herramientas conceptuales y estrategias metodológicas que anticipo ahora pero que abundaré con detalle más adelante: en primer lugar me enfrenté a la dificultad de nombrar los fenómenos que en las fuentes aparecían una y otra vez refiriendo a un estado general de infortunio alcanzado por la falta de alimentos y/o una acentuada dificultad para conseguirlos, por la propagación de enfermedades epidémicas o por la combinación funesta de ambas circunstancias. Decidí conservar el término que en la época se utilizaba para denominar a estos fenómenos: *calamidades*. Y es que consideré que éste permitía hacer énfasis, más que en el hecho por sí mismo, en la sociedad que lo vivió. Como ya he dicho, sobre ello abundaré en otro apartado. De manera paralela fue necesario recurrir a otras categorías que fueron de gran utilidad para lograr una mayor precisión en el análisis historiográfico, tales como *crisis agrícola, crisis de subsistencia* y *hambruna*.

Los instrumentos metodológicos se anclaron en la historia, aunque también eché mano de herramientas que proporcionan la demografía histórica y la antropología. La etnohistoria me brindó las herramientas necesarias para leer de manera crítica y analítica las fuentes cualitativas de la época, en las que busqué información referente a la organización social de los mayas, sus formas de producción y su relación con el entorno natural y su participación en la construcción del sistema colonial, asimismo sobre los detalles historiográficos de las calamidades de entonces. La demografía histórica me permitió profundizar en fenómenos íntimamente relacionados con las calamidades que escapaban a las fuentes cualitativas o que estaban mediadas por el filtro de los observadores de la época, como la mortalidad o la migración. Finalmente, la antropología me ayudó a abordar el parentesco entre los mayas como una estrategia de sobrevivencia. La noción antropológica sobre este tipo de agrupamientos sociales y las cuestiones más técnicas de factura de genealogías fueron esenciales para el análisis. Así, busqué aplicar un enfoque etnohistórico en sentido amplio para comprender mi objeto de estudio.

Mi interés por estudiar las calamidades en el siglo XVIII y la forma en que la sociedad indígena sobrevivió estos fenómenos mediante diferentes estrategias, tiene una fuerte vinculación con mis anteriores investigaciones sobre la sociedad maya en la época colonial. Desde la tesis de licenciatura me acerqué a las modalidades variadas en que los indios de Yucatán respondieron al proyecto colonizador impulsado e impuesto por los españoles, donde la migración a la selva del sur y a las zonas que se encontraban fuera del control de los extranjeros constituyó un mecanismo de resistencia activa de primer orden para los mayas, y les permitió su reproducción física y cultural a largo plazo. Así fue en los siglos XVI y XVII.

Estos movimientos de población cobraron gran vitalidad ante la sobreexplotación y en tiempos de epidemias y crisis agrícolas. En la tesis de maestría seguí concentrándome en la migración como un mecanismo de sobrevivencia, pero en esta ocasión me enfoqué en el siglo XVIII. En aquella época la población, la economía, la estructura agraria y la sociedad en su conjunto estaban registrando importantes transformaciones. La población indígena continuó, como en los siglos anteriores, participando mediante la oposición abierta, la resistencia pasiva, la negociación o la aceptación en la construcción y los cambios que afectaban al sistema colonial. En este contexto, la migración de los mayas –ya no a la selva sino a las fincas de españoles– fue un fenómeno que cobró especial importancia e impactó de manera sustancial al sistema. Estudiar esta migración, me llevó a aproximarme a las bases sobre la cuales los indios emprendían la movilización, esto es, los lazos de parentesco. Ello me condujo al planteamiento de que los mayas habrían resistido sobre las bases de su propia cultura y dinámica social, destacando los fenómenos de parentesco y migración. En mi tesis de doctorado profundicé en los mecanismos a través de los cuales se formaban, construían y perpetuaban estos grupos de parentesco que en anteriores investigaciones había observado migrando en colectivo. Así, profundicé en aspectos como residencia, matrimonio, herencia y organización política. El análisis de los datos demográficos me permitió vislumbrar que en la época colonial las grandes crisis agrícolas, de subsistencia y demográficas pudieron haber influido de manera muy importante en la formación y reproducción de estas agrupaciones.

La presente investigación, entonces, tiende un hilo conductor que hilvana los estudios anteriores que brevemente he esbozado, y busca profundizar en una visión a largo plazo respecto a la participación de los mayas en la construcción del sistema colonial en la península de Yucatán, así como en los mecanismos sociales y culturales que permitieron a este grupo no sucumbir ante tres siglos de dominación y explotación.

Paralelamente, como parte de la historiografía sobre la Colonia, este estudio es una breve contribución al conocimiento respecto a la historia por la que transitaron los pueblos de indios en el periodo de dominación española y, específicamente, a las transformaciones que vivieron estas unidades de organización social, económica y política durante el siglo XVIII. El trabajo que aquí presento es una mirada regional a la manera en que la sociedad indígena vivió procesos cardinales que antecedieron al periodo independiente como el cambio agrario, la decadencia del sistema colonial, y los nuevos paradigmas de producción y socialización. Las calamidades son el tema que me permite profundizar en algunos aspectos de estos procesos, aunque la problemática aún no se agota.

Referentes conceptuales

Como ya adelanté, en este estudio opté por conservar algunas de las categorías empleadas en las fuentes de la época, particularmente la de *calamidad*. No se trata únicamente de tomar palabras de la época para describir un fenómeno específico, sino que, como argumentaré más adelante, "calamidad" contiene en sí misma una utilidad heurística que me permite elevarla a categoría analítica para abordar la problemática social aquí planteada de acuerdo con su propio marco histórico. Por otro lado, a pesar de su confluencia en lo que en las fuentes aparece como un solo fenómeno, fue necesario comprender la relación que había entre crisis agrícola, crisis de subsistencia y epidemia. Ésta parece una distinción fundamental si se quiere convertir la "calamidad" en categoría de análisis. Por último, dada la proximidad entre lo que aquí se entiende como crisis de subsistencia y el fenómeno de las hambrunas, me pareció indispensable una revisión sobre la manera en que las ciencias sociales han definido conceptualmente estos fenómenos, y cómo se han aproximado a su estudio. De esta manera, "calamidad" resulta ser un concepto incluyente que puede referirse a varios de estos fenómenos (crisis agrícola, crisis de subsistencia, epidemia y hambruna) o a uno solo, según sea el caso.

En suma, en este apartado se justifica y delimita el empleo de calamidad como categoría de análisis, se explica la vinculación histórica entre los fenómenos de crisis agrícola, crisis de subsistencia y epidemias, se definen las hambrunas y se especifica el enfoque de estudio utilizado.

Las calamidades como categoría de análisis

El campo semántico del término "calamidad" destaca la problemática padecida por un grupo de personas que encuentra serios obstáculos para conseguir su subsistencia física y su reproducción social. Las *calamidades*, según se entendían entonces, eran "el accidente o infortunio que hace infeliz y llena de trabajos" a un grupo de personas. Con base en esta idea general, en este trabajo me refiero con *calamidad* al estado que un grupo social alcanza cuando ocurren mutaciones importantes en el desarrollo de los procesos que permiten su permanencia y su reproducción colectiva. En los documentos de la época en general se nombraba "calamidad" a la situación que devenía de la propagación de enfermedades epidémicas, de la extensión del hambre y la inanición o a la coincidencia en tiempo y espacio de ambas contrariedades.

Según Ruiz Guadalajara (2003: 4) ha apuntado, existe un abismo semántico entre el sentido y los contenidos del término *calamidad* y lo que ahora se considera como desastre. La palabra *desastre* proviene del provenzal antiguo y está compuesta por el sufijo latino *dis-* (separación) y *astrum* (estrella), es decir, lejos de las estrellas. En efecto, este término era empleado cuando ocurría una desgracia y se creía que se estaba lejos del cuidado y amparo de las estrellas. Pero a pesar de sus raíces latinas y de tener un campo semántico semejante al de calamidad, *desastre* no aparece ni una sola ocasión en la documentación colonial. Posiblemente ello se deba al rechazo que hizo el cristianismo al pensamiento mediterráneo que afirmaba la influencia fatalista de los astros en la fortuna y en las desgracias de los hombres (Ruiz, 2003: 66-67).

El concepto de calamidad, por el contrario, tenía un referente cristiano y todavía en la Nueva España del siglo XVIII conservaba su contenido teológico y filosófico, como lo ha demostrado Ruiz Guadalajara (2003) para el caso de

Michoacán. De acuerdo con este autor, desde el *Antiguo Testamento*, con El Diluvio, Sodoma y Gomorra, las plagas sobre Egipto y la caída de la Jerusalén terrena, las calamidades han sido interpretadas como fenómenos atribuibles a los juicios que Dios hacía sobre un pueblo idólatra y pecador, que bien favorecieron o castigaron a los hebreos. Este pensamiento se extendió hasta el cristianismo novohispano que, igualmente, estableció una relación entre los comportamientos individuales y colectivos con las calamidades. Fue una manera de dar sentido a las desgracias, de manera que la transgresión de los preceptos y del orden social idealizado era entendida como la principal razón de la vulnerabilidad humana. Así fue a lo largo de prácticamente toda la época colonial: las crónicas tempranas, por ejemplo, destacan como calamidades la enfermedad, el hambre y la guerra, todas caracterizadas por la muerte, y generadas por el pecado y la ambición tanto de naturales como de conquistadores. En el siglo XVII, esta lectura de las calamidades se fortaleció junto con la consolidación de otros procesos como la instauración de cultos locales y regionales. Las nuevas posturas filosóficas que impulsó la Ilustración en cuanto a las reformas económicas liberales, la sistematización del pensamiento científico y la secularización de la naturaleza que cobraron fuerza en occidente a partir de la segunda mitad del siglo XVIII, en la Nueva España no alcanzaron a modificar todavía el pensamiento que atribuía las desgracias humanas al comportamiento de los individuos. Fue hasta el siglo XIX cuando estas ideas avanzaron hacia nuevas formas de entender el riesgo, el peligro y la seguridad, caracterizadas ahora por una separación entre agentes exógenos (como los virus o los fenómenos naturales) y la divinidad (Ruiz, 2003: 5, 8-10, 17-18, 49).

Quizá por su recurrencia en el discurso de la época, algunas investigaciones sobre diferentes regiones de la Nueva España han empleado el término *calamidad* para nombrar los fenómenos que referían dichas fuentes, es decir, a una combinación funesta de hambre, escasez y enfermedad. Desde historiadores decimonónicos y de principios del siglo XX como Justo Sierra (1994: 176, 217) o Eligio Ancona (1917: 69, 179), hasta estudios contemporáneos clásicos en el abordaje de problemas demográficos, epidemias y crisis agrícolas como los de Cook y Borah (1978: 120), Florescano (1986: 10, 88) o Molina del Villar (1996, 2004). En su estudio sobre el Michoacán colonial, Ruiz Guadalajara (2003) ha identificado las calamidades como "desgracias de amplia cobertura" (: 3) que se revelaban de forma fundamental en las manifestaciones colectivas de culpa y constricción que involucraban el espacio público.

De acuerdo con Jesús Macías (1993: 83), estudioso del fenómeno de los desastres, el conocimiento histórico muestra el cambio de la percepción y explicación respecto a estos fenómenos. Considero que ahí radica la justificación de conservar el término *calamidad*, pues se erige como una categoría analítica útil para estudiar la problemática de acuerdo con su propio contexto histórico. La noción de que las calamidades eran atribuibles al juicio divino, por ejemplo, influyó en las acciones puestas en marcha tanto para una posible prevención, así como en las prácticas encaminadas a mitigar los efectos negativos. De tal suerte, a lo largo de toda la época colonial la sociedad civil organizaba procesiones religiosas que invocaban un determinado protector, que en general era santa Teresa o la Virgen de los Remedios, la santa patrona de la lluvia que, de acuerdo con la tradición medieval, era la intermediaria más eficiente en estos asuntos (García Acosta, 1993b: 8; Florescano, 2000: 57). Es así como Juan Carlos Jurado (2004) emplea el término *calamidad* para analizar los terremotos, las pestes y las hambrunas en el reino de Nueva Granada en los siglos XVIII y XIX. De acuerdo con este autor, en esa época el mundo natural no era considerado frágil ni amenazado por el hombre sino, por el contrario, poderoso e indomable. De ahí que lo religioso haya ofrecido respuestas sobre el origen de la *calamidad*, interpretándola culturalmente como "castigo divino". Igualmente, Boyer (1975: 135) explica la concepción que se tenía en la ciudad de México en lo tocante a las inundaciones y sus catastróficos efectos de hambre y enfermedad entre la población, al punto que algunas autoridades coloniales afirmaban que si las "calamidades" eran el castigo de los pecados, sufrir con paciencia era meritorio ante los ojos de Dios, sobre todo si la resignación se acompañaba con oraciones y obras de caridad.[1]

Dicho esto, me interesa volver a subrayar que si bien en esta investigación apenas se tratan las explicaciones y respuestas religiosas en torno a las calamidades, considero que *calamidad* constituye la categoría que proporciona la visión histórica necesaria para aproximarse a los fenómenos que aquí se abordan. Las calamidades, como procesos que incluían problemáticas agrícolas, de distribución de alimentos y enfermedades, fueron recurrentes en las sociedades conocidas como de Antiguo Régimen o preindustriales, caracterizadas por su fuerte dependencia de la actividad agrícola, con tasas de natalidad y mortalidad muy altas y sensibles a las coyunturas de crisis provocadas por guerras, hambrunas o epidemias (Palop, 1977; Romano, 1993; Oliver, 2000).

[1] Sobre esta visión teológica de las calamidades en otras partes de la América Española se puede consultar también Ruiz Guadalajara, 2003 y Walter, 2004.

Aquí el término *calamidad* se emplea en sentido semejante al que William Torry (1984: 232) da al de *desastre*, ya que este autor pondera la experiencia humana y propone que los desastres, más allá de los hechos específicos, ocurren cuando los fenómenos aparecen como disruptivos para una sociedad y se considera que los daños rebasan las condiciones de vida socialmente aceptadas. Es así como en esta investigación se entiende que determinado fenómeno se puede transformar en una *calamidad*, es decir, cuando sus consecuencias irrumpen en una sociedad alterando el curso de la vida ordinaria.

En muchos sentidos, el concepto de desastre podría parecer óptimo para el análisis que aquí se propone: la antropología dedicada al estudio de esta problemática ha definido los *desastres* como el "resultado de la confluencia entre un fenómeno natural peligroso y una sociedad o un contexto vulnerable" (García Acosta, 1993a: 8; 1996: 7-8; 2004: 129). De acuerdo con esta literatura, la combinación produce daños o pérdidas en los principales elementos organizacionales y las instalaciones físicas de una comunidad, al grado que las funciones esenciales de la sociedad se interrumpen o destruyen, y generan una tensión individual o grupal (Oliver-Smith; 1995: 55). Sin embargo, considero que para el análisis de la época colonial el término/concepto *calamidad* resulta más específico por la alusión que hace de la combinación de fenómenos recurrentes en esa época como crisis agrícolas, crisis de subsistencia y epidemias, independientemente de los factores, meteorológicos o no, que desataran las crisis.

Vinculación entre crisis agrícola, crisis de subsistencia y epidemias

Para delimitar de forma conceptual las crisis agrícolas, las crisis de subsistencia y las epidemias, así como para comprender su interrelación, retomo dos planteamientos que me parecen oportunos para esta investigación: por un lado, la precisión que hace Romano (1993: 20) respecto a que los principales componentes de las crisis en las sociedades preindustriales son la población y los bienes disponibles (en particular, por no decir, exclusivamente, los agrícolas), y el otro es la compleja interrelación entre crisis agrícolas y epidemias desarrollada por Molina del Villar (2001).

"Agricultura y población, pues." Es así como Romano (1993: 22) describe en dos palabras los rasgos característicos de las crisis en Europa e Hispanoamérica en el siglo XVII. La razón fundamental es que estas economías tienen su motor en la agricultura, por lo que, parafraseando a Colbert afirma que "cuando la agricultura funciona, todo funciona" (Romano, 1993: 16). Ello no significa, sin embargo, que se encierre en lo que denomina como un "maltusianismo burdo" que lo lleve a plantear relaciones simples de causa-efecto, resumiendo las teorías de "rendimiento decreciente de la tierra", del "poder creciente de compra de los salarios" y del "movimiento contrario de la renta de las tierras y de los salarios". Entran en juego otros factores biológicos, políticos, administrativos, de higiene, etcétera. Uno fundamental fueron las epidemias, las cuales no acontecieron por casualidad sino porque las poblaciones, biológicamente debilitadas por una alimentación insuficiente, que vivían en condiciones higiénicas deterioradas, fueron presa fácil de ellas. Pero aun en este caso, la relación no es lineal: una hambruna era sin duda terreno propicio para que se desatara una epidemia, pero ésta, a su vez, creaba condiciones favorables para una nueva hambruna, no sólo por las pérdidas humanas sino por el desajuste general que introducía en la circulación de hombres y productos. La repetición de esas concatenaciones (hambruna-epidemia-hambruna) da como resultado grandes crisis (Romano, 1993: 16-22).

Es en este sentido que Molina del Villar (2001) cuestiona que: 1) las epidemias hayan sido siempre consecuencia de una población mal nutrida y que, 2) el factor meteorológico haya sido determinante en las crisis agrícolas. Estos dos cuestionamientos la llevan a proponer que las epidemias no fueron siempre consecuencia de las crisis, sino que en muchos casos pudieron haber sido uno de los factores que las causaron, pues habrían restado brazos necesarios para la labor agrícola, alterando el ciclo de producción. En todo caso, de acuerdo con esta autora, no se debe establecer una causalidad directa entre crisis agrícola y epidemia.

Si se sugiere que la agricultura y la población fueron los dos componentes cardinales de las crisis en las sociedades preindustriales, se desprende de ahí su vinculación con lo que se denomina como *crisis agrícola* y *crisis de subsistencia*. Para Florescano (1986: 51, 68) una mirada a los efectos económicos producidos por las principales crisis que acontecieron en el siglo XVIII, tanto en la Nueva España como en Europa, permite mostrar que una *crisis* era en sí una *crisis agrícola* y que ésta a su vez fue sinónimo de una crisis económica generalizada. Según este autor, estas crisis se suscitaban por perturbaciones meteorológicas súbitas o por una sucesión de mediocres o malas cosechas. En efecto, el factor meteorológico ha desempeñado un papel importante en las explicaciones respecto a las crisis agrícolas en distintas épocas: inundaciones, plagas, sequías y heladas en el centro de México en la época prehispánica (Hassig, 1986); una sucesión de sequías por casi 200 años que llevó al conocido colapso maya (Gill, 2008; Fagan, 1999: 139-158); sequías en el Michoacán del siglo XVIII que generaron escasez de alimentos y hambre (Enfield y O´Hara, 1999); los efectos de la Pequeña Era del Hielo en Europa en la crisis de 1785-1786 en México (Swan, 1981). Sin embargo, el mismo Florescano (1986: 41) matiza que a pesar del "largo dominio de la meteorología sobre la actividad humana", estos fenómenos no eran los únicos condicionantes de los ciclos económicos, sino que también intervenían la estructura de la propiedad, de la producción, del mercado, la situación de la región, sus comunicaciones y transportes, el poder de los vendedores, la situación de los compradores, etcétera.

De acuerdo con Molina del Villar (2001: 178), una crisis agrícola implica ante todo una alteración generalizada en los precios de los productos agrícolas, fenómeno que trae efectos de arrastre económico y social en diversas ramas productivas. Como ya se vio, para esta autora una crisis agrícola no era necesariamente resultado de una perturbación meteorológica, sino que también podía ser originada y agudizada por acciones sociales. Asimismo, Molina del Villar subraya que no toda crisis agrícola desencadenó necesariamente hambre crónica para toda la población.

De ahí que parece oportuno distinguir entre *crisis agrícola* y *crisis de subsistencia*. La primera hace referencia a problemas relacionados con la producción y distribución de alimentos. Se sitúa en el campo y en los mercados. La segunda, la *crisis de subsistencia,* se sitúa en la población; es consecuencia de la primera y alude a la dificultad que encuentran las personas para lograr su sobrevivencia por carecer de lo indispensable para su alimentación. La *subsistencia* es definida en el *Diccionario de Autoridades* como la "permanencia, estabilidad y conservación de las cosas",[2] así como "la acción de vivir del ser humano".[3] Esta subsistencia entra en crisis cuando ocurre una mutación importante en el desarrollo de los procesos que la permiten. Si bien entiendo que en esta época una crisis de subsistencia es consecuencia principal de una crisis agrícola, como Molina del Villar considero que eso no significa que toda crisis agrícola haya necesariamente derivado en una crisis de subsistencia, ni toda crisis de subsistencia haya terminado en hambruna. Las sociedades pudieron haber configurado mecanismos efectivos para sortear las tribulaciones en los campos y los mercados, asegurando el acceso mínimo necesario a la población a los recursos alimenticios requeridos para su subsistencia.

[2] *Diccionario de Autoridades*, tomo 3, p. 171.
[3] *Diccionario de la Lengua Española.*

Aproximaciones de las ciencias sociales al estudio de las hambrunas

Lo que aquí llamo *crisis de subsistencia* se asemeja a lo que la antropología y la economía han denominado como *hambruna*. En realidad en esta investigación emplearé ambas nociones con sentido parecido, aunque no exactamente como sinónimos. La diferencia será más de grado, pues la hambruna representará la cúspide de la crisis de subsistencia. De acuerdo con Gill (2008: 134), es más fácil empezar por definir la hambruna por lo que no es: no es malnutrición, no es hambre específica sino generalizada, "la hambruna es un hambre generalizada y extendida, prolongada y persistente, extraordinaria e insufrible que dura varios meses", que afecta a una gran cantidad de población en un área más o menos extensa y que genera muerte masiva. En estos casos, sin embargo, la mortalidad excesiva no sólo es ocasionada por el hambre absoluta sino que la desnutrición deja a la población indefensa contra cualesquiera infecciones que pudiera haber (Gill, 2008: 109). Actualmente, el PNUD (2004: 24) reconoce que la hambruna no es un suceso único sino un proceso que culmina en un notable aumento de la morbilidad, aunque puntualiza que raramente sucede que toda la colectividad fallezca de inanición, sino que sólo ciertos grupos vulnerables dentro de una comunidad experimentan un notable aumento en la tasa de mortalidad. Este organismo internacional define la hambruna como "el resultado de una secuencia de procesos y sucesos que reducen la disponibilidad de alimentos o el derecho al alimento, causando un aumento notable y propagado de la morbilidad y mortalidad".[4]

Con base en su análisis de la hambruna padecida en Grecia entre 1941 y 1943, Violeta Hionidou (2002: 65) realiza interesantes aportes para definir las hambrunas. Esta autora resta peso a la inanición como principal causa de la sobremortalidad en las hambrunas, y resalta las enfermedades infecciosas como el motivo cardinal. Explica que durante la escasez crónica de alimentos, se deterioran de manera considerable los estándares de higiene, se incrementa notablemente la movilidad poblacional y declinan de manera dramática los niveles nutricionales de las personas. La suma de estos factores hace presa fácil a los individuos de enfermedades infecto-contagiosas.

[4] Otras definiciones semejantes de hambruna: Torry (1984: 234) define la hambruna como un sufrimiento complejo y extremo, a larga escala, instigado por limitaciones extraordinarias en el acceso a los alimentos; Madox (1990: 181) apunta que una hambruna es una falta aguda de alimentos para una población que la lleva a la inanición, puede ser causada por falta en la producción y por desigualdades estructurales en los derechos que hacen a los alimentos disponibles; O´Grada (2007: 3) sostiene que la hambruna es una falta de alimento extendida, que lleva un exceso de mortalidad por inanición o por enfermedades inducidas por el hambre, de forma adicional este fenómeno resta nacimientos y deja huella en la salud fisiológica y mental de los sobrevivientes.

Resulta relevante su observación, sin embargo, de que si bien algunas enfermedades infecciosas se ven influidas por la malnutrición y la consecuente inmunodeficiencia (lo que llama una "sinergia" entre malnutrición y enfermedad), otras no tienen nada qué ver. De ahí la necesidad de tratar con cuidado la relación simple y directa entre hambruna y enfermedad, como lo ha señalado Molina del Villar para la Nueva España. En consecuencia, Hionidou (2002: 65) define la hambruna como una "epidemia de hambre aguda" que se relaciona con incrementos importantes en la mortalidad. Esta autora, incluso, refiere la diferencia entre crisis de subsistencia y hambruna a la que me he referido con antelación. Asienta que una crisis de subsistencia se da cuando las deficiencias de alimento "se acercan pero no alcanzan" los criterios de afectar un gran número de personas y presentar altos índices de sobremortalidad. Considera que cuando las crisis de subsistencia no escalan al grado de hambrunas, se debe a un manejo eficiente de la población o a una intervención oportuna del gobierno. Al igual que Hionidou, Alex De Waal (1989a: 20-21), estudioso sobre las hambrunas en el continente africano, plantea que es muy difícil que una crisis alimentaria escale al grado de muerte por inanición, sino que es principalmente la diarrea derivada de ingerir "alimentos de hambruna" la que genera altos índices de mortalidad. De ahí que para el estudio de la sobremortalidad en hambrunas este autor esboce un "modelo de crisis de salud".[5]

Si coincidimos en que una hambruna es resultado de un proceso que culmina en un hambre extraordinaria, generalizada y extendida, que afecta a una gran cantidad de población en un área determinada y que genera muerte masiva por inanición y/o enfermedad, queda ahora explicar los procesos que desencadenan estos fenómenos. Desde distintas trincheras (demografía, economía, sociología, antropología, historia) las ciencias sociales han esbozado básicamente dos diferentes modelos de interpretación: uno que se concentra en la disponibilidad total de alimentos en una zona geográfica específica y sostiene que las hambrunas se deben a la disminución de esta disponibilidad (enfoque conocido en la literatura como FAD por sus siglas en inglés Food Availability Decline); y el otro que atiende la capacidad de los individuos para adquirir alimentos, por lo que las hambrunas se explican no porque no haya nada de alimento –que según este acercamiento siempre habrá algo en algún lugar–, sino porque las posibilidades y las capacidades de acceder a los alimentos decaen por debajo de los niveles mínimos de subsistencia (enfoque denominado FED, Food Entitlement Decline). Veamos con más detenimiento cada uno.

[5] También en De Waal, 1989b.

Los enfoques conocidos como FAD argumentan que cualquier cosa que irrumpa en la producción de alimentos puede reducir su consumo y resultar en una crisis de subsistencia y, de forma eventual, en una hambruna. Estos eventos son, típicamente, un rápido crecimiento poblacional, factores meteorológicos o guerras (Deveraux y Naera, 1996: 422). Un ejemplo clásico de este modelo de aproximación analítica son los conocidos postulados de Robert Malthus acerca de la relación entre recursos y población. Malthus explica que la capacidad de crecimiento de la población es mucho mayor que el potencial de la tierra para producir alimentos, de manera que la población, si no encuentra obstáculos, aumenta en progresión geométrica, mientras que los alimentos incrementan tan sólo en progresión aritmética. Para que la vida humana pueda mantenerse con alimentos suficientes, es indispensable que los efectos de estas dos fuerzas tan desiguales se mantengan en el mismo nivel (1993: 52-53). Este autor identifica fuerzas restrictivas en el crecimiento de la población que divide en obstáculos preventivos y obstáculos positivos: los primeros se relacionan con enlaces monógamos y restricciones sociales para retardar la celebración de matrimonios; mientras que los segundos se relacionan, precisamente, con la carestía de alimentos y la sobremortalidad por hambre, enfermedades y guerras (: 57, 83). Para Malthus (1993: 128), "el hambre parece ser el último y más terrible recurso de la naturaleza... es ese gigante ineludible que de un solo golpe nivela la población con la capacidad alimenticia del mundo". Todavía hoy los planteamientos de Malthus encuentran eco en el análisis de la sociedad colonial, especialmente del siglo XVIII donde la relación entre disminución de recursos e incremento poblacional parece más clara. Entre otros, David Reher (1992), en análisis del occidente de la Nueva España, apunta que en el último siglo colonial se produjo un proceso general de empobrecimiento del nivel de vida. Reher (1992: 616-622) explica que el rápido crecimiento de la población fue causa de una dificultad cada vez mayor, en especial para los indígenas, para ganarse la vida, ya que la producción agrícola no crecía al mismo ritmo que lo hacía la población.

Pero además de los planteamientos derivados de Malthus, también podemos ubicar en el enfoque que se concentra en la producción y disponibilidad de alimentos (FAD) algunos estudios que privilegian los factores meteorológicos como explicación de las hambrunas. Uno muy ilustrativo es el de Gill (2008), en el que ofrece una interpretación basada en el clima para explicar el colapso de la civilización maya del periodo clásico. En su libro *Las grandes sequías mayas* sostiene que los mayas murieron de una terrible hambruna provocada por una sequía que duró cerca de 200 años. Para este autor:

> el colapso ocurrió como resultado de circunstancias naturales externas que los mayas no pudieron controlar ni provocar. Fueron las víctimas, no los perpetradores. El momento del colapso coincidió con lo que sea que haya sido lo que sucedió dentro de la sociedad maya de la época. Los mayas clásicos murieron como resultado de una serie de devastadoras sequías ocurrida durante los siglos IX y X, privándolos no sólo de comida, sino lo que es aún más importante, de agua (Gill, 2008: 25).

Existe otra serie de estudios que adopta semejante enfoque, a pesar de que reconozcan que las variables meteorológicas no son ni pueden ser las únicas que expliquen todas las hambrunas. La razón principal para concentrarse en los factores climáticos es que eligen como estudio de caso hambrunas que fueron detonadas por alteraciones importantes en el medio natural, como sequías, inundaciones, plagas, etcétera. Tal es el caso de los análisis que ha realizado William Torry (1984: 227) sobre hambrunas en África, o el mismo Florescano citado párrafos atrás, quien otorga un papel destacado a la influencia de la meteorología en la producción agrícola para explicar las crisis de subsistencia, a pesar de reconocer la influencia de otros factores como la estructura agraria o los mercados. Estos análisis (*eg.* Malthus, Reher, Gill, Torry, Florescano) tienen implícita la idea de que al haber una alteración en la producción de alimentos, grandes sectores de la sociedad se ven privados de los alimentos necesarios para subsistir. Y, en efecto, la base empírica que presentan algunos de estos estudios así parece demostrarlo. Pero surge entonces la pregunta: ¿por qué algunos sectores de una misma sociedad padecen mucho más que otros e, incluso, hay quienes no sufren hambre de ninguna forma, mientras muchos mueren de inanición y enfermedad?

Hacia 1981, el economista de origen hindú Amartya Kumar Sen publicó su libro *Poverty and Famines*, cuyos postulados le valieron el Premio Nóbel de Economía siete años después. Fue él quien bautizó los enfoques que se centran en la producción de alimentos como FAD (Food Availability Decline) (Sen, 1981a: 57) y propuso como alternativa el modelo hoy famoso con el nombre FED (Food Entitlement Decline) (:45-55). Para Sen "la hambruna es la característica de algunas personas que no *tienen* suficientes alimentos [food] para ingerir, y no necesariamente que no *haya* suficiente alimento" (: 1).[6] Mientras que la primera puede ser causa de la última, es apenas una

[6] La traducción y el subrayado son míos.

de sus posibles causas. Lo importante es, según este planteamiento, saber cómo la gente adquiere alimentos. Sen (1981a: 3) adopta la terminología legalista de *entitlement* para referir un "derecho" adquirido en el seno de una sociedad de acceder a un conjunto de productos (entre los que se cuentan los alimentos) que pueden ser conseguidos a través de varios canales legales de adquisición. Una de las ventajas de este modelo de explicación es que permite comprender, por un lado, que la disminución de alimentos no es una condición necesaria ni única para que se generen hambrunas y, por el otro, que permite abordar la afectación diferencial de estos fenómenos.[7]

Sin embargo, a casi dos décadas de su publicación, algunos científicos sociales preocupados por el tema de las hambrunas han realizado interesantes críticas y aportaciones al modelo propuesto por Sen. Entre ellos el antropólogo William Torry (1984), quien apunta que cuando se reduce el acceso a los alimentos, esto sucede en un área geográfica específica, y critica que Sen suponga que esta área podría eventualmente conectarse con otra en la que sí hubiera alimento suficiente, lo cual no siempre es cierto. Torry (1984: 236) sostiene que muchas hambrunas, en efecto, se deben a una reducción drástica de alimentos disponibles y no sólo a la falta de acceso a los alimentos que existen en algún otro lugar. Además, sostiene que puesto que Sen pone tanta atención en los factores de distribución, se pierden de vista las estrategias económicas de los productores locales, como si la producción de alimentos desempeñara un papel menor, o ninguno, para generar una hambruna. En este mismo sentido, Deveraux y Naera (1996) evalúan que el enfoque FED no permite ver las estrategias alternativas que se ponen en marcha para acceder a los "derechos" en tiempos de crisis, como podrían ser ajustes nutricionales o demográficos. Al no considerar estas estrategias, se asume de forma implícita que la gente que vive déficit de alimentos, seguirá consumiendo tanto como pueda. Estudios sobre el comportamiento de unidades domésticas en las hambrunas muestran que racionar el consumo y cambiar la dieta son las respuestas sociales más inmediatas. Antes que vender todas sus propiedades, la gente prefiere racionar su alimentación con el objetivo de asegurar su futuro "derecho" (*entitlement*) a los alimentos. Asimismo, la investigación con base empírica ha mostrado que durante las hambrunas se producen importantes ajustes demográficos, como por ejemplo, que niños sean enviados lejos con otros parientes, que esposas regresen a sus hogares natales o que unidades domésticas completas migren en el periodo de mayor estrés. Por otro lado, Deveraux y Naera (1996: 424-425) notan que Sen se enfoca en excesivo en lo que se posee y en lo que puede ser adquirido por medio

[7] Un buen resumen de este enfoque, realizado por el mismo autor, en Sen, 1981b.

del intercambio, sin considerar herencias, préstamos o recursos de asistencia social. De acuerdo con estos autores, estos recursos podrían ser considerados como "derechos" de contingencia. No obstante lo anterior, coincido con Deveraux y Naera (1996: 426) en que ambos enfoques no son necesariamente opuestos, sino que se complementan. En su estudio sobre sequías y hambrunas en Namibia, ambos autores sostienen que es necesario evadir la idea de que FAD y FED son dos formas diferentes de comprender las hambrunas pues, por ejemplo, en sociedades agrícolas, y para los agricultores en específico, las cosechas constituyen su principal vía de derecho (*entitlement*) de acceso a los alimentos.

Para resumir, en esta investigación "calamidad" es la categoría analítica principal que permite hilvanar distintos aspectos de la experiencia histórica del Yucatán del siglo XVIII. A través de ésta, me acerco a diferentes fenómenos –aunque generalmente vinculados entre sí– como crisis de subsistencia, crisis agrícolas y hambrunas, entendiendo a las hambrunas como la consecuencia más devastadora que en ocasiones alcanza una crisis de subsistencia. El enfoque que aquí se adopta para analizar este fenómeno entre la sociedad maya colonial, retoma las principales rutas de investigación marcadas por los estudios clásicos sobre hambrunas realizados por la economía, la historia, la antropología y la demografía. Esto es que, por un lado, se consideran factores que influyen en la producción y disponibilidad de alimentos, entre los que destacan las variables meteorológicas y la presión demográfica y, por el otro, se integran elementos relacionados con la manera en que distintos sectores de la sociedad colonial, especialmente los mayas, accedían a los recursos necesarios para su subsistencia, de forma particular en épocas de crisis. Como referí, coincido con el planteamiento de Deveraux y Naera (1996) en cuanto a que estos enfoques, más que opuestos, pueden ser complementarios para abordar tanto la producción de alimentos como la distribución y el acceso a ella. Cuánto más, en sociedades como la maya en la época colonial, donde las cosechas eran la principal y casi la única forma de acceso a los recursos alimenticios.

Contexto y pertinencia

Las "calamidades" en la historiografía mexicana

Para ahondar en la vinculación entre crisis agrícolas, hambrunas, epidemias y los cambios de la sociedad a mediano y largo plazos, fue obligada la consulta de diversos estudios históricos sobre otras regiones de la Nueva España que han tratado desde distintas ópticas el problema aquí planteado. Desde 1953, Luis Chávez Orozco publicó una compilación documental relativa a la crisis agrícola Novohispana que afectó distintos lugares del Altiplano central entre 1784 y 1785. En el prólogo, el autor sugiere que el estudio detallado de esta crisis podría dar luz sobre otros procesos más generales como el impacto de la Ilustración en la Nueva España o la geografía de las zonas productoras de maíz (Chávez, 1953: III).

En esta línea, estudios como el de Charles Gibson (1967) sobre los aztecas en la época colonial, abordan el impacto que tuvieron las grandes crisis en la sociedad. Este autor, por ejemplo, relaciona las "plagas" (epidemias, hambres e inundaciones) de la época colonial temprana con la organización del trabajo indígena emprendida por los españoles. De tal suerte, atribuye a la "plaga" de 1545-1548 el fuerte impulso que dieron los colonizadores al trabajo por repartimiento que les habría permitido superar el problema de la despoblación indígena causada por la sobremortalidad. Así, obligaron a los indios a sembrar y a participar en el trabajo necesario para la construcción de diques. Al mismo tiempo, este autor relaciona la drástica baja poblacional a la que dio lugar esta "plaga" con la enajenación de tierras por parte de los españoles. Según el análisis, este fenómeno, la "plaga" de 1576-1581, motivó de manera importante que los indios, al verse despojados de sus tierras, se hayan visto en la necesidad de emplearse en la producción privada de la agricultura (Gibson, 1967: 206, 230, 251, 274). Gibson (*op. cit.*, 10) afirma que la colonización en el Valle de México fue mucho más grave para la población nativa por las numerosas crisis que se detonaban a raíz de las inundaciones, ya que la población se vio sometida a una severa explotación debida al programa para controlar las inundaciones. Asimismo, afirma que la disminución de la población indígena trajo consigo una pérdida de la productividad agrícola, por lo que cualquier turbulencia demográfica significaba, casi de manera automática, un aumento en los precios del maíz. Finalmente, cuando habla del último siglo colonial, trata lo que considera el "acontecimiento más desastroso en toda la historia de la agricultura colonial del maíz", motivado por la helada que ocurrió hacia agosto de 1785 y a la que se le atribuye el año de hambre de 1786 y el incremento en los precios del maíz en todo el Valle (Gibson *op. cit.*: 313, 319, 323). Gibson (*Ibid.*: 341) explica que la hacienda experimentó un desarrollo muy importante a raíz de esta crisis, puesto que la agricultura indígena no pudo sostener ni a los españoles ni a los mercados urbanos. Según este planteamiento, la hacienda dependió del menoscabo de la agricultura y del abasto de los indígenas; asimismo ofreció alimentos, empleos agrícolas y salarios a una sociedad que había perdido productos, tierras y energía humana. Los años más críticos para la agricultura indígena eran periodos de prosperidad relativa para las haciendas, que extendían su control de los mercados españoles a los mercados indígenas, desplazando las ofertas de los naturales y mermando su productividad.

Décadas más tarde y con la influencia de la historia económica francesa, Enrique Florescano retomó la problemática de las crisis agrícolas y su vinculación con las transformaciones de la sociedad. En su estudio sobre los *Precios del maíz*, Florescano (1986) abordó las relaciones entre las fluctuaciones de los precios del maíz y las graves calamidades que en el siglo XVIII desarticularon la economía y castigaron de manera severa a los hombres del campo y la ciudad (: 9); con métodos cuantitativos estableció modalidades y características de los movimientos estacionales de los precios y descubrió el juego de los grandes agricultores para obtener mayores ganancias, descifrando las consecuencias que producían esas variaciones de precios entre los consumidores. Asimismo, conectó este análisis de la tendencia secular de los precios del maíz con otros fenómenos como el incremento del latifundismo, la concentración de la tierra en manos de los agricultores criollos y de la iglesia, la presión demográfica de los grupos sin tierra, el estancamiento de los salarios rurales, el alza progresiva de los precios, el deterioro de los pósitos, la consolidación de la oferta de granos en favor de la gran hacienda, la mayor violencia de las crisis cíclicas y, en consecuencia, la aparición de las primeras protestas sistemáticas contra el latifundio, mas el descontento en el campo y un aumento de la tensión social en las ciudades (Florescano, 1986: 10). Sobre esta base, años más tarde Florescano (2000) sistematizó diversos aspectos relacionados con las sequías que han ocurrido en la historia de México desde su pasado prehispánico hasta el siglo XX, y los relacionó con la economía, la política y la sociedad mexicanas.

El estudio sobre *Los precios del maíz* fue de crucial importancia para el desarrollo subsiguiente de la historiografía colonial, de manera particular de su último siglo, y para comprender la compleja imbricación entre las grandes crisis y las transformaciones de la sociedad a largo plazo. Así, estudios que hoy día son de referencia necesaria para abordar el siglo XVIII y el tránsito del sistema colonial al periodo independiente han retomado parte de los planteamientos centrales esbozados por Florescano. Tal es el caso de *La crisis del orden colonial* escrito por Eric Van Young (1992), donde se analizan las transformaciones registradas en la agricultura mexicana a fines del periodo colonial, en correlación con el derrumbe del sistema político colonial. Para explicar las crisis agrícolas de este periodo histórico, el autor echa mano de la economía y sociedad de entonces, subrayando aspectos como los niveles de los salarios, los índices absolutos de producción agrícola y ganadera, la variación en los productos de consumo básico, la transformación en la estructura agraria, la disponibilidad de tierras, el crecimiento demográfico y, también, como lo hiciera Florescano, otros aspectos extrínsecos a la economía mexicana como la meteorología. Plantea que lo que cambió para fines del siglo XVIII y agravó los efectos, tanto de las carestías de alimentos como de las epidemias, fue la situación económica de la masa de la población mexicana, en especial de la que habitaba en las áreas rurales. Una creciente proletarización rural, los salarios reales en declinación, un acelerado avance de la concentración de la propiedad de la tierra, y numerosos factores se combinaron para hacer aún más vulnerables a las clases populares ante los efectos de las crisis de subsistencia y las epidemias (Van Young, 1992: 36). De aquí, se han derivado interesantes estudios de caso para comprender la vinculación entre las severas crisis agrícolas que se vivieron en el siglo XVIII y la transformación de la sociedad, como el de Assadourian (1999b) para el caso de Tlaxcala o el de Cervantes (1999) para el de Puebla.

Aportes de la demografía histórica

De manera casi paralela a la publicación del trabajo de Florescano (1986), la demografía histórica ha realizado lo propio para analizar el impacto de las denominadas "crisis agrícolas" y "crisis de subsistencia" en la sociedad Novohispana, a partir de la reconstrucción de la historia de la población. De hecho, lo que se ha identificado como el "primer impulso" de la demografía histórica en México (Oliver, 2000: 1-2) incluyó como uno de los ejes centrales de su análisis el abordaje de las epidemias y las crisis agrícolas, con el objeto de comprender las alteraciones de las curvas estacionales de las series vitales (nacimiento, matrimonio, defunción) (Malvido, 1973; Calvo, 1973; Morín, 1973, 1979; Brading y Wu, 1973; Brading, 1988). Estos estudios resaltaron la posibilidad de explotar los registros parroquiales, que constituyen la "parroquia" como la unidad de análisis. Todos coinciden en que en el México colonial la compleja combinación de epidemias y hambres elevaban las curvas de mortalidad por encima de los estándares estacionales, por lo que es en la serie de entierros donde se busca el "barómetro del desastre social" de las grandes crisis (Brading y Wu, 1973: 22; Brading, 1988: 306). De tal suerte, las "crisis" son definidas como periodos donde el número de defunciones es mucho mayor que el de bautizos, periodos que también se caracterizan por su brusquedad, integridad y breve duración (Clavo, 1973: 62; Morín, 1973: 39; así las define también Rabell, 1990: 45).

En su análisis microdemográfico sobre la parroquia de Acatzingo, por ejemplo, Thomas Calvo (1973: 48, 64, 65) cuestiona que las crisis agrícolas por sí solas hayan repercutido con severidad sobre el conjunto de la mortalidad, sino que era su vinculación con la propagación de epidemias lo que más afectaba a la gente. Según este autor, lo anterior se explica porque Acatzingo se encontraba rodeado de haciendas productoras de trigo y pegujales de maíz que hacían a esta parroquia menos dependiente de las "tiranías" de las variaciones estacionales en los precios de los granos de los mercados regionales. Calvo, sin embargo, identifica algo que llama "factores en cadena" que dieron lugar a las crisis, entre los que destacan variables como disponibilidad de alimentos, clima y presencia o ausencia de agentes patógenos.

Con una metodología muy semejante, Claude Morín (1973) toma a Santa Inés Zacatelco como parroquia de estudio. Al enfocarse en el análisis de los movimientos estacionales de largo plazo, subraya que es en el exceso de mortalidad donde los registros parroquiales salen de lo particular y "la tragedia local queda englobada dentro de un problema nacional". Como lo hace Calvo (1973), apunta la concurrencia de los fenómenos de la carestía de alimentos, y "los asaltos caprichosos de las enfermedades y las migraciones de los hombres y las cosas", estas últimas vehículos del contagio (Morín, 1973: 45-46). Finalmente, resulta relevante que, más allá de los vaivenes demográficos específicos, aborde, aunque de manera breve, las consecuencias socioeconómicas de estas crisis, principalmente aquéllas relacionadas con la presión fiscal hacia la población indígena por parte de la burocracia colonial (: 50-53).

A diferencia de los estudios anteriores, Brading y Wu (1973), así como Brading (1988) dejan de lado al siglo XVII y se abocan a explicar las "crisis" que asolaron a la Nueva España en la última mitad del siglo XVIII. Mediante el estudio pormenorizado de registros parroquiales, estos autores refuerzan la idea de que en aquella época se vivía en un "mundo desesperado viviendo cerca de los márgenes de la subsistencia, todavía afectado por los fenómenos gemelos de las epidemias y las hambrunas" (Brading y Wu, 1973: 1; Brading, 1988: 300). Brading (1988: 300, 313), por ejemplo, retoma el planteamiento de Florescano (1986) respecto a la relación entre las epidemias y hambrunas recurrentes en el siglo XVIII y el profundo movimiento descendente en los niveles de subsistencia de la gente, y compara las series de precios y de entierros del Bajío. Con base en este análisis, concluye que ambas coinciden en sus grandes fluctuaciones. Ello, sumado a una importante base empírica cualitativa, le permite corroborar la explicación de Florescano respecto a que la "clase laboral" de México experimentó un descenso en su estándar de vida hacia la segunda mitad del siglo XVIII. El ciclo de malas cosechas y altos precios del maíz habrían traído una miseria generalizada; mientras que la serie de epidemias habría detenido el crecimiento de la población indígena (Brading, 1988: 334). Asimismo, esta observación permite a Brading (1988: 303) cuestionar la difundida idea de que las postrimerías del siglo XVIII fueron testigo de una pretendida "época de oro"; sino todo lo contrario, resultaron ser un periodo amargo que se caracterizó por una aceleración en el ritmo e intensidad de las enfermedades y las hambrunas.

No obstante, interesados en comprender las crisis agrícolas, ambos escritos apuntan la necesidad de hacer una distinción radical entre "tiempos difíciles" y "catástrofes", pues si bien es cierto que las "cosechas pobres" apretaban los cinturones, eran las cosechas totalmente fallidas las que llevaban a muchos individuos a una temprana sepultura (Brading y Wu, 1973: 22; Brading, 1988: 312). Asimismo destacan –como todos los anteriores trabajos– que la relación entre crisis agrícola y epidemia no era directa ni mucho menos simple. Si los fenómenos fueron simultáneos, cualquiera pudo haber provocado al otro (Brading, 1988: 313-314).

Paralelamente, resulta significativa la vinculación que Brading (1988: 325) establece entre las crisis y el funcionamiento general del sistema colonial en sus últimas décadas. Así, por ejemplo, apunta que la crisis de 1785 afectó en grados variables la industria minera, el modelo de tenencia de la tierra y la reproducción de la sociedad indígena. Este autor sostiene que si bien esta crisis marcó una "línea divisoria" respecto a estos procesos, su principal efecto fue acelerar una tendencia que ya estaba en operación. La hambruna, nos dice, "fue la ocasión más que la causa formal" (: 325).

Tomar a los registros parroquiales como fuente de información para tratar las crisis demográficas en tiempos coloniales tuvo una notable continuidad historiográfica, de la cual han surgido interesantes investigaciones de caso que hoy día son cruciales para entender la vinculación entre crisis agrícolas, crisis de subsistencia y epidemias en los tres siglos de dominación española. Hacia 1990 Cecilia Rabell realizó una revisión de la información de las monografías parroquiales microdemográficas que he referido párrafos atrás (Calvo, 1973; Morín, 1973, Malvido, 1973; Brading y Wu, 1973; Brading, 1988), y otras inéditas, e hizo una evaluación crítica y profunda de los métodos estadísticos empleados en cada caso. Apunta que si bien es cierto que las enfermedades infecciosas eran una de las principales causas de muerte en "periodos normales", había años en los que las crisis de subsistencia multiplicaban los efectos devastadores de las epidemias, lo que producía verdaderas crisis demográficas. Sin embargo, también reconoce que había brotes epidémicos no asociados a coyunturas económicas desfavorables, debidos a la acción de virus particularmente mortíferos sobre generaciones aún sin inmunizar (Rabell, 1990: 43, 63). El análisis de unos y otros, afirma, "es indispensable para comprender la dinámica de la población colonial". La asociación de crisis de subsistencia y epidemias es compleja al tiempo que particular, por lo que esta autora sostiene que cada una de las grandes crisis tiene una etiología y consecuencias distintas, y cualquier modelo explicativo tiene que tomar en cuenta los rasgos específicos de las diferentes manifestaciones de este fenómeno. En su análisis del caso de San Luis de la Paz, por ejemplo, observa que en la segunda mitad del siglo XVIII empeoraron las condiciones de vida de la población, hecho que constata en un patrón de mortalidad dominado por frecuentes e intensas crisis (Rabell, 1990: 64-67).

En su estudio sobre la epidemia del *Matlazahuatl*, que se extendió entre 1739 y 1742 en el Altiplano Central, América Molina del Villar (2001: 21, 249, 288) desarrolla la compleja vinculación entre epidemias y crisis agrícolas, y sus efectos en la dinámica del sistema colonial a corto, mediano y largo plazos. Mediante el análisis pormenorizado de información cuantitativa y cualitativa, la autora plantea que la población Novohispana del siglo XVIII empezó a crecer de manera cada vez más notable y, al mismo tiempo, vivió en condiciones más difíciles. Sostiene que, a nivel local, la epidemia agravó las condiciones de vida y de trabajo entre los habitantes del área de Toluca y Puebla-Tlaxcala, lo que se puede observar en fenómenos precisos como crisis tributaria, pérdida de tierras, crisis política, agravamiento de abusos y corrupción por parte de autoridades locales. En suma, en las coyunturas de crisis los pueblos mostraron condiciones de sobrevivencia muy limitadas; mientras que a largo plazo la suma de estos procesos hizo evidente que a pesar de los incrementos que se registraron en el siglo XVIII en la minería y las manufacturas, los últimos años del periodo colonial se caracterizaron por un declive prolongado en las condiciones de trabajo, reproducción y vida de la población indígena. Observa que ante las condiciones de vida cada vez más críticas en los pueblos, sus habitantes migraron para huir de la muerte y del cobro abusivo de tributos que recrudecían en las crisis, y se refugiaron ya en las haciendas, ya en otros pueblos. Mientras que la gente que permaneció en sus pueblos no emigró por su pobreza o por el estado de debilidad en que los había dejado la crisis (Molina, 2001: 21, 25, 259, 265, 294). Al mismo tiempo, Molina del Villar (2001: 25, 288) desarrolla la idea de que las epidemias y las crisis agrícolas tuvieron una contribución específica en procesos característicos de la época colonial, pero que se intensificaron en el siglo XVIII como las migraciones, el paulatino despojo de los pueblos y el consecuente debilitamiento de su poder corporativo.

Contribuciones desde la historiografía regional

En el ámbito de la historiografía regional yucateca, también ha sido objeto de preocupación la interrelación entre epidemias, crisis agrícolas y hambrunas, y su vinculación con la construcción, el funcionamiento y el cambio del sistema colonial. Acaso la primera advertencia sobre la importancia de las entonces llamadas calamidades en el funcionamiento del sistema colonial en Yucatán haya sido la que hicieron Cook y Borah (1978) sobre la demografía de Yucatán entre 1517 y 1960. Ahí dedican gran parte de su análisis al periodo colonial y en un apartado específico titulado "calamidades y fugas" profundizan en el papel que tuvieron hambrunas y epidemias en la dinámica poblacional a lo largo de los tres siglos de dominación colonial, tanto en sus aspectos de "crecimiento natural" (nacimientos-defunciones) como en el fenómeno migratorio de la población indígena (Cook y Borah, 1978: 120-125).

Casi de manera contemporánea Manuela Cristina García Bernal (1978), en su trabajo sobre la *Población y encomienda bajo los Austrias*, incorpora el fenómeno de las epidemias y las hambrunas al análisis general sobre otros aspectos cardinales del sistema colonial en los siglos XVI y XVII, como el de las encomiendas o la demografía. Con base en fuentes de carácter cuantitativo y en una revisión crítica de la documentación y los métodos empleados por Cook y Borah (1978), se abordan dos momentos cruciales para la población indígena a lo largo de casi un siglo y medio: el primero registrado entre 1580 y 1586 (García Bernal, 1978: 54-70) y el segundo a mediados del siglo XVII (*op. cit.*: 99-115). Como las principales causas de la despoblación inicial destaca, en primer lugar, la agregación forzosa que muchas localidades pequeñas sufrieron con el programa de congregaciones impulsado por Tomás López Medel, además de los métodos empleados por los franciscanos para lograr esta reubicación de indios. Esta autora explica que la población nativa, al ser obligada a abandonar sus lugares de origen, fue más vulnerable al hambre y a las enfermedades y, en último caso, a la muerte. Como consecuencia, muchos indios migraron a las selvas del sur y del oeste, con lo que disminuyó sensiblemente la población. La segunda causa que apunta García Bernal son las "calamidades" padecidas en la segunda mitad del siglo XVI, como sequías, plagas de langosta, hambres y epidemias. Como lo hiciera Solano (1971) en un artículo sobre el siglo XVI en Yucatán,[8] escribe que las crisis agrícolas eran

[8] *Apud*, García Bernal, 1978: 65.

crisis de la sociedad entera, ya que después del desastre agrícola sucedía en cadena una serie de efectos íntimamente relacionados como escasez, carestía, hambres, epidemias, reducción de casamientos y nacimientos, aumento de la mortalidad, grandes desplazamientos de población, paro de la producción, malestar social, tensión política, etcétera. El siguiente hundimiento demográfico que aborda la autora es el que se dio hacia mediados del siglo XVII y fue detonado por la propagación de la fiebre amarilla. Mediante una comparación entre los cálculos respecto al número de tributarios que había con anterioridad, García Bernal reporta una regresión poblacional del orden del 50 por ciento. Pero además de los fenómenos conjuntos de epidemia, hambre, muerte y migración, se interpreta que el abusivo sistema de repartimientos de géneros, que en aquella época ya tenía fuerza suficiente, fue otro factor que influyó de forma negativa en el desarrollo demográfico de la población maya (García Bernal, 1978: 112).

Décadas más tarde, Nancy Farriss (1992) retomó parte de los hallazgos de Cook y Borah (1978) y de García Bernal (1978) y los incluyó en su análisis general sobre *La sociedad maya bajo el dominio colonial*, enriqueciéndolos con diferente información documental y con nuevas interpretaciones. Entre muchos otros aspectos sobre la sociedad maya en tiempos de la dominación española, esta investigación aborda los fenómenos pares de hambrunas y epidemias que entonces se conocían como "calamidades". Uno de sus aportes más importantes al estudio histórico de esta problemática es haber configurado una relación cronológica de las epidemias y hambrunas que sucedieron en el Yucatán colonial entre 1553 y 1810, con base en su propio trabajo de archivo y bibliográfico (Farriss, 1992: 108-109). Con este soporte, la autora apunta que las enfermedades epidémicas del viejo mundo no fueron por sí solas las responsables de las caídas de población ni de las variaciones en su ritmo, ya que también las hambrunas causaron una gran cantidad de víctimas en Yucatán. Para ella, la combinación de las hambrunas con epidemias agravaba de forma considerable las crisis, mucho más allá de los efectos que el clima adverso pudiera ocasionar en los cultivos (: 106-107). Aquí, se mira a la migración indígena como un mecanismo de resistencia ante las calamidades, y se evalúa el incremento de la movilidad poblacional durante estos fenómenos así como sus efectos a corto y mediano plazos (: 110, 116-129, 139, 141, 321, 325).

Más importante aún es la vinculación implícita en este análisis entre las calamidades y la construcción del sistema colonial a lo largo de los tres siglos de dominación española en la península. Así, por ejemplo, subraya la influencia de los vaivenes demográficos de la población indígena en la construcción del sistema colonial a largo plazo (Farriss, 1992: 101-116) y, en específico, pondera los efectos de la sobremortalidad generada por hambrunas y epidemias, como el quiebre de los mecanismos de ayuda mutua o la tensión generada en los vínculos colectivos y familiares (: 141). Farriss (1992: 135-140) explica la crisis de 1650 detonada por la epidemia de fiebre amarilla en relación con la evolución particular que siguió el sistema colonial en Yucatán. Sostiene que la proporción entre la oferta y la demanda de mano de obra permaneció estable, de ahí que a lo largo del primer siglo después de la Conquista el potencial social y demográfico de los mayas y la economía tributaria se hayan fortalecido entre sí. El sistema tributario era social y culturalmente menos destructivo que otros métodos más directos de explotación de los recursos de la zona. La autora dice:

> es la diferencia entre un parásito que sencillamente se alimenta de su huésped y otro que lo destruye en el proceso, sin embargo, cualquier parásito puede ser mortal si se multiplica demasiado rápidamente y la resistencia del huésped se debilita. A finales del siglo XVII el sistema tributario casi lo confirmó (Farriss, 1992: 137).

Farriss plantea, como lo hace García Bernal (1978: 112), que la crisis de mediados del siglo XVII se debió a que con la epidemia se combinaron los abusos, los excesos y la aleatoriedad de las exigencias no sancionadas. Lo que pudo ser apenas un perceptible desequilibrio embrionario en la economía tributaria se convirtió en crisis, cuando una carga cada vez más pesada de repartimientos y otras exacciones siguió inmediatamente a una serie de epidemias y hambrunas especialmente agudas (Farriss, 1992: 139). El potencial demográfico indígena y el sistema tributario se sustentaron entre sí; mientras la recuperación demográfica indígena que tuvo lugar en la primera mitad del siglo XVII fue capaz de absorber las crecientes demandas españolas. Una vez que el delicado equilibrio se quebró, el mismo sistema, sin que mediara ninguna innovación técnica o administrativa, contribuyó al nuevo despoblamiento. De igual forma, Farriss (1992) sostiene que hacia la segunda mitad del siglo XVIII el exceso en el cobro de tributos se combinó con calamidades, lo que contribuyó a la crisis del sistema tributario que terminaría con él hacia fines del periodo colonial (: 139-140).

Como se puede advertir, la historiografía regional ha tomado las calamidades como una variable más en estudios destinados a responder otras preguntas. Sin embargo, estos planteamientos han sido de suma importancia para apenas comenzar a comprender estos fenómenos en toda su magnitud y el papel que desempeñaron en la construcción del sistema colonial así como en sus constantes modificaciones. Tal es el caso de la investigación realizada por Pedro Bracamonte y Sosa (1993) en la que aborda las transformaciones que vivieron las haciendas yucatecas desde las últimas décadas del periodo colonial hasta mediados del siglo XIX, que se desarrollaron a costa de los pueblos de indios. Aquí, las crisis agrícolas, las carestías de alimentos y las hambrunas, son tratadas como un ingrediente más de esta historia de cambio. Particularmente se les toma como uno de los acicates que expulsaron a los indios de sus pueblos para asentarse en los terrenos de las fincas rurales, junto con el despojo de tierras, el deseo de escapar del control de los españoles y de evadir la tributación (: 23). La conexión entre estos fenómenos es de suyo interesante, pero las referencias son escasamente desarrolladas.

Restall (1997), por su parte, dedica un breve apartado de su libro sobre la sociedad maya entre 1550 y 1850 para exponer la vinculación entre los fenómenos gemelos de calamidad y migración. Subraya la recuperación emprendida en el siglo XVIII después de la epidemia de fiebre amarilla y las hambrunas sucedidas hacia 1650, pero sobre todo de la población no indígena. Apenas menciona que este fenómeno resultó en una mayor presión sobre la tierra que a la postre trajo consigo cambios sustanciales tanto en la agricultura como en la sociedad de la época. De tal suerte, la migración de los mayas fue tanto una respuesta ante situaciones emergentes, como la norma a lo largo de todo el periodo colonial, motivada, entre otras cosas, por la emergencia de nuevas oportunidades laborales y de acceso a los recursos, como sucedió en el siglo XVIII. Sostiene que la migración indígena se relacionaba con intereses económicos y territoriales cambiantes, los ciclos anuales en la agricultura y los episodios de hambruna, que en conjunto debilitaban los lazos de los individuos con sus pueblos de adscripción (Restall, 1997: 174-176). Un asunto interesante es la relación que establece este autor entre la mayor factura de testamentos indígenas y los periodos de epidemias y hambrunas. De acuerdo con Restall, estos periodos, marcados por una excesiva mortalidad, habrían impuesto la necesidad a los indios de defender su propiedad mediante instrumentos legales ante los despojos que eran comunes en estas circunstancias (: 246-247). Pero todos estos argumentos, si bien pertinentes, carecen de un seguimiento sistemático.

Quien más ha profundizado en los fenómenos de las calamidades en la época colonial en Yucatán y su papel en la expresión regional del sistema de dominación extranjera ha sido Robert Patch, quien en distintos escritos ha orientado sus análisis a comprender las transformaciones que sucedieron en Yucatán en el siglo XVIII, sobre todo aquéllas de carácter interno que implicaron nuevas relaciones sociales y económicas tanto para los mayas como para los españoles. Ha ahondado de manera importante en el cambio agrario, al considerar factores sustanciales como el crecimiento de las haciendas, la geografía socioeconómica de la península, la dinámica demográfica y el desarrollo histórico general de Yucatán (Patch, 1979; 1985; 1993). Particularmente, ha descrito el proceso de transición que se dio en el último siglo colonial entre la estancia ganadera y la hacienda agrícola y ganadera, así como las implicaciones que estos cambios tuvieron para la población indígena (Patch, 1979). Como parte de este mismo análisis, Patch (1993: 22, 50-52, 56-64; 1985: 44) pondera el fenómeno migratorio de la población indígena de la provincia que se trasladaba a las estancias y haciendas que se multiplicaron a lo largo del siglo XVIII, y subraya que esta movilidad fue un factor de suma importancia en el mundo colonial yucateco hasta 1812. Al cuestionarse sobre los factores que expulsaban a los indios de sus pueblos, sostiene que uno de ellos, quizá de los más importantes, fue la creciente falta de tierras que se dio a lo largo de este siglo, así como también la posibilidad de escapar de los abusos a los que se veían sujetos en sus pueblos de adscripción y, en tiempos de calamidad, las mayores probabilidades de conseguir alimento fuera de sus lugares de residencia y, así, sobrevivir (Patch, 1979: 35).

En este marco, las crisis de subsistencia y las enfermedades epidémicas ocupan un lugar importante en la explicación del sistema colonial en su conjunto. Al exponer las crisis que se vivieron en 1648-1651 y en 1726, por ejemplo, Patch (1979: 19-21; 1985: 26; 1993: 138-151) sugiere que éstas influyeron para que, ante las grandes pérdidas demográficas concomitantes, los españoles hayan podido ocupar grandes extensiones de tierra que después, frente a la recuperación de la población en el siglo XVIII, les permitieron desarrollar sus fincas privadas y competir con la producción indígena. Mientras tanto, los mayas se habrían visto orillados a migrar a estas propiedades y establecer convenios con los dueños de la tierra que antes había estado en sus manos. En cuanto a la crisis vivida en 1726, explica que ésta marcó el fin de una era en la que "el fantasma" que perseguiría a Yucatán no serían ya las enfermedades sino la escasez de alimentos y las hambrunas, y vincula este hecho con un desequilibrio del funcionamiento interno del sistema colonial (Patch, 1993: 45, 132-133, 138). Para explicar la hambruna de 1770, entonces, incorpora las variables climatológicas que afectaron a la península por aquella época con el fenómeno de transformación agraria que emergió en el siglo XVIII, y muestra "la íntima relación que existe entre los humanos y el medio natural" (1993: 219-220). Asimismo, Patch (1993: 160) plantea una fuerte influencia de esta hambruna con la decadencia de las encomiendas que se registró en las últimas décadas del siglo y que terminaría con su cancelación formal hacia 1785.

Finalmente, Patch (1993: 222) sostiene que la crisis de producción que sucedió a finales de la época colonial marcó el inicio de una nueva era histórica. Explica que, puesto que la producción interna no pudo satisfacer la creciente demanda, Yucatán tuvo que ingresar en nuevas relaciones comerciales, en especial con los Estados Unidos. Incluso antes de la Independencia, el comercio de la provincia estaba orientado lejos de las antiguas metrópolis coloniales hacia el nuevo poder económico de Norteamérica. Los granos eran importados de Nueva Orleans, Baltimore y Charleston. En un sentido, la Independencia aceleró y confirmó un proceso que comenzó a finales del XVIII. En consecuencia, la crisis de producción, que también era evidente en el centro de México, significó un rompimiento parcial del antiguo sistema colonial y la reorientación de la economía en direcciones significativamente distintas.

Este estudio es una continuación de la ruta andada por la historiografía de la época colonial en la Nueva España. Retoma de cada análisis parte de sus planteamientos y metodologías, y aprovecha muchas de las preguntas y sugerencias dejadas en el camino. De todos los trabajos aquí brevemente reseñados, tanto de los de Yucatán como de los de otras regiones, recogí la preocupación por explicar las calamidades en su vinculación con el contexto específico en el que ocurrieron, así como por comprender los efectos que generaron en la sociedad de la época y sus consecuencias a más largo plazo. Es este viaje de ida y vuelta del que hablé en las primeras páginas de esta introducción. Asimismo, consideré la importancia del mercado del maíz para abordar la historiografía de las calamidades, así como el influjo de la meteorología como una variable relevante en estos procesos (Florescano, 1986), aunque relativizándola (Patch, 1993; Molina del Villar, 2001). De la misma forma, incorporé la relación de las calamidades con los sistemas de trabajo y de exacción económica imperantes en la época (Gibson, 1967; García Bernal, 1978; Farriss, 1992; Bracamonte, 1993; Patch, 1979, 1985, 1993).

Para el análisis del siglo XVIII en específico, fue crucial integrar el estudio de las transformaciones agrarias y el cambio en la propiedad de la tierra que han analizado otras investigaciones (Florescano, 1986; Van Young, 1992; Farriss, 1992; Bracamonte, 1993, 2003; Restall, 1997; Patch, 1979, 1985, 1993; Molina del Villar, 2001), así como también la creciente pauperización de la población indígena que se registró en esta época (Brading y Wu, 1973; Florescano, 1986; Brading, 1988; Van Young, 1992; Molina del Villar, 2001). Fue fundamental, sin duda, abordar la dinámica demográfica de la población y la manera en que ésta se veía afectada por las calamidades (Brading y Wu, 1973; Calvo, 1973; Malvido, 1973; Morín, 1973; García Bernal, 1978; Brading, 1988; Rabell, 1990; Patch, 1979, 1993; Molina del Villar, 2001). Finalmente, emprendí el estudio de la migración indígena en épocas de calamidad (Cook y Borah, 1978; García Bernal, 1978; Bracamonte, 1993; Patch, 1979, 1985, 1993; Molina del Villar, 2001).

Quizá reconocer este vasto universo de antecedentes académicos de la investigación que ahora presento no juegue a mi favor, ya que, naturalmente, el lector se preguntará entonces, ¿qué de nuevo se nos ofrece en este escrito? Cuánto más, si se ha convertido en un lugar común afirmar que lo que se observa o lo que se dice es algo totalmente novedoso, y ahí radicaría su justificación. No es mi caso. Sin embargo, considero que mi aporte a la historiografía regional consiste en algunos aspectos que trataré de exponer de la manera más esquemática posible con el único fin de ordenar mis propios pensamientos:

1. En primer lugar, para el caso yucateco, las calamidades habían sido abordadas como una variable más de estudios dedicados a explicar otras problemáticas. Aquí, por el contrario, las calamidades me permiten abrir ventanas para observar distintos aspectos de la sociedad colonial en el siglo XVIII y de las transformaciones que se vivieron, sobre todo a partir de 1750. En este sentido, en esta investigación presento información cuantitativa y cualitativa suficiente para mostrar que las calamidades jugaron un papel mucho más importante en los cambios registrados en el último siglo colonial de lo que la historiografía regional les había asignado.

2. En segundo lugar, he incorporado el empleo de registros parroquiales como fuente de información empírica para el estudio de las calamidades. Debo reconocer que ésta es una preocupación que retomé parcialmente (porque sólo analizo a la población indígena) del estudio de Robert Patch (1993) donde señala que falta estudiar los registros parroquiales para determinar tazas de nacimiento y mortalidad, patrones de matrimonio, fertilidad y herencia, tanto entre los mayas como entre las otras "castas" (: 63). Tomar las actas sacramentales como fuente de información empírica, como ya referí en las primeras páginas y como profundizaré en el apartado metodológico, permitió acercarme a fenómenos que no son tan fácilmente aprehensibles en las fuentes cualitativas, como la demografía (en sus aspectos de natalidad, nupcialidad y defunción, además de la migración) o asuntos relacionados con los agrupamientos parentales.

3. Finalmente, he realizado un seguimiento sistemático de los fenómenos de migración y parentesco, basándome tanto en fuentes cualitativas

como cuantitativas. Los estudios regionales que han referido la importancia de estos fenómenos en su relación con las calamidades, no los han llegado a caracterizar, quizá con la única excepción de Robert Patch (1993) para el caso de la migración. Conocer los ritmos, las rutas y las formas de la migración, así como las maneras específicas en las que las relaciones de parentesco funcionaban de cara a las calamidades, ha permitido conocer su dimensión específica y su contribución particular a procesos más generales de cambio y transformación de la sociedad en su conjunto.

Los resultados de esta investigación los he organizado en tres partes que corresponden con los ejes de análisis que constituyen el esqueleto del problema planteado:

1. Yucatán en las postrimerías del periodo colonial.
2. Las calamidades del siglo XVIII.
3. Los mayas ante las calamidades. La respuesta social.

Cada parte, a su vez, se divide en diferentes capítulos que separan temáticamente el análisis elaborado y la presentación de la base empírica. La primera parte aborda las características de la sociedad y el sistema colonial yucatecos del siglo XVIII. Se trata de establecer una base de conocimiento general que permita reflexionar en torno a uno de los objetivos centrales de esta investigación, esto es, sobre la relación que hubo en el Yucatán colonial entre las calamidades y los cambios que vivió la sociedad en el último siglo colonial. Profundizar en las transformaciones que se vivieron en el siglo XVIII parece, entonces, un ejercicio ineludible para comprender, por un lado, la generación, el curso y el desenlace de las calamidades ocurridas y, por el otro, el efecto que causaron estas calamidades en la sociedad.

Esta primera parte consta de dos capítulos temáticos: uno, titulado "El sistema colonial en Yucatán", el cual aborda el sistema que mayas y españoles construyeron en Yucatán. Se tratan aspectos que considero sustanciales para perfilar las especificidades del sistema colonial que se impuso en Yucatán y las formas diversas en las que la sociedad indígena participó en esta construcción, así como también para el análisis de las calamidades, tales como la sociedad agrícola y su entorno natural, los pueblos de indios y su organización social, los mecanismos de exacción económica y la participación indígena en los mercados. El segundo capítulo se titula "Los procesos de transformación a fines de la Colonia". A pesar de que se reconocen y se tratan las transformaciones impulsadas desde el exterior por el reformismo borbónico, el énfasis se hace en una serie de cambios internos que trastocaron los procesos de adaptación mutua entre la sociedad yucateca y su medio físico: demográficos, productivos, laborales y territoriales.

La base empírica que ha servido para integrar estos capítulos proviene tanto de fuentes documentales primarias como de fuentes secundarias y estudios historiográficos sobre la región y la época que aquí se abordan. Respecto a las primeras, se trata, por un lado, de diversos expedientes del Archivo General de Indias que aportan datos relevantes e información cualitativa que contribuyen al estudio de la agricultura y comercio de entonces,[9] las crisis demográficas del siglo XVII[10] o el desarrollo de las estancias y haciendas agrícolas-ganderas en el siglo XVIII.[11] Especialmente útil fue la consulta de la cuentas de la alhóndiga de Mérida de 1746 a 1773, porque aportan información significativa respecto a los sistemas de abasto de alimentos y los precios del maíz, temáticas relevantes para comprender la imposición de las instituciones del colonialismo en Yucatán y la participación de los pueblos indígenas en el sostenimiento material de este sistema. En cuanto a las fuentes editadas, se trabajó con el texto de fray Diego de Landa, las Relaciones Histórico-geográficas de la Gobernación de Yucatán y el Calepino Maya de Motul. En estas fuentes busqué información relativa al sistema agrícola practicado por los mayas y que por mucho tiempo fue una fuente de auto-subsistencia igual que permitió el sostenimiento de la población no productora. También de estos textos obtuve datos respecto a formas específicas de interacción entre la sociedad colonial y su medio físico y natural. Para consolidar estas explicaciones me auxilié de investigaciones arqueológicas de las tierras bajas que han abordado sistemas productivos y patrones de asentamiento (Dunning *et al.*, 1994; Dunning, 1994; Dunning y Beach, 1994; Dahling, 1985), así como estudios etnográficos del área maya peninsular (Terán y Rasmussen, 1994; Quintal *et al.*, 2004).

La segunda parte se titula "Las calamidades del siglo XVIII" y es un recuento historiográfico de las principales calamidades ocurridas en este siglo. Como ya he referido en las primeras páginas de esta introducción, se toman como base dos calamidades que, dadas sus características particulares, permiten mediante un ejercicio comparativo analizar las transformaciones estudiadas en la primera parte: el "hambre" de 1726 y las calamidades que ocurrieron alrededor de 1770. Puesto que estas crisis no se entienden como hechos súbitos con una existencia autocontenida, sino como procesos de larga temporalidad, se abordan también las crisis que se registraron en años interme-

[9] AGI, México 3052; AGI, México 3055.

[10] AGI, México 360; AGI, México 363; AGI, México 369; AGI, Escribanía de Cámara, 318-A; AGI, México 1038.

[11] AGI, México 3068.

dios como 1732 y 1758. Con base en las fuentes primarias de índole cualitativa que fueron detalladas en el apartado metodológico, se perfilan las principales características de cada una de estas crisis, y se emplean fuentes cuantitativas con las cuales se profundiza en su dimensión demográfica. Siguiendo un criterio cronológico, la segunda parte se divide en dos capítulos: en uno, se describen y explican las calamidades que ocurrieron en la primera mitad del siglo XVIII, en especial la de 1726, y se les compara con aquéllas registradas en el siglo XVII; en otro, se emprende una detallada historiografía sobre casi una década de calamidades sucesivas que ocurrieron entre 1765 y 1774, y se les toma como paradigmáticas de las transformaciones que registró el sistema colonial yucateco en sus últimos 50 años.

La tercera parte se enfoca en la respuesta social que los mayas dieron a las calamidades. El argumento principal es que los mayas no fueron meras víctimas pasivas de su tiempo, sino activos constructores de su presente y que pusieron en marcha estrategias variadas de sobrevivencia. Mediante estas acciones la sociedad indígena dejó una impronta que coadyuvó en las transformaciones que sucedieron en el Yucatán del último siglo colonial. Son dos los fenómenos que constituyen la explicación y que, al mismo tiempo, integran los dos capítulos que constituyen esta tercera parte: migración y parentesco. Con base en fuentes cualitativas y cuantitativas se describe cada uno de estos ámbitos de la organización y dinámica social de los mayas y se detalla la manera en que fueron utilizados para prevenir y/o remontar las calamidades de su época.

Finalmente, en un anexo que he denominado "metodológico" se da cuenta de las estrategias que se siguieron para abordar las problemáticas que aquí se refieren, así como el tipo de fuentes utilizadas y el contexto demográfico que permitió el análisis de las crisis.

PRIMERA PARTE

YUCATÁN EN LAS POSTRIMERÍAS DEL PERIODO COLONIAL

EL SISTEMA colonial que se impuso en Yucatán funcionó con pocas alteraciones por casi dos siglos y su característica sobresaliente fue su fuerte dependencia del trabajo corporado de los mayas. La ausencia de minas y de tierras adecuadas para el cultivo de productos con valor comercial sirvieron como pretextos para que los españoles impusieran y dieran continuidad a formas tempranas de tributación y servicio que en otros lugares de la Nueva España se habían abolido desde el siglo XVI, como la encomienda, el servicio personal y los repartimientos de mercancías. Pero el siglo XVIII fue testigo del agotamiento de ese sistema a la par que de importantes transformaciones que modificaron los principales mecanismos de convivencia entre españoles e indios. Estas transformaciones trastocaron las esferas social, política y económica del sistema colonial y, en combinación con alteraciones del medio natural, generaron amenazas específicas para la sociedad de entonces, en especial para la población maya que se encontraba en la base de la escala social y económica del sistema.

Si en los siglos XVI y XVII el fantasma de las epidemias asedió de continuo a la península generando crisis sociales, económicas y demográficas de diverso grado, en el XVIII, de manera particular a partir de su segunda mitad, la inanición fue uno de los principales fenómenos que generó episodios de sobremortalidad, avatares demográficos, grandes oleadas migratorias, perturbaciones en la producción y crispaciones económicas (Patch, 1993: 46). Una de las hipótesis de esta investigación es, precisamente, que la explicación a esta diferencia entre la época colonial temprana y media (siglos XVI y XVII) y el último siglo de dominación española (siglo XVIII) debe buscarse en ese proceso de transformación que se estaba registrando en la sociedad colonial, en sus instituciones políticas y económicas, en su población y en sus dinámicas sociales. Aquí se plantea que esos cambios habrían vuelto a la sociedad colonial yucateca (puntualmente al sector indígena)[12] vulnera-

[12] Aquí escribo "sociedad colonial yucateca" de manera general porque si bien era más común que las calamidades afectaban de manera directa a los mayas, la crispación económica y social alcanzaba a la sociedad en su conjunto, sobre todo si se considera que todo el sistema dependía del trabajo indígena y su generación

ble, ya no tanto al contagio de nuevas enfermedades para las cuales eran inmunodeficientes (como en los siglos anteriores), sino a la escasez de alimentos, al hambre, la inanición y la muerte.

La primera parte de esta investigación explica cómo se construyó el sistema colonial en Yucatán y de qué manera se modificó éste en el último siglo de dominación española. Este ejercicio parece ineludible si se plantea que fueron precisamente esas transformaciones las que dieron origen, rumbo y desenlace a las calamidades vividas por la sociedad yucateca en el siglo XVIII, en especial en sus últimos 50 años. Asimismo, se expone la importancia de la participación activa de la población maya en la construcción de este sistema, lo cual permitirá, en la tercera parte, estudiar el peso de las acciones que los indígenas emprendieron para enfrentar las calamidades en los procesos de cambio del sistema colonial en su conjunto.

---

de excedentes. Asimismo, hubo calamidades que afectaron a indios y a no indios por igual, como la fiebre amarilla a mediados del siglo XVII.

CAPÍTULO I

El sistema colonial en Yucatán

El sistema colonial que los españoles impusieron en Yucatán compartió con el resto de la Nueva España su dependencia del trabajo indígena para la generación de riquezas. La intervención de la Corona y de la Iglesia se llevó a cabo por medio de cuatro mecanismos de exacción centrales: el tributo, las limosnas y obvenciones, los repartimientos de géneros y los servicios personales. Estos mecanismos de explotación permitieron la producción de excedentes por parte de los mayas y su consecuente tránsito a los aparatos administrativos y a los colonos que se beneficiaban de ellos. Sin embargo, mientras que en el centro de México estas instituciones tuvieron una vida más corta, en Yucatán se mantuvieron hasta fines de la época colonial, en gran parte, porque las condiciones geográficas de la península acentuaron la dependencia del sistema colonial de la fuerza de trabajo indígena socialmente organizada. La ausencia de minas y de tierras adecuadas para el cultivo de productos con alto valor comercial sirvieron como pretexto para mantener la encomienda hasta los albores del siglo XIX, cuando en otras áreas ya había sido totalmente suprimida desde 1718; el sistema de repartimientos persistió hasta la segunda mitad del siglo XVIII a pesar de varios intentos por abolirlo, al igual que el servicio personal que en la mayoría de los reinos de las Indias había ya desaparecido. García Bernal (1972: 41-42) afirma que para que la encomienda tuviera tan larga vida en la provincia de Yucatán también incidieron otros factores de índole político y militar, pues además los encomenderos estaban obligados a prestar servicios militares para defender las costas que se veían constantemente amenazadas por piratas.

Pero de la sociedad maya no sólo pendió la obtención de artículos que circulaban en los mercados regional y mundial, y que generaban ganancias para los colonizadores, sino también la producción de alimentos básicos para su autosubsistencia y el sostenimiento de los españoles. De acuerdo con Pietschmann (1992b: 117) esta participación de la población indígena como productora tanto de bienes básicos de subsistencia como de otros destinados a mercados internos y externos los aleja de ser sólo una reserva de mano de obra y les da un papel central en la vida económica de la época.

Como se verá más adelante, el sistema de agricultura itinerante practicado por los indios estaba bien adaptado a las condiciones del clima y el suelo yucatecos, y su organización laboral era lo suficientemente eficaz para proveer los requerimientos de granos para toda la sociedad. De igual forma, Yucatán atrajo menos europeos que el centro de México y por lo tanto había menos población no productora que alimentar y más población productora en el radio de las ciudades. De ahí que la agricultura se haya mantenido en los dos primeros siglos de la Colonia en manos de los indios de los pueblos y el maíz carente de alto valor comercial. El sistema colonial creó mecanismos para canalizar buena parte de esta producción a la esfera de los españoles. Mecanismos que, de manera compulsiva, incorporaron a la población indígena en la construcción y sostenimiento del sistema colonial y la obligaron a participar en la economía mercantil regional y mundial.

El funcionamiento de este sistema se sustentó en la creación de dos estamentos (repúblicas de indios y repúblicas de españoles), donde uno producía para el otro (Patch, 1993: 137). La organización social de los pueblos de indios fue la clave que permitió a los colonizadores una administración efectiva de generación de excedentes, y las autoridades nativas fueron las responsables de controlar la mano de obra de su población sujeta para asegurar el puntual cumplimiento de sus obligaciones fiscales y laborales. Por pertenecer a una república sus miembros debían entregar productos y trabajo y a cambio recibían el acceso a la tierra de cultivo, los recursos del monte y el agua, solares, ayuda en trabajo, participación en los rituales colectivos, acceso a los servicios religiosos, auxilio en épocas de sequía y escaseces alimentarias, y otros beneficios (Solís, 2003: 15-16). De esta manera, el sistema colonial yucateco dependió del trabajo de los indios y se impuso sobre sus principales formas de organización social.

La sociedad agrícola y su entorno natural

El objetivo central de este apartado es mostrar la base de la subsistencia alimenticia y productiva de los mayas, y cómo mediante formas de organización y tecnologías específicas esta población interactuó de forma eficaz con un medio natural particular. Este ejercicio, que puede parecer por demás descriptivo, resulta sin embargo fundamental para reflexionar en torno a las causas que pudieron haber llevado a un número importante de indios a ser víctimas del hambre. Después de hacer un repaso por la etnografía histórica respecto a la manera en que los indios interactuaban, domesticaban, aprovechaban y hacían uso de su medio natural, prevalece la pregunta: ¿cómo fue posible que tanta población nativa pudiera en el siglo XVIII haber rayado la inanición?, ¿cuáles son los procesos sociales que explican este fenómeno? Si se tiene en cuenta que –como se verá en este apartado– la sociedad maya tenía un amplio conocimiento sobre los recursos de su entorno y la manera de explotarlos, y que si bien el maíz era el eje del sistema del policultivo milpero, la gama de recursos alimenticios era tan amplia que resulta complejo explicar el hambre y la casi absoluta falta de alimentos.

La sociedad maya en tiempos de la Colonia, como el resto de sus homólogas en el área cultural mesoamericana, puede ser descrita como eminentemente agrícola, pues al momento de la Conquista tenía una larga historia de adaptación a circunstancias climatológicas y orográficas particulares (Romero, 1990: 141). Las condiciones propias del entorno natural yucateco propiciaron especificidades en el sistema colonial y la sociedad de la época.

La pedregosidad y lo calcáreo del suelo, la ausencia casi total de accidentes orográficos, la delgada capa de tierra fértil, las cálidas temperaturas sin grandes variaciones estacionales, la cercanía al océano atlántico y su consecuente exposición a tormentas tropicales y ciclones, la variabilidad regional de las lluvias, fueron factores que influyeron en el tipo de sociedad que se desarrolló en la península. Sin embargo, con el sistema agrícola itinerante de roza-tumba-quema, el manejo de diversas plantas y el cultivo de varios espacios, los mayas domesticaron de manera exitosa parte de su entorno natural, de tal suerte que fue este mismo sistema mixto el que en la época prehispánica alimentó a una densa población y en la Colonia permitió el sostenimiento de locales y extranjeros.

Si bien la agricultura de milpa no fue el único sistema productivo, ni antes ni después de la llegada de los españoles, sí fue el dominante y durante casi toda la Colonia mostró su capacidad para producir excedentes (Terán y Rasmussen, 1994: 9). Pero ello fue posible sólo en la medida en que la sociedad indígena interactuó de manera efectiva con sus recursos, y puso en marcha sistemas agrícolas y formas de organización social adecuadas a sus fines y a su entorno natural. Pese a ello, las condiciones del clima y suelo no sólo influían en los procesos productivos, sino también en los de distribución y almacenaje de alimentos. El mercado interno, por ejemplo, tuvo que sortear la limitante que significaba la pedregosidad para el transporte de mercancías, mientras que la humedad complicaba el acopio de cereal en trojes (Patch, 1993: 74). Así entonces, el ciclo completo de producción y distribución que debía garantizar el sostenimiento de la población y que tenía como sustento la milpa, se logró mediante una adaptación mutua entre el entorno natural y los hombres, lo que dio lugar a formas específicas de convivencia y organización social.

De manera general, la zona conocida como Tierras Bajas se ha dividido en las Tierras Bajas de Norte y las Tierras Bajas del Sur. Este límite, aceptado por la arqueología desde 1973, incluye en las primeras a la totalidad de la península de Yucatán, hasta la frontera con Guatemala a los 18° de latitud norte. En su extremo este la frontera se extiende al norte hasta la Bahía de Chetumal y hacia el oeste la línea imaginaria sigue por el cauce del río Candelaria (Fernández, 1982: 42). Dentro de estos límites, se reconoce al mismo tiempo la existencia de varias "provincias ecológicas" que presentan condiciones disímiles, principalmente de suelo y de régimen de lluvias:[13]

La parte norte se compone de una gran laja caliza que absorbe rápidamente el agua de las lluvias y con ella la capa de tierra vegetal, y deja al descubierto la roca y convierte al suelo en pedregoso y difícil para el aprovechamiento agrícola. En maya se conocía a este tipo de suelos con el nombre de *boh chaltun* o *chaltun cabal* que significaba "laja prolongada, lugar donde todo es laja y tierra" y "tierra pedregosa, donde hay muchas peñas y lajas con poca tierra encima".[14] Las precipitaciones pluviales pueden ser menores a los 500 mm al año; mientras que en el sur alcanzan los 1,200 mm. La vegetación se compone de selvas bajas caducifolias, y el sistema hidrológico disponible es subterráneo con aberturas hacia la superficie conocidas como *cenotes* o *dzonot*. En el norte, las ubicaciones de comunidades y sus abastecimientos de agua dependían en gran medida de estos cenotes (Gill, 2008: 317), al punto que para Silvanus Morley (1956: 16) "son el factor más importante que gobierna la distribución de la población antigua del norte de Yucatán".

En el sur, en contraste, la capa de tierra es más profunda y la vegetación es más alta y diversa que en el norte, donde dominan las especies perennifolias. El sistema hidrológico es superficial y cuenta con fuentes permanentes, como ríos y lagunas, y otras temporales, como aguadas y bajos. Los hundimientos que no alcanzan los mantos freáticos se denominan *rejolladas* y

[13] Fernández Tejedo (1982: 42-43) describe una división de "provincias ecológicas" más compleja que la que aquí apenas se esboza: *macizo de Campeche y zonas anexas*, incluye casi todo el actual estado de Campeche, salvo el sureste y el extremo norte, el norte del Petén, el oeste de Quintana Roo y la parte sur de Yucatán, además las partes de mayor altitud de la península y los bajos más o menos extensos tienen suelo de arcilla profundo y negruzco; *planicie del Caribe y del Noreste*, abarca el norte de Belice, el este y norte de Quintana Roo y el este y sureste del estado de Yucatán. Existen abundantes bajos que presentan suelo característico de arcilla. La zona noreste de la península, desde Valladolid, hacia el este, se constituye por calizas compactas con poco *sascab*; *planicie del norte y noreste*, contempla la porción central del estado de Yucatán y el extremo norte del estado de Campeche, con suelo calizo.

[14] CM, vol. 1, pp. 89, 229.

suelen usarse para la siembra de frutales porque acumulan suelo húmedo y bien drenado en su fondo. Si bien las características de la zona sur parecerían más apropiadas para la actividad agrícola continuada, la excesiva humedad y calor producen gran cantidad de gérmenes y virus inadecuados para los cultivos. Esto, aunado al estancamiento del agua pluvial, se convierte en el principal inconveniente para el aprovechamiento de estas tierras. Por ello, las que aparecen como regiones más pobres climáticamente constituyeron, en realidad, las principales zonas agrícolas, pues aun siendo secas y rocosas, con una delgada capa de suelo fértil, son más sanas y apropiadas para el desarrollo agrícola.

La investigación arqueológica sobre los mayas del periodo clásico ha subrayado la gran influencia que tuvo esta estructura geológica de la península en el patrón de asentamiento (Dunning *et al.*, 1992: 148). Para explicar el abandono de los centros ceremoniales, Thompson (1966: 25) se basa en estas diferencias climáticas y explica que el noroeste, al ser más árido, propició menos condiciones para la propagación de enfermedades endémicas, en particular la malaria. Según este estudioso del área maya, en el Clásico los grandes centros ceremoniales estaban ubicados en zonas insalubres, por lo que sus pobladores eventualmente se dispersaron en pequeños grupos hacia el noroeste. Fray Diego de Landa, en su *Realción,* escribió que a pesar de que los terrenos del norte de la provincia estaban cubiertos por grandes lajas, la agricultura ahí era más próspera que en el sur, al punto que todo lo que sembraban los indios se lograba "más y más abundante entre las piedras que entre la tierra".[15] Ello, aunado a la abundancia de fuentes subterráneas de agua, conocidas en maya como *dzonot*, propiciaba según este religioso que en el norte hubiera una mayor densidad demográfica que en su contraparte sureña.[16]

La excepción en el sur se encuentra en las laderas de la Sierra del Puuc, donde la erosión causada por las lluvias propició la formación de suelos profundos y fértiles. Además, la vegetación es más abundante que en el norte, lo cual también favorece la fertilización de los suelos para la vida agrícola. En consecuencia, desde tiempos prehispánicos, la vida agrícola ahí desarrollada fue más próspera, y lo es aún, que en el resto de los asentamientos de la península (Dunning, 1994; Dunning y Beach, 1994; Gill, 2008: 326). En los diccionarios coloniales se registró la importancia de esta diferenciación regional en términos que relacionan la vegetación, la orografía y la calidad de la tierra:

[15] Landa, 1982: 117.
[16] Landa, 1982: 4.

TABLA 1
TÉRMINOS EN MAYA REGISTRADOS EN EL *CALEPINO DE MOTUL* VINCULADOS CON LA CALIDAD DE LA TIERRA

Término en maya	*Significado*	*Página*
Caanalchee	Monte o montaña de árboles altos	108
Cacab kaax	Monte de arboleda, de tierra buena para sembrar	99
Cacab luum	Tierra buena para sembrar	99
Chach luum	Tierra pedregosa	260
Hay luum	Tierra flaca y delgada, no buena para la milpa	293
Kancabchee	Llano de tierra con árboles, bueno para milpas	409
Nonoth	Tierra flaca, de poco jugo y sustancia no buena para milpas, donde luego hallan laja y falta el humor o tierra flaca y esquilmada	568
Puz Luum	Tierra seca, sin piedras	652
Tzekel luum	Tierra muy pedregosa o llena de piedras y tierra mala para sembrar	195
Tzuc	Montecillo de árboles pequeños	201

Según los datos recogidos por Steggerda en la década de 1930, los tipos de suelo que en aquella época se encontraban en Yucatán según la propia clasificación de los campesinos mayas eran los siguientes: *ek luum*, tierra negra, la mejor para cultivar maíz; *chichec luum*, tierra negra mezclada con piedra; *kan luum*, buena tierra para milpa; *yax kax*, tierra entre roja y negra en la que crece bosque alto; *chac luum*, tierra roja no muy buena para la milpa; *tzekel*, tierra baja en la que el bosque nunca crece alto y en la cual durante las estaciones secas las hojas se caen y los árboles algunas veces mueren (*apud* Fernández, 1982: 61).

Con todo, el norte y el sur resultan ser en conjunto una zona ecológicamente frágil, pues la mayor parte de sus terrenos explotados a lo largo de varios años en forma inadecuada pueden deteriorarse con facilidad, disminuir sus rendimientos y erosionarse hasta tornarse improductivos (Romero, 1990: 141): *Tzekelhal luum* "esquilmarse la tierra, hacerse infructuosa", *chacau luum* "tierra esquilmada y cansada", *koh ba* "secarse… ponerse seca y sin jugo la tierra", *nohthmal* "cansarse y esquilmarse la tierra e irse poniendo flaca, *xib luum* "tierra esquilmada y estéril", *xibhal* "esterilizarse o esquilmarse la tierra".[17]

[17] CM, vol. 1, pp. 195, 224, 430, 568, 776, 775.

Dadas estas condiciones climáticas, no se desarrollaron sistemas de riego y la única agricultura practicada fue la de temporal. Por lo tanto, el ritmo y calidad de las cosechas eran factores íntimamente relacionados con los tiempos y cantidad de las lluvias que, de manera regular, caen entre mayo y octubre, cuando se presenta 80 por ciento de la precipitación total anual. Esta temporada se nombraba en maya *akyaabil*, término que fue traducido por el redactor del *Calepino de Motul* como "tiempo de aguas en esta tierra que dura desde mayo hasta entrado octubre".[18] Dentro del *akyaabil* se registraba un breve periodo de sequía conocido actualmente como canícula (julio-agosto) y denominado en maya *kinlan* ("calor grande")[19] que podía afectar los cultivos.

Con la influencia del incremento estacional de la temperatura, las corrientes del Atlántico y las bajas presiones atmosféricas, entre agosto y diciembre ocurren vientos, tormentas tropicales y ciclones. Estos fenómenos meteorológicos constituían, como lo hacen hoy día, una amenaza para los cultivos, pues cuando impactaban determinada zona destruían los maizales que se encontraban en maduración. En las Relaciones Histórico Geográficas se asienta que, en contraste, los vientos del sur que soplaban a partir de febrero, que eran unos "ventazos desabridos, polvorosos", favorecían la agricultura pues "agostan la tierra para la poder cultivar, labrar y quemar para sus sementeras, así de maíz como de algodón, ají, frijoles y todo género de sustento".[20] En la *Relación* del pueblo de Dzonot escrita hacia 1579 se asienta que:

> Algunos años vienen por el mes de agosto y septiembre algunas tormentas de vientos muy recios que derriban árboles y las sementeras. Y cuando esto acaece padecemos necesidad todos los indios y nosotros los españoles de comida, porque los indios es gente que no sabe guardar para sus necesidades.[21]

[18] CM, vol. 1, p. 54.
[19] CM, vol. 1, p. 423.
[20] RHGY, vol. II, p. 31.
[21] RHGY, vol. II, p. 88.

TABLA 2

TÉRMINOS EN MAYA REGISTRADOS EN EL *CALEPINO DE MOTUL* VINCULADOS CON FENÓMENOS METEOROLÓGICOS DE LLUVIA Y VIENTO QUE SE REGISTRABAN EN LA PENÍNSULA

Término en maya	*Significado*	*Página*
Aakyaabil ik	Viento llovedizo el cual suele andar en este tiempo [mayo-octubre]	54
Ahal	Levantarse algún viento. *Ahi xaman ik tioob*, levantóseles un norte o cierzo	6
Bulikal	Tormenta que sorbe los bajeles	96
Chac haal	Llover algunos días continuo, y agua que así dura	225
Chac matan ik	Gran viento	226
Chacal haa	Lluvia o aguacero grande con truenos y relámpagos que dura por algunos días	224
Chacal ik	Tempestad de viento recio, huracán o tormenta	224
Chacbul ik	Tempestad y tormenta de viento	225
Chacikal haa	Tempestad y tormenta de agua y viento	225
Hahaal	Llueve mucho y de continuo y cuando llueve mucho en un día o en muchos sin cesar y tiempo así de las aguas…	342
Homocnac ik	Viento recio y bravo que hace ruido	323
Ikil ich haa y cah	Aguacero con viento o tormenta y llover así	385
Likin ik	Viento leste que llaman levante o solano	461
Mozon, mozon ik	Remolino de viento o torbellino	523
Nohol ik	Viento sur o de mediodía	562
Xaman chaac/Xamanhaail ik	Aguacero con norte y llover así	770, 771
Xauay ik	Huracán o viento que corre por todas partes	772
Zacbul ik	Tempestad grande de viento con temblores de tierra	152
Zacik	Viento fresco, suave y delicado, viene de donde sale el sol	153
Zacik nohol chikin	Viento del poniente, invernal	153
Zacik xaman	Viento del norte, estival (entre verano y otoño)	153

En tanto, la temporada seca es bien definida y sucede entre marzo y abril, lo que favorece el sistema de tumba y quema (Terán y Rasmussen, 1994: 41). El *yax kin* era el "estío y otoño de esta tierra en que no llueven y se secan y agostan los campos" y el *kintunyaabil* el "verano, tiempo de gran seca".[22]

[22] CM, vol. 1, pp. 370, 427.

El maíz era el cultivo más importante en la península, así en la época prehispánica como en la colonial. El ayuntamiento de Mérida fue muy asertivo al asegurar en 1774 al Consejo de Indias que:

> Entre los granos que produce esta provincia es el maíz, el que más abunda, y siendo universal y casi único mantenimiento de sus habitadores. Y con más particularidad los indios, nada inclinados a las carnes de animales, se han tenido todos por felices en los tiempos anteriores por las copiosas y uniformes cosechas que de esta especie se cogían.[23]

La razón, en parte, obedecía a las condiciones geográficas antes descritas que no permitían mucha variación. A principios de la Colonia, por ejemplo, se reportaron intentos fracasados de los españoles por introducir el trigo, pues este cereal no resistía las temperaturas cálidas que prevalecían gran parte del año, y la constitución calcárea del suelo hacía imposible que el trigo obtuviera de la tierra y la lluvia los nutrientes que necesitaba para crecer (García Bernal, 1972: 5).

En la época colonial se reconocían diferentes géneros de maíz, cuya distinción fundamental radicaba en su calidad y en la posibilidad de cosecharlos en diferentes tiempos del año. Había uno, por ejemplo, que en maya se llamaba *peeu*, era de color amarillo y pequeño, se sembraba a principios de octubre y se recogía hacia mediados de noviembre (Landa, 1982: 4), pues siendo "muy temprano" tardaba 40 días en sazonar: *peeu ixim* se le decía si ya estaba desgranado, y *peeu nal* si estaba en la mazorca.[24] Había otra variante de grano grande y blanco que se llamaba *zac ixim* y tardaba seis meses en madurar.[25] También se conocía otra variedad llamada *cootoloc* que era una de granos muy pequeños.[26]

[23] AGI, México 3052, testimonio presentado por el Ayuntamiento de la ciudad de Mérida sobre los efectos provocados por la escasez de alimentos. Mérida, 4 de marzo de 1774, s/fol.

[24] CM, vol. 1, p. 638.

[25] *Zac ixim* si estaba desgranado y *zac nal* si estaba en las mazorcas. CM, vol. 1, p. 154. De *zac*: blanco (: 151), *xim*: cuenta para las mazorcas de maíz que se guardan para semilla (: 777) y *nal*: maíz en breza y la mazorca antes de que se desgrane (: 551).

[26] CM, vol. 1 p. 136.

FIGURA 1
TÉRMINOS EN MAYA UTILIZADOS EN LA ÉPOCA COLONIAL PARA REFERIR LAS PARTES DEL MAÍZ, *CALEPINO DE MOTUL*

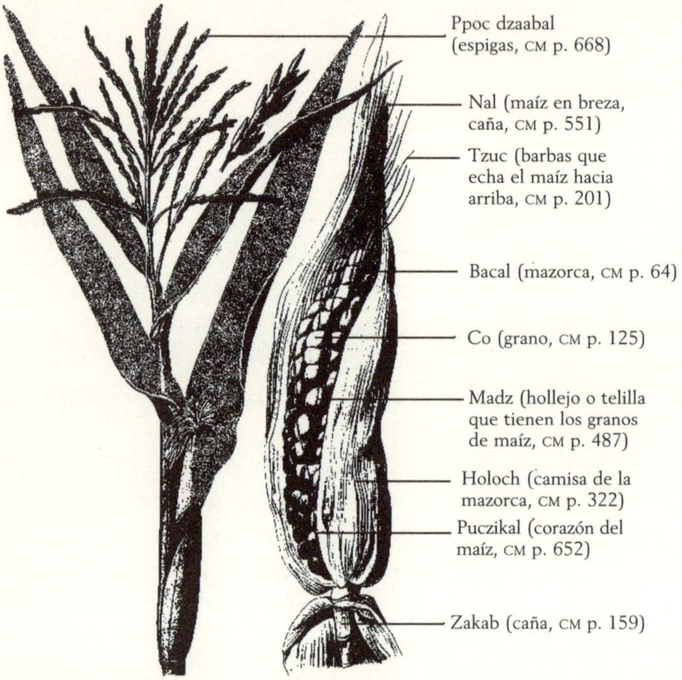

Pero, como en el resto de Mesoamérica, la agricultura yucateca se fundamentaba en el policultivo milpero en el que, asociadas con el maíz, se obtenían otras especies que conformaban parte de la dieta básica como el frijol, la calabaza, la yuca, la jícama, el jitomate, el macal y otras hortalizas como el chile. En su estudio sobre la agricultura en tierras mexicanas, Teresa Rojas (1990: 60) subraya esta característica de la milpa yucateca que la aleja del estereotipo del maíz, el frijol y la calabaza como únicas siembras. El policultivo ha sido una estrategia muy importante en la agricultura en Yucatán, pues ha permitido aprovechar al máximo las posibilidades del medio, con una adaptación óptima al clima y suelo, y una manera eficaz de disminuir la incidencia de plagas y otras enfermedades de diversa índole. Pero no se trata únicamente de la asociación biológica del maíz y sus acompañantes, sino de un sistema mixto que permitió la explotación de diferentes pisos con características propias: la milpa, la hortaliza de temporal y los huertos familiares. Este sistema agrícola empleaba una tecnología basada en el uso de una coa, además de terrenos adecuados y agua suficiente. Precisamente el cultivo del maíz y la forma de sembrarlo mediante el uso de un "bastón plantador" es una de las primeras características que Paul Kirchoff (1967: 8) utilizó para delimitar el área cultural mesoamericana. Con la llegada de los españoles, en Yucatán fue imposible implementar el uso del arado dadas sus condiciones orográficas; mientras que en el centro de México la introducción de la yunta y del arado por los españoles ha sido destacada como una de las innovaciones tecnológicas agrícolas más notables de la época colonial (Romero, 1990: 149).

Como se verá más adelante, de todos los "pisos" que cultivaban los mayas, la milpa era el que involucraba el espacio productivo más grande, la mayor inversión de trabajo y el cultivo de los granos básicos como el maíz, los frijoles y la calabaza, además de otras raíces y tubérculos como camote, yuca, makal o ñame y jícama. En efecto, los llamados "cultivos vegetativos" (raíces y tubérculos) tuvieron una especial importancia en el área maya desde tiempos prehispánicos, pues una de sus características es su gran resistencia a las sequías (Fernández, 1982: 20-21; Arrieta, 1994: 41; Palerm, 1997: 90-93).

En las hortalizas, llamadas en maya *pakal*,[27] y en los huertos de los solares de la viviendas se cultivaban a pequeña escala estas especies en variedades de ciclo corto, además de algodón, árboles frutales, chaya y otras plantas para usos cotidianos como el achiote, el henequén o el *balché* para fabricar alcohol (Terán y Rasmussen, 1994: 71-72). En estos espacios también se cultivaba cacao con una técnica en la que se empleaban unas hoyas con tierra y agua denominadas en maya *kalax*.[28] En los solares de las viviendas, además, se construían con madera pequeñas huertas elevadas para evitar que fueran consumidas por los animales, conocidas todavía en la actualidad como *k´anche*.[29] Redfield denominó a estos espacios de cultivo como "jardines" (*apud* Fernández, 1982: 64). En ellas se cultivaban productos como tomates, rábanos, algunas especies de chile, cebollines.

Paralelamente, en estos espacios se criaban animales, en la Colonia eran principalmente gallinas, cerdos, pavos y abejas. La diversidad de productos que se obtienen de estos huertos permite el sostenimiento de un tipo de producción agrícola durante todo el año, pues a pesar de los pocos insumos que requieren tienen una capacidad constante para generar excedentes. El uso eficiente del espacio y la atención permanente que recibe del trabajo de los miembros del grupo doméstico, hace de los huertos familiares un sistema

[27] CM, vol. 1, pp. 39, 620.
[28] CM, vol. 1, p. 405.
[29] En la época colonial *Kanchee*: banquillo, escabel o silla. CM, vol. 1, p. 409.

productivo de alta seguridad y con gran capacidad para absorber los cambios del medio natural, los vaivenes del mercado y la reducción de tierras para el cultivo de la milpa (Gleissman, 1999: 29-31).

Este sistema mixto fue una técnica productiva común en toda Mesoamérica que permitió a los pueblos indios utilizar los distintos ecosistemas de su territorio. Sobre todo en comunidades serranas en las que un mismo asentamiento tenía tierras calientes a 800 metros de altura y bosques a 3,000 metros sobre el nivel del mar, aparte de tierras ribereñas, pequeños valles de aluvión o lomas pedregosas. Si bien el suelo yucateco era más uniforme, la utilización de diferentes espacios productivos permitió a los mayas, como a los diferentes pueblos del centro de la Nueva España, diversificar su agricultura y prevenir los estragos causados por la pérdida de cosechas, pues si en un área la siembra no se lograba, era posible complementarla con víveres obtenidos en otro piso (Romero, 1990: 142).

Aunque también fue fundamental el cultivo de variedades de ciclo corto que, ya fuera en los montes o en los solares, permitía la obtención de cosechas adelantadas entre agosto y octubre, mientras se esperaba la principal recolección de maíz que se llevaba a cabo entre diciembre y febrero (Teran y Rasmussen, 1994: 11). En terrenos con montes maduros se sembraban milpas de dos y tres años con maíz de ciclo largo e intermedio; mientras que en solares y terrenos cercanos a los pueblos se cultivaba maíz de ciclo corto. En tiempos de la Colonia esta práctica habría permitido diversificar la producción y otorgar mayor seguridad al cultivo milpero. En efecto, Landa escribió que los indios "siembran en muchas partes, por si una faltare supla la otra". En su estudio sobre la agricultura indígena en el siglo XVI, Teresa Rojas (1988: 54) denomina esta estrategia como "distribución de riesgos", misma que parece haber sido común en Mesoamérica.

Dadas las limitaciones impuestas por el suelo y la consecuente dependencia de un periodo regular de lluvias (entre mayo y octubre), es poco probable que en la época colonial se hayan levantado dos cosechas de maíz de ciclo largo. Si se colectaban granos en diferentes épocas del año, era porque se llegaban a obtener hasta dos cosechas adelantadas de maíz de ciclo corto (Rojas, 1988: 50, 60). El diccionario *Calepino de Motul* registró estos ciclos diferenciados en los términos *pay be cool* "milpa temprana", *macilte* "milpa temprana que siembran en el mes de marzo llamado mac", *poopilte* "milpa tardía que se siembra después de San Juan [27 de diciembre] en el mes llamado ppop", *oczah caauil* que significaba "sembrar la segunda sementera que es por San Francisco [4 de octubre]" o *caauil* "segunda cosecha de maíz".[30]

[30] CM, vol. 1, pp. 616, 482, 649, 583, 113.

Resumiendo, ante las particularidades del clima y la topografía de Yucatán una de las principales estrategias de adaptación de la producción agrícola radicó en el manejo de las plantas y los espacios. En un marco con un alto grado de incertidumbre, el cultivo de varias plantas con distintas características parece ofrecer un mayor rango de seguridad productiva que el cultivo de una o pocas especies. Esta diversidad que brindaba seguridad al sistema milpero quedó plasmada en la *Relación* de Valladolid, en la que se escribió que:

> Hay mucha arboleda silvestre de frutas que sirven de mantenimiento en los años estériles para sustento de los naturales, como son *piches* que echan unos piñones que tostados son muy dulces y sirven como garbanzos del tamaño de piñones redondos y de su cáscara; hay mameyes que pasados es su carne colorada y sabrosa como carne de membrillo; plátanos en cantidad; zapotes chicos y grandes; camotes que son patatas como castaña; melones de castilla; yucas y muchas raíces y otras frutas abundantemente, y mucho maíz y algodón, y cera que se cría en árboles silvestres.[31]

Pero de igual forma, el llamado "sistema milpero" se caracteriza por no tener una dedicación exclusiva a los cultivos, sino que es el eje de un complejo económico que incluye varias actividades agrícolas y no agrícolas. Estas actividades están destinadas a fortalecer a la producción milpera, y aumentarla en buenos años y sustituirla en los malos. Entre estas actividades se cuentan la recolección, la cría de animales, la apicultura, la cacería, la pesca, así como también el trabajo remunerado y el comercio que dotaban de circulante monetario a la sociedad indígena (Terán y Rasmussen, 1994: 9-12. 26; Quintal *et al.*, 2003: 323).

Las fuentes antiguas dejan ver que ayer, como hoy, la milpa constituía el eje en torno al cual se articulaban muchas actividades productivas y económicas. Conformaba un amplio sistema cuya diversidad permitió, junto con el policultivo, fortalecer la producción ante la escasez y la crisis. El sistema de roza-tumba-quema fue el único apropiado para sostener una vida agrícola sujeta al régimen de lluvias y en suelos rocosos cuya fertilización dependía casi por completo de la mano del hombre.[32] Aunque por su carácter rotativo, la milpa condicionó la vida de los indios de Yucatán, pues les era preciso desplazarse para el cultivo y la vigilancia de sus terrenos (García Bernal, 1972: 8).

[31] RGHY, vol. II, p. 42.

[32] La arqueología ha mostrado que la itinerancia en el cultivo de maíz en el área maya en el periodo clásico alcanzó un alto grado de especialización, al punto de merecer la construcción de plataformas especializadas en los pantanos y llanos ribereños. Dahlin, 1985: 187.

En la época previa a la llegada de los españoles, la sociedad maya estaba asentada de acuerdo con un patrón de asentamiento disperso que les permitiera controlar las zonas de sus suelos productivos (Hernández, 2004: 20). De esta forma les era posible trabajar y custodiar mayores extensiones de tierra, al punto que, según se asienta en fuentes de la época colonial temprana, no había un palmo de tierra que no hubiese sido labrada:

> la gente que ahora hay está junta en un pueblo solía estar dividida en seis u en ocho, y como estaban derramados en toda la tierra y la tenían toda ocupada, no había aguacero que no cayera sobre sementeras, que era causa de ser en aquella sazón muy abundosa en mantenimientos.[33]

Ello representó un serio problema para la política de reducción y concentración que la Corona buscó imponer entre la población india. Por un lado, los españoles debían procurar las condiciones indispensables para que los indios produjeran lo necesario para el pago de sus imposiciones fiscales, pero también requerían tenerlos bajo una estricta vigilancia, lo cual sólo se podía lograr si se congregaban en pueblos con un patrón de asentamiento compacto o semi-compacto.

No obstante, el sistema rotativo de tumba y quema continuó siendo el apropiado para la obtención de los productos necesarios para la subsitencia y la organización social y laboral de los indios fue suficiente, a lo largo de prácticamente toda la Colonia, para alimentar a la población productora y no productora y, además, para generar excedentes. Es factible que este sistema se haya realizado entonces de manera muy semejante al que actualmente se sigue practicando en muchas partes de la península. De acuerdo con etnografías contemporáneas, la primera tarea del ciclo consiste en la elección del terreno a cultivar y la fijación de la superficie. En la época colonial esta tarea se denominaba *pach kaa* que era "escoger monte el labrador, buscar dónde hacer milpa" y la tarea inmediata era medirla, *piz kaan* "medir la tierra para hacer la milpa" y amojonarla *xot hool col* "amojonar las milpas".[34] Según los datos de Fernández (1982: 61), el trabajo de medir 50 mecates (2 hectáreas) requiere una jornada de dos personas, y se realiza en otoño. El tamaño depende del tiempo consecutivo en el que se haya trabajado el mismo espacio, que se espera sea entre dos y tres años. Después de ese tiempo, se necesitan entre 16 y 25 años de barbecho para que reverdezcan las especies del monte alto y la tierra recupere sus nutrientes naturales, mientras que para el monte bajo se necesitan de seis a siete años (Fernández,

[33] RHGY, vol. II, p. 43.
[34] CM, vol. 1, pp. 61, 665, 783.

1982: 69). De lo contrario la fertilidad del suelo se empobrece de forma considerable hasta volverlo improductivo. Por ello, existe una tendencia a aumentar el terreno cultivado en la medida en que disminuye el periodo de barbecho. Si este "descanso" necesario para la tierra decrece, disminuye también el rendimiento agrícola, la calidad y cantidad de los productos, la diversidad de los cultivos, aminora su resistencia a la falta de lluvias y, al mismo tiempo, se favorece la presencia de enfermedades y plagas en las plantas (Terán y Rasmussen, 1994: 13, 51; Rojas, 1990: 60). Tomando en cuenta estas consideraciones, un hombre sólo cultivaba por lo general una medida llamada *uinic* que consistía en "20 kaanes o estadales" (mecates),[35] una milpa de menores dimensiones recibía el nombre de *pepet* y era tenida de un agricultor "perezoso". Existen referencias de que en tiempos de la Colonia cada indio debía cultivar anualmente una milpa de maíz de 60 mecates para su mantenimiento y el de su familia, aunque no se sabe si ello en efecto se cumplía (García Bernal, 1972: 94). Fernández (1982: 66) calcula que el rendimiento de un *hun uinic* de primer año (milpa rosa) podría haber sido de 1965.75 kilos de maíz, mientras que el de un *hun uinic* de milpa caña podría haber sido de 1544.52 kilos. Siguiendo estas mismas estimaciones, una persona adulta consumía alrededor de 288.1 kilos de maíz por año, por lo que un *hun uinic*, en efecto, podría haber sido la medida que mantuviera a una familia de aproximadamente cinco o seis miembros, dejando un excedente para tributación (las cuentas netas indicarían que un *hun uinic* alcanzaría para 6.8 adultos). En Campeche y en Yucatán se pueden producir sobrantes hasta de 20 por ciento sobre las necesidades de subsistencia de los cultivadores (Fernández, 1982: 79). Según los cálculos que Villa Rojas (1992: 189) hizo, con base en el sistema de cultivo rotativo del Tusik de los años cincuenta, una familia integrada por seis personas mayores de cinco años plantaba en promedio 87 mecates por año y cosechaba 103 cargas de maíz (46 kg por carga). Otras evaluaciones contemporáneas estiman que una familia campesina requiere idealmente 3,000 kilos al año para su subsistencia (65.2 cargas de maíz según las medidas coloniales), los cuales se pueden obtener (dependiendo si es milpa roza o milpa caña) en una extensión variable que va de las dos a las cinco hectáreas (o entre 50 y 125 mecates), y exigen entre 150 y 300 jornadas de trabajo (Rojas, 1990: 62-63).

Tras la elección del terreno y fijación de la superficie por cultivar, los agricultores limitan las milpas atando ramas de árboles a un seto (*kaxcheetah*) o construyen un cerco de madera (*peeptah*), con el objeto de proteger la siem-

[35] CM, vol. 1, p. 761. *Kaan* "medida de un cordel con que los indios miden sus milpas llamado mecate entre los españoles" y "ocupación ordinaria de cada uno", vol. 1. p. 408.

bra del ganado y otros animales.[36] Después viene la tala de árboles y el corte de arbustos y matorrales. Esta tarea se denomina en maya *cimzah kaax* (matar al monte) y la época del año en que se realiza depende si se trata de monte alto o bajo: en el primero, la labor se nombraba en la época colonial *chacbentah o homcah* y se hacía, como hoy día, en agosto o septiembre, pues en esas fechas había mayor humedad contenida en la madera que, al reblandecerla, facilitaba el derribo de los grandes árboles; en el monte bajo la tumba se denominaba *checoltah* y solía realizarse hasta pocas semanas antes de la quema, por un lado, para eludir cortar los retoños, y por el otro, porque la vegetación se seca con mayor rapidez (Fernández, 1982: 62; Rojas, 1990: 60).[37] Para ello se utilizaba una herramienta llamada *lobchee*.[38]

Una vez tumbado el terreno, entre los meses de abril y mayo se procede a la quema, justo cuando la temporada seca se ha llevado consigo todo rastro de humedad. *U kin yaxkin u kin pocchee*, "el tiempo de la seca es el tiempo de quemar las milpas".[39] Unos días antes de la quema se cava una guardarraya de dos o tres metros de ancho en el perímetro de la milpa para impedir la propagación del fuego al monte (Rojas, 1990: 61). Se junta en cerrillos la vegetación seca que fue cortada, por un lado los troncos de árboles grandes (*hukmolcheetah*, "allegar o arrimar todos los palos de la milpa a los troncos de los árboles grandes para quemarlos") y por el otro los restos de monte bajo (*pputenpput*, "montoncillos pequeños como los que hacen en las milpas de las yerbas y serojas secas y de las pajas para quemarlas"), y se prende el fuego (*bohchuhtah*).[40] Este procedimiento es de gran importancia para el sistema de roza-tumba-quema, sobre todo en un suelo como el yucateco, pues es el medio por el cual se fertiliza la delgada capa de tierra y se le devuelven los nutrientes esenciales para que las plantaciones crezcan de manera óptima. Había un término específico para referirse a la milpa que había sido sembrada sin una quema previa, *yaxcol*, que de manera literal se puede traducir como "primera milpa", y ello se debía a que por ser la primera vez que se cultivaba determinado terreno el suelo no había sido desgastado por ciclos agrícolas consecutivos y por ello no requería de la fertilización de la quema.[41] Asimismo, hay datos que indican que en ocasiones también se

[36] CM, vol. 1, pp. 416, 636.

[37] CM, vol. 1, *cimzah kaax*, talar monte o desmontar; *checoltah*, rozar matas, yerbas y arbolitos solamente, p. 233; *chacbentah*, talar y desmontar y rozar cortando todos los árboles, p. 254; *homcah*, talar el monte cortando todos los árboles, p. 322.

[38] CM, vol. 1, p. 463.

[39] CM, vol. 1, p. 645.

[40] CM, vol. 1, pp. 326, 673, 89.

[41] CM, vol. 1, p. 370.

empleaba el estiércol para la fertilización de la tierra (*taanbezah*, "estercolar la tierra"), pero es muy probable que se utilizara en las milpas de dimensiones reducidas o en los cultivos de ciclo corto.[42]

El último paso dentro del programa agrícola es la siembra, la cual depende en gran parte del régimen de lluvias. Si a finales de mayo no han caído las primeras aguas, los campesinos no arriesgan sus semillas por temor a perderlas. Pero si la pluviosidad fue como se esperaba, se procede a la siembra de las distintas especies de la milpa. Según el inventario de términos relacionados con esta fase del ciclo agrícola en el *Calepino de Motul*, las semillas que utilizaban los campesinos se guardaban desde la cosecha anterior colgadas en mazorcas (*choh iinah* "la semilla de maíz que guardan los indios en mazorcas colgadas para sembrar", *hinahbil* "lo que se guarda para semilla").[43] En caso de que no se contara con estas semillas, fueran de maíz o de otros productos como frijoles, se secaban al sol semillas tempranas y frescas (*pacax* "semilla fresca de melones, de frijoles de castilla y del maíz que por falta de semilla añeja la sacan al sol y luego la siembran").[44] Para sembrar se utilizaba una herramienta que hoy día se conoce como coa y entonces se nombraba con el término maya de *xul*,[45] con la que el agricultor hacía en el suelo un orificio de seis a doce centímetros de profundidad, colocaba las semillas, y tapaba luego con la punta del pie. El encomendero de Dzonot describió esta tarea en su *Relación* (1579) de la siguiente manera:

> Al tiempo de sembrarlas [sus sementeras] con un palo, aguzada la punta, hacen un hoyillo en la tierra y allí van echando cinco o seis granos de maíz y entre ellos algunos granos de frijoles.[46]

Los campesinos hoy día cultivan las calabazas y los frijoles, como el *xcol i bul*, junto con el maíz. Hay otra especie de frijol llamada *tzamá* que se cultiva también en la milpa pero en un lote aparte y que madura en agosto. Algunos chiles se siembran en la milpa, pero en diferentes orificios al del maíz, como el *zucun-ic*, el *x-katic*, el *x tza* y el *zacic* (Fernández, 1982: 64).

Terminada la siembra se instalaba una especie de espantapájaros llamado *papal ik* que eran "unos manojos de la hierba llamada kanto que seca se pone en un cordel, colgados los manojos en el aire del alto de algún árbol y hace ruido con el viento".[47] Si después de la siembra alguna especie se per-

[42] CM, vol. 1, p. 700.
[43] CM, vol. 1, pp. 245, 349.
[44] CM, vol. 1, p. 606.
[45] CM, vol. 1, p. 785.
[46] RGHY, vol. II, p. 88.
[47] CM, vol. 1, p. 625.

día, existía la posibilidad de resembrarla en el mismo espacio: *hulben col* "milpa resembrada", *hulbentah* "resembrar en lugar de lo que no nació".[48]

TABLA 3
ESPECIES CULTIVADAS EN LA MILPA, SIGLO XVI

Término en maya	*Significado*	*Fuente*
Nal	Maíz en berza, en caña o en mazorca y la mazorca antes de que la desgranen	CM, 551
Peeu	Maíz amarillo y pequeño que se hace en cuarenta días y es muy temprano	CM, 638
Sak ixim	Maíz blanco	TR, 84-89
Ixim nal	Maíz	TR, 84-89
Kan kan naj	Maíz amarillo	TR, 84-89
Mejen chak chob	Maíz chico rojo	TR, 84-89
Ca	Calabazas de comer, son blancas, listadas	CM, 97
Cibyen kum	Calabazas que ya quieren sazonarse	CM, 118
Dzol	Calabazas hatas, de color verde, buenas y sabrosas	CM, 220
Mejen kuum	Calabaza temprana	TR, 84-89
peeu kum	Calabazas pequeñas y tempranas	CM, 639
Sikilkuum	Pepita menuda calabaza	TR, 84-89
Topp	Pepitas grandes y anchas, de las calabazas llamadas *ca*	CM, 726
Xtoopka	Pepita gruesa	TR, 84-89
Zaatay kum	Calabazas sin pepitas	CM, 164
Zicil	Pepitas de calabaza	CM, 169
Yaax Tsol	*Tsol* verde	TR, 84-89
Buul	Frijoles pequeños en general	CM, 95
Chak chi yan	Frijol grande	TR, 84-89
Ib	Frijoles grandes como habillas y la mata que los lleva, es genérico	CM, 378
Putum	Frijol chico	TR, 84-89
Chicam	Jícama, es una raíz que se cría bajo la tierra como el nabo	CM, 238
Iz	Batatas o camotes, son buenos de comer, casi tienen sabor de castaña	CM, 378
Makal	Ñame	TR, 84-89
Ui	Raíz como de cebolla, batatas, jícamas y raíz de bejuco, lo grueso de ella que es de comer	CM, 759

Fuente: TR = Terán y Rasmussen, 1992; CM = *Calepino de Motul.*

[48] CM. vol. 1, p. 327.

En otra parte de la milpa se siembran los tubérculos y las frutas. En los meses posteriores, buena parte del trabajo de los campesinos se destina a limpiar y a desyerbar el terreno para impedir que esta vegetación inhiba el crecimiento de los cultivos. Si se trata de una milpa de primer año, entonces sólo se requiere de un trabajo de desyerbe que se realiza hacia el mes de junio, pero en los años subsiguientes se presenta el problema de la sabanización que trae consigo más hierba que roba nutrientes esenciales a los cultivos, por lo que el desyerbe tiene que hacerse hasta tres veces en un año (Fernández, 1982: 66). Esta actividad se conoce actualmente como chapeo y en el siglo XVI se denominaba en maya *hoholkatah* "escardar la milpa arrancando la raíz a las yerbas con las manos" o *pactah* "escardar o desyerbar la heredad dejándose allí la hierba".[49] Entre septiembre y noviembre se realiza la "dobla", que consiste en quebrar las cañas del maíz para que no se moje el grano de la mazorca, evitar enfermedades fungosas a la planta, acelerar el proceso de secado de la mazorca y facilitar la entrada de luz necesaria para el desarrollo de los otros cultivos (Fernández, 1982: 67; Rojas, 1990: 62; Terán y Rasmussen, 1994: 60). Actualmente se sabe que esta tarea previa a la cosecha también protege las cañas y las mazorcas del posible impacto de un ciclón, pues al estar dobladas es más difícil que se caigan por completo a pesar de los vientos de gran fuerza y velocidad.[50]

Además de los productos que se obtenían en la milpa, estaban aquellos otros que se cosechaban en los solares y los huertos familiares.

TABLA 4
FRUTAS Y HORTALIZAS CULTIVADAS EN LOS HUERTOS, LOS SOLARES Y LAS MILPAS, SIGLO XVI

Término en maya	*Significado*	*Fuente*
Abal	Ciruela	CM, 1
Chachac	Zapotes	CM, 342
Chakal jaas	Mamey	TR, 84-89
Chay	Coles de esta tierra	CM, 228
Chii	Una frutilla llamada nances y el árbol se llama *chii*. Su corteza sirve para curtir	CM, 236
Dzin	Yuca, de donde se hace el cazabe	CM, 218
haaz	Plátano y su fruta	CM, 342
Ix chi aval	Ciruela verde	TR, 84-89
Kanistc	Fruta amarilla	TR, 84-89

[49] CM, vol. 1, pp. 318, 604.

[50] Entrevista realizada a un agricultor por Mónica Bañuelos en San José Tzal, Yucatán, en 2006.

TABLA 4 (*Continuación*)

Término en maya	*Significado*	*Fuente*
Kooptee	Un árbol fructífero y la fruta que lleva	CM, 432
Kulim	Ciruela pasa	CM, 437
Kuxub	El árbol de cuya fruta se hace el achiote que se echa en los guisados	CM, 441
On	Aguacate, el árbol y la fruta	CM, 598
Oop poox	Anona / chirimoya / zaramullo	TR, 84-89
Op	Anona, fruta y el árbol que la lleva	CM, 600
Pachii	Guayabo, árbol y su fruta	CM, 611
peeu on	Aguacates que dan la fruta temprano; y la misma fruta que es pequeña y sabrosa	CM, 638
Poox	Cierta fruta grande y espinosa, especie de anonas Anona cherimola	CM, 651
Ppac	Tomates	CM, 658
Put	Papaya, árbol fofo y liviano y la fruta que lleva es de comer	CM, 657
Sabak abaj	Ciruela morada	TR, 84-89
Sak oop	Anona blanca	TR, 84-89
Sak yachoch	Zapote blanco	TR, 84-89
Tsalmuy	Saramuyo	TR, 84-89
Tsalmuy oop	Saramuyo, anona	TR, 84-89
Tsiim	Yuca dulce	TR, 84-89
Tuk	Cocoyoles	CM, 342
Uayam	Una frutilla de esta tierra sabrosa y el árbol que la lleva	CM, 746
Uo	Pitahayas y la mata que las lleva	CM, 764
Xnuk aval	Ciruela grande	TR, 84-89
Ya	Nísperos de esta tierra que en lengua mexicana se dicen chicozapote	CM, 354
Ya	Zapote	TR, 84-89
Zaop	Anonas muy sabrosas , de mucha carne y pocas pepitas	CM, 163
Zaya	Chicozapote sabroso de mucha carne y pocas pepitas	CM, 158
Bol ool	Chile grande	CM, 91
Ic	Ají, chile, pimiento de los indios	CM, 378
Mazte	Ají o chile muy añejo y de poca fuerza, y lo que cae antes de sazonarse	CM, 486
Pizte	Chile pequeño	TR, 84-89
U peeuil ic	Chile o ají temprano	CM, 638
U ppeuil iik	Chile temprano	TR, 84-89
Xubula	Chile grande picoso	TR, 84-89
Yaax iik	Chile verde	TR, 84-89

Fuente: TR = Terán y Rasmussen, 1992; CM = *Calepino de Motul*.

La recolección de frutos y raíces silvestres también ocupó un lugar fundamental en la obtención de alimentos a lo largo de toda la Colonia. Cuando la milpa era fructífera, la complementaban, y en tiempos de escasez era el principal medio para conseguir sustento. En las fuentes de la época, son comunes las alusiones que hacían los españoles respecto a que los indios, como salvajes, se alimentaban en periodos de carestía con cualquier planta que encontraran en su camino. Pero lejos de esta apreciación, los mayas se valieron de su conocimiento del medio para granjear alimentos. Como se verá con más detalle en la tercera parte de este estudio, en los montes se encontraba una variedad de tubérculos y frutos que eran más resistentes a los embates de la naturaleza y que los indios conocían bien. Incluso, es posible que algunos de ellos fueran cultivados en los espacios de barbecho de manera intencional como una estrategia de prevención, como hoy día se hace con el makal, la yuca y la jícama. En la *Relación* del pueblo de Dzinup, por ejemplo, escribió el encomendero sobre el cocoyol o *mop* que era como "una nuez grande… que la tienen por fruta los españoles y es de gran sustento para los naturales en tiempo que hay en la tierra falta de maíz".[51] De tal suerte, el conocimiento de las plantas y el manejo de múltiples espacios fue una característica que jugó un papel de primer orden en tiempos de escasez. Además, cuando los indios salían a recolectar estos frutos y raíces silvestres, buscaban para comer unos gusanos grandes llamados *ah zadz* que se criaban en los árboles de ceiba y pixoy.[52]

TABLA 5
ESPECIES SILVESTRES RECOLECTADAS
PARA SU CONSUMO, SIGLO XVI

Término en maya	*Significado*	*Fuente*
Abal ac	Ciruelo silvestre y su fruta, la cual es pequeña y dulce como ciruela	CM, 1
Acchee	Ciertas matas cuyas hojas comen los indios en tiempo de hambre y de sus flores hacen miel las abejas	CM, 3
Ah chac uech	Árbol conocido y su fruto, especie de *kumchee*	CM, 20
Ah max ic	Especie de ají o chile, es pequeño y quema mucho	CM, 34
Ah xuc, ah xucul, xucul	Verdolaga	CM, 52
Babtun	Una hierba o mata de hojas anchas con ciertas mazorcas, las cuales comen los puercos y su raíz los indios en tiempos de hambre	CM, 64

[51] RGHY, vol. II, p. 59.
[52] CM, vol. 1, p. 19.

TABLA 5 (*Continuación*)

Término en maya	*Significado*	*Fuente*
Cabal chun	Verdolagas	CM, 99
Cham	Piñuela	TR, 84-89
Cup	Jícama	TR, 84-89
Edzen	Bledos chicos	TR, 84-89
Ixjoowen	Ciruela colorada	TR, 84-89
Kaante		TR, 84-89
Ko	Seroja o lechuga montés; hierba de esta tierra	CM, 428
Kookeej ak	Zarzaparrilla	TR, 84-89
Kuum, che	Bonete	TR, 84-89
Mahaz	Cierto árbol de flores olorosas que echan en el chocolate y las tales flores	CM, 488
Nalche		TR, 84-89
Nixchee	Uvas de la costa y muy sabrosas, y el árbol que la lleva	CM, 561
Oox	Ramón	TR, 84-89
Ppih	Avellanas de esta tierra, fruta purgativa	CM, 665
Tees mukuy	Bledos	TR, 84-89
Tonton citam, ix tonton citam	Ciertos bejucos con cuyas raíces se purgan los indios y cómenlas también en tiempo de hambre	CM, 725
Xuxuul	Verdolagas	CM, 785
Yayax coceeh	Especie de zarzaparrilla, es azul	CM, 360

Fuente: TR = Terán y Rasmussen, 1992; CM = *Calepino de Motul.*

Asimismo, la arboricultura representó para los mayas una fuente de gran variedad de frutas y otros productos comestibles. El árbol de Ramón (*oox*, en maya) fue particularmente importante en tiempo de hambre, pues una vez sembrado se mantiene por varios años produciendo sin afectar la productividad del suelo y sin requerir de mucha agua para que se mantenga vivo (Espinosa, 1860: 60). También puede crecer de manera silvestre. El empleo de esta especie por los mayas como recurso de subsistencia en épocas de carestía se remonta hasta tiempos prehispánicos. Puelston (1968) encontró una gran profusión de estos árboles en los centros ceremoniales de la época Clásica del petén guatemalteco y postuló la hipótesis de la producción a gran escala de este producto en las áreas habitacionales de los mayas del Clásico, y su gran importancia en las épocas de sequía (*apud* Fernández, 1982: 74).

Igualmente, los montes brindaban la opción de la cacería y la recolección de miel de las abejas silvestres. La caza era un recurso básico para la obtención de alimentos con alto contenido proteico: venados, corzos, conejos, puercos de monte, palomas, codornices, águilas, iguanas, serpientes. Además, en la Colonia se criaban gallinas, cerdos y ganado mayor y menor.[53] Para cazar en el monte, los indios iban en grupos de hombres y utilizaban diferentes técnicas:

- Tiro con arco y flecha: *ah ceh* "cazador diestro en flechar animales", *ah chich hul* "tirador con arco", *ah hul* "flechero", *ah tox* "flechero", *chulul* "arco para tirar", *halal* "cañas delgadas con que los indios hacen flechas", *hubantah* "buscar venados flechados y muertos de algún día mirando donde acuden las auras".[54]
- Con la ayuda de perros de caza: *ah cehnal pek* "el hombre que tiene perros cazadores", *ah ceh pek* "perro cazador", *ah chiibil pek* "perro cazador que coge la caza".[55]
- Con redes, lazos, ondas y piedras: *ah chic chin* "tirador de piedra con mucha fuerza", *ah chic yum tun* "tirador de onda", *ah lee* "cazador con lazos", *luch* "red para cazar", *kaan* "red de pescadores o cazadores", *lom* "tiro de lanza o dardo".[56]
- Y otras trampas: *lutzah* "tragar el pájaro el cebo que lo ponen en el lazo", *u mazak cheil* "unos palillos que ponen los indios en los lazos para coger pájaros", *peedz* "ciertas trampas con las que los indios cogen algunos animales", *ppinaan* "pinganillo a manera de calamoco o carámbano que está ya puesto en el lazo con el cebo", *ppinib chee* "pinganillo o calamoco de los lazos y trampas que son unos palillos en los que ponen el cebo", *ta* "lanceta o navaja de pedernal".[57]

Con el uso de anzuelos, lanzas y redes del mar se obtenían distintas especies como meros, robalos y corvinas que desde lugares como Cozumel, Dzilam o la Bahía de la Asención abastecían a las ciudades de Valladolid y Mérida.[58] Pero también hay datos que indican que en los cenotes se criaban peces que los españoles reconocían como bagres y mojarras, que en maya se llamaba *ah lu´ub*, *chek´*y *kay*.[59]

[53] RGHY, vol. II, p. 43.
[54] CM, vol. 1, pp. 12, 20, 25, 46, 251, 341.
[55] CM, vol. 1, pp. 12, 15, 20.
[56] CM, vol. 1, pp. 31, 408, 467.
[57] CM, vol. 1, pp. 470, 633, 665, 674.
[58] RGHY, vol. II, pp. 41, 90, 148, 186.
[59] RGHY, vol. II, pp. 35, 84, 125.

TABLA 6

ANIMALES CRIADOS Y CAZADOS PARA CONSUMO, SIGLO XVI

Término en maya	*Significado*	*Obtención*	*Id.*	*Fuente*
Ah tab	Faisán, que por otro nombre de llama *cox*	caza	penelope purpurascens	43
Ah tzoobach	El faisán llamado *bach*, si es macho	caza	ortalis vettula	48
Baach	Especie de faisanes	caza	penelope purpurascens	66
Ah tzoocutz	Pavo grande de papada, de los del monte	caza	agriocharis ocellata	48
Ah yaax bac	Un pájaro de plumas verdes, ricas, y las plumas	caza	pharomacros mocinno	26
Ah ci tzuytzuy	Cierta especie de palomas	caza	leptotila verreauxi	14
Ah dziuaban, dziuaban	Tordos de esta tierra	caza	icteridae	49
Ah ii	Especie de gavilanes	caza	accipitridae	26
Ah pol	Codornices machos	caza		40
Ah yul	Especie de tollos	caza	galeidae	26
Bech, ubech	Codorniz	caza	colinus nogrogularis	81
Nom	Perdiz de esta tierra que se parece mucho a la de España	caza		567
Pic, pich um	Unos tordillos pequeños de esta tierra	caza		641
Tzutzuy	Especie de tortolillas o palomas de esta tierra	caza	zenaida aurita yucatanensis	202
U bech, bech	Codornices de esta tierra	caza	colinus nigrogularis nigrogularis, dactylortyx thoracicus sharpei	751

Ah tzeel	Iguana macho	caza	iguana iguana. Ctenosaura similis	47
Ah yaax pach, ah yaax icil	Iguana verde	caza	iguana rhinolopha. Ctenosaura sp.	26
Bekech	Lagartijuela	caza		82
Huh	Iguana	caza		353
Much	Rana, es vocablo general	caza		530
Uo	Unas ranas de mucho unto y manteca, buenas para comer, dan gritos muy tristes	caza	rhynophrynis dorsalis	764
Ah pez	Tejon macho, es de comer	caza	nasua narica	39
Ba	Topo, animalejo como ratón y cría debajo de la tierra, es comida de indios. Hay tres diferentes tipos de topos, negros, blancos y bermejos	caza	heterogeomys hispidus	61
Ibach	Armadillo, animalejo armado de ciertas conchas	caza	phaseolus lunatus	378
Muy	Llaman al conejo, porque come con los dientes delanteros	caza		531
Tul	Conejo	caza		740
Tzub	Unos animalejos de color verdoso que parecen liebres	caza	lagomorpha	200
Ah koz tanam	Carnero mocho	caza		30
Ah yadz ceh, ah yadz yuc	Venadillos pequeños	caza	odoceileus virginianus. Mazama americana	26
Ceh	Venado de los grandes	caza	odocoileus virginianus	115
Pudznaa	Venados o gamos grandecillos que tiene los cuernos como de una aguja de largo	caza		653
Uacnac	Venado o gamo de esta tierra	caza	odocoileus virginianus	743
Ah coba	Especie de los faisanes llamados *bach*	cría	ortalis vettula	14

TABLA 6 (*Continuación*)

Término en maya	*Significado*	*Obtención*	*Id.*	*Fuente*
Kanbul	Faisán, ave grande y hermosa que suelen criar los indios	cría	crax rubra	409
Ah box	Gallo pequeño de la tierra	cría	phasianidae	10
Ah cax	Gallo o gallina de Castilla	cría	meleagris gallopavo	12
Ah cobil pach ulum	Gallina cenicienta	cría	meleagris gallopavo	14
Ah zac im	Gallo de la tierra, blanco	cría	meleagris gallopavo	18
Ah zactok bacal	Gallo ceniciento con pintas	cría	meleagris gallopavo	18
Ah zactan ulum	Gallo o gallina cenicienta	cría	meleagris gallopavo	18
Ah kolo	Gallo de las indias, nuevo	cría	meleagris gallopavo	30
Ah kotzoo	Gallopavo de papada	cría	meleagris gallopavo	30
Ah ppot	Gallo de Castilla que tiene un copete de plumas detrás de la cabeza. *Ix poot*, gallina así	cría		43
Ah thau	Gallo de la tierra, nuevo	cría	meleagris gallopavo	47
Ah thel	Gallo de castilla, que tiene cresta	cría	gallus gallus	47
Ah thelez	Pollo o pollito de castilla	cría	gallus gallus	47
Ah tzoo	Gallo de papada	cría	meleagris gallopavo	48
Ix tux, ix tux ulum	Gallina de la tierra	cría		395
Ulum	Gallo o gallina de la tierra, nombre genérico	cría		764
Ah zul	Codorniz	cría		19
Xacna	Unos tordos de esta tierra, como los de España	cría	icteriade	768
Cutz	Pava de esta tierra	cría	meleagris gallopavo	149

Ziidz cutz	Pavo mestizo habido entre pavo del monte y gallina mansa	cría	agriocharis meleagris gallopavo gallopavo	175
Tzotzim pek	Perro de esta tierra, de pelo muy corto	cría		200
Keken	Puerco o cochino	cría		420
Ah xulubceh	Toro o vaca	cría		52
Ah may	Venadillo pequeño criado en casa. *Ix may* venadilla así	cría		33
Ah colcay	Sargo, pescado del mar	pesca	Sargo / Diplodus sargus	15
Ah culchee	Peje mediano del mar de buen gusto	pesca		17
Ah luu	Bagre de agua dulce (de los cenotes)	pesca		32
Yabon, xuul, xuulum	Liza, pescado	pesca	liza / mugil curema, mugil trichodon	357
Box	Bagres del mar	pesca		93
Tzac	Unos pescadillos pequeños	pesca	gambusia yucatana	188
Tzau	Mojarras grandes de agua dulce	pesca	fundulus grandis	194
Chahbac	Sardinas	pesca		234
Ch ib cay	Robalo, pez de mar, conocido, el cual tiene dos listas negras por los lados, desde la cabeza a la cola, es de poca carne	pesca		263
Hotel	Unos pescadillos pequeños y sabrosos	pesca		324
Ibcay	Pescadillos chicos	pesca		378
Ix toc	Sardinas	pesca	sardinella sardina	395
Keek	Especie de mojarras	pesca	cypronodontidae	420
Lik haal cay	Pescado acabado de coger del agua	pesca		459
Pokoz	Pescados o mojarras de agua dulce	pesca	cyprinodontidae	648
Xac, ah xac	Mojarra, peje	pesca		768
Xul	Liza, clase de pez, xulum, idem	pesca	mugilidae	785
Xuluc, xuluc tan	Albur, pez conocido	pesca		786
Xulum, xul	Liza, clase de pez	pesca		787

Otra de las labores que complementaban el sistema del policultivo milpero durante toda la época colonial fue la apicultura, aunque la explotación de cera y miel se remonta hasta tiempos prehispánicos. En los tres siglos de dominación española la obtención de cera fue de gran importancia, porque era uno de los productos que los indios destinaban al pago de contribuciones religiosas y civiles. Aunque, al parecer, gran parte de la cera recolectada con estos fines era de la que se obtenía en los montes, pues eran comunes las quejas de los funcionarios coloniales que reportaban que cuando los indios se iban a los montes en busca de la cera no volvían más a su pueblo, "perdiendo la cultura y humanidad de la vida sociable sólo por buscar la cera de sus cargas".[60] La explotación de productos apícolas en colmenas, por el contrario, se destinaba parte al autoconsumo y parte a la comercialización. Diego de Landa escribió sobre la existencia de dos clases de abejas en Yucatán, unas que se criaban de manera silvestre en los montes y otras domesticadas en colmenas y que en lugar de panal hacían "ciertas vejiguitas como nueces de cera, todas juntas unas a otras, llenas de miel".[61] En el *Calepino de Motul* se describen estas dos especies de abejas con los términos *yilkilcab* "abejas" y *ah bool* "abejas monteses que hacen miel y no pican".[62] La técnica que se empleaba en la época colonial debió haber sido muy semejante a la que se utilizaba en Yucatán hasta antes de 1931, cuando se introdujo la cría de abejas en cajones (Redfield, 1970: 123). Incluso aún después de esa fecha, en muchos pueblos de la península se siguió practicando la apicultura según tecnologías tradicionales: cada colmenar se componía de 10 a 20 troncos ahuecados denominados en lengua maya *cab*, *actunil cab* o *u chel cab*,[63] que medían 50 centímetros de largo por 20 de diámetro, los extremos de cada uno se cerraban con tapas de madera que iban aseguradas con arcilla y eran colocados en posición horizontal; cada colmenar se cosechaba dos y tres veces por año, de preferencia en noviembre y mayo, utilizando para ello una herramienta llamada *padz che*, que era un "palo con que castran las colmenas que es como punzón" (Villa Rojas, 1992: 179-180).[64] En contraste, la única referencia respecto a la técnica que se empleaba para recolectar la cera y la miel que se encontraba en los montes, se encuentra en el término maya *chac cib*, que fue traducido como "coger cera por los montes cortando los árboles en que se da".[65]

[60] AGI, México 1030, informe del obispo de Yucatán Juan Gómez de Parada sobre varios asuntos de la provincia, 1721.

[61] Landa, 1982, p. 125.

[62] CM, vol. 1, pp. 10, 347.

[63] *Actunil cab*, "agujero o cobacha donde los indios crían abejas"; *y chel cab* "colmena", CM, vol. 1, pp. 4, 98.

[64] En el *Calepino de Motul* aparece el término *tahil* para hablar de estas cosechas de miel. CM, vol. 1, pp. 687, 609. *Pich cab*, "castrar colmenas punzando y horadando las vejiguillas en que está la miel", p. 640.

[65] CM, vol. 1, p. 225.

En este apartado se pudo ver que la sociedad maya, como parte del complejo cultural mesoamericano, tenía como eje de su actividad económica y productiva al sistema milpero. Éste se desarrolló con una tecnología adecuada para las condiciones del clima y suelo yucatecos. Pero también se insistió en que el cultivo del maíz y sus asociados, no fue la única actividad que permitía el sostenimiento de la población. Además, se practicaba la recolección, la caza, la pesca e incluso, como se verá en el siguiente apartado, el comercio y el trabajo remunerado, aún sobre la base de la explotación y la compulsión. Todas estas labores permitieron, tanto en la época prehispánica como en la de dominación española, la obtención de alimentos indispensables para sostener a la población productora y no productora.

En el siguiente apartado se abordarán las particularidades del sistema colonial que se impuso en la península. Después de presentar las características sobresalientes de este sistema, se hará especial énfasis en los mecanismos de exacción económica de la sociedad indígena que sirvieron como base para la articulación de mayas y españoles y como sustento económico del sistema colonial. Comprender la conformación de los pueblos de indios y su organización social será indispensable para analizar la manera en que se impulsaron las políticas de exacción que sirvieron como esqueleto del sistema, pero también para ponderar la participación indígena en la construcción del mismo. Este ejercicio resulta importante porque en el último apartado se tratará una serie de transformaciones internas que sufrió este sistema en el siglo XVIII y que alteró los mecanismos de adaptación mutua entre la sociedad colonial y el medio natural que antaño habían permitido el sostenimiento de la población y la circulación de excedentes de la esfera indígena a la española, lo que dio como resultado una sociedad vulnerable a la falta de alimentos, al hambre y, en los casos más severos, a la hambruna y la inanición.

Los pueblos de indios y su organización social

Desde las primeras décadas de la colonización, los españoles advirtieron el obstáculo que representaría para el dominio el patrón de asentamiento disperso de acuerdo con el cual habitaban los mayas. Por eso, como en el resto de la Nueva España, la congregación de indios en pueblos trazados a la manera española fue quizá la principal estrategia implementada por los colonizadores para lograr la reducción integral de los naturales. En teoría, el proyecto de fundar pueblos en los que se reuniría a la población nativa aparece siempre como un requisito indispensable para la evangelización. En la práctica constituyó un importante elemento de control social encaminado a conseguir los objetivos que la Corona pretendía lograr con la población americana: el control político y el control económico.

Así pues en Yucatán, como en los otros sitios de la América española, desde el principio se llevaron a cabo esfuerzos por congregar a la población en asentamientos previamente planeados por los españoles, una tarea que los religiosos desempeñaron con entusiasmo, convencidos de que su misión evangelizadora sólo podía cumplirse si los indígenas se reunían en pueblos. Pero además, insisto, el proyecto de congregar a los indios en pueblos pretendía controlar y vigilar la integración de los indígenas al proyecto general de la Corona para con la población nativa y la construcción del sistema colonial. Y así debía ser, pues el trabajo socialmente organizado de los indígenas constituía la principal fuente de riqueza en la Nueva España, y en especial en una provincia como Yucatán sin agricultura comercial, obrajes, ni minas.

Es importante señalar que a diferencia de las congregaciones realizadas en el centro de México, en la península de Yucatán la fundación de pueblos coloniales se llevó a cabo bajo la directriz de la orden franciscana en los primeros años de la administración colonial. Los religiosos realizaron un reordenamiento poblacional en un corto lapso, del cual surgieron poco más de dos centenas de pueblos. Este número se mantuvo estable hasta el fin del periodo colonial, por lo que en Yucatán no hubo necesidad de aplicar el extenso programa de congregaciones que se implementó en el centro de México desde las primeras décadas de la colonización, bajo la responsabilidad directa del poder civil a través del nombramiento de jueces congregadores (Gibson, 1967: 35-62; Gerhard, 1991b: 30).

El hecho de que los franciscanos hubieran podido realizar las congregaciones en Yucatán y crear pueblos funcionales de manera rápida y eficiente quizá se explique por la fragmentación del poder político indígena que existía previo a la llegada de los españoles. Para Sergio Quezada (1997: 38) el *batabil* fue la unidad política prehispánica sobre la cual se basó la fundación de los pueblos coloniales, ya que el lugar de residencia del *batab* fue al que se dio preferencia para reunir a los pueblos o rancherías sujetas a éste, y el *batab* fue la figura que los españoles utilizaron como intermediario entre ellos y la población maya. Restall (1997: 13) denomina esta unidad con el término en maya *cah*, aunque para Okoshi (1992: 252-253) *cah* aludía básicamente al asiento o al lugar. La continuidad de esta célula de organización (integrada por el vínculo gobernate/gobernado y un territorio) permitió tender un puente entre la época prehispánica y la novohispana, y su persistencia fue clave para el ulterior desarrollo de las instituciones impuestas por los españoles como las repúblicas de indios y los cabildos, además de la organización del trabajo indígena y la recaudación tributaria. De acuerdo con Restall, el *cah* puede ser visto como la unidad fundamental del mundo sociopolítico maya, de manera similar a lo que se ha señalado para el caso del altiplano central respecto al *altépetl*, donde los colonizadores, a pesar de comprender de forma vaga la naturaleza de los lazos políticos característicos de esta unidad, la denominaron como pueblo, entendiendo por esto a una colectividad integrada jurídicamente, con un territorio y con estructuras definidas (García Martínez, 1987: 78).

La historiografía de Yucatán, en particular, y de la Nueva España, en general, ha hecho hincapié en la importancia que tuvo esta imbricación de elementos de tradición prehispánica con innovaciones de corte colonial en la historia y el desarrollo de los pueblos de indios coloniales (Roys, 1957: 7-8, 62, 1965: 669-670, 1972: 134-141; Farriss, 1992: 364-365; Okoshi, 1992: 189, 229; Bracamonte y Solis, 1996: 108-115; Fernández, 1990: 85-88; Restall, 1997: 51-57; Gibson, 1967: 168-195; García Martínez, 1990: 104; Carrasco, 1991: 5; Menegus, 1994: 71-74; Oweneel, 1998: 305; Lockhart, 1999: 57-70). No obstante, para algunos autores esta continuidad puede ser vista sólo en algunos aspectos económicos, en el control de la fuerza de trabajo y en la administración de recursos como tierras y aguas, no así en la organización política, puesto que la persistencia indígena sería difícil de comprobar teniendo en cuenta lo poco que se sabe de las formas específicas y regionales del control prehispánico. Vista así, la república de indios sería ante todo una nueva forma, española y renacentista, del dominio colonial (Von Mentz, 1988: 89).

Todo parece indicar que en Yucatán sucedió un proceso similar al que Carrasco (1991: 5) identifica en el centro de México, según el cual la transformación fundamental de la sociedad indígena habría sido la supresión de las instituciones políticas mayores y su transformación paulatina en comunidades campesinas, junto con la simplificación de la estratificación social indígena, el reposicionamiento de la nobleza al servicio de los conquistadores y, desde luego, la cristianización forzada como medio de dominio ideológico. Si bien las formas de gobierno local fueron reorganizadas, de acuerdo con este autor, parece evidente que éste se aprovechó de rasgos preexistentes.

En suma, la unidad espacial y de organización social indígena más relevante para el sistema colonial la constituyó el pueblo de indios. Para los españoles, fue el espacio para enmarcar los objetivos del proyecto colonial para la población indígena. Para los mayas, como para gran parte de la población indígena de la América española, los pueblos fueron una vía para conservar el manejo de sus recursos, autonomía política y para preservar tradiciones particulares e instituciones. Esos elementos sobrevivieron la Conquista y la colonización por su eficacia. De acuerdo con Bernardo García Martínez (1990: 105) los pueblos de indios fueron significativos como cuerpos políticos con bases territoriales y, en muchos casos, su historia puede ser trazada desde tiempos prehispánicos. Poseían los recursos necesarios, la organización y la experiencia para encarar demandas internas y externas. Estaban envueltos por intereses comunes y la preservación de una estructura y una identidad social.

Sin embargo, a pesar de su raigambre en las estructuras de la organización social y política indígenas, los españoles impusieron la idea de "república" como eje organizador de la vida política de los nuevos súbditos. La noción de *república* implicaba una *polis* agro-urbana compuesta por grupos sociales que, a pesar de mantener en cierta forma un sistema de gobierno y administración independiente, se insertaba en la estructura del Imperio bajo la autoridad de la Corona. Aunque conservaron las jerarquías de poder locales, los pueblos de indios fueron compelidos a desarrollar la forma de gobierno de las municipalidades españolas: cabildos con alcaldes, regidores y otros oficiales que los integraban. Arij Oweneel (1998: 273) plantea que la institución de las dos repúblicas era semejante al sistema medieval de los *états* o estamentos, pues si bien los indios podían conservar sus antiguas leyes dentro de su estamento, ello era posible sólo a condición de que no se opusieran a las de la Corona o a lo que ésta considerara bueno y adecuado. En el marco de este sistema, se consideraba que un estamento –el español– reunía a la gente de razón y civilizada, en tanto que el otro estamento –el de los indios– estaba integrado por gente que tenía que ser educada por sus superiores. Como resultado de esa concepción, se estableció un vínculo jurídico de padre/hijo entre ambos estamentos, mismo que ofrecía a la población nativa algunas ventajas, entre ellas, la autonomía política.

La ruptura con el pasado se dio principalmente a nivel de los sistemas estatales de poder, pues, como ya se dijo con anterioridad, los conquistadores encontraron en el nivel intermedio de los pueblos el espacio mínimo funcional para lograr la imbricación política que garantizara el dominio (Farriss, 1992: 28). La reagrupación de los *batabes* con sus parcialidades o población dependiente fue la base para la constitución de las nuevas repúblicas de indios, y a través de esta instancia se dio la interacción de la población maya con el poder español (Bracamonte y Solís, 1996: 66). De acuerdo con Roys (1972: 134), el sistema de caciques desarrollado en Yucatán representó una política en la que los gobiernos locales de los pueblos de indios fue desempeñado por los mismos mayas, aunque bajo la supervisión española, lo que permitió cierta estabilidad gracias a que se mantuvo el prestigio de algunas familias que ya habían gobernado en tiempos prehispánicos, y así se aseguró su lealtad y cooperación.

García Martínez (1990: 106) plantea que la dominación española fue, desde sus orígenes, dependiente de la estructura proveída por las corporaciones indias, principalmente en asuntos relacionados con el trabajo y el tributo. Dentro de las fronteras de los pueblos se organizaron todos los impuestos y prestaciones laborales, el régimen de tenencia de la tierra, el culto público y la autoridad política indígena, y reprodujo en su interior la estratificación social de la población. En resumen, se puede apuntar que, a pesar de los cambios y transformaciones que fueron introducidas por los colonizadores, la pertenencia a un pueblo mantuvo el elemento esencial de identificación política, económica y territorial para la población nativa (: 107).

De ahí que en la época colonial los mayas hayan mantenido cierto grado de autonomía en el gobierno de sus comunidades, misma que se expresó en el cabildo de cada república de indios, institución que fue introducida por los españoles pero adaptada por los indígenas a sus propias tradiciones. Para Thompson (1978: 50) el cabildo de los pueblos coloniales, si bien impuesto por los españoles, fue una importante fuente de poder para los indios. Entre sus funciones estaban la administración de los pueblos, llevar los libros de actas, impartir justicia menor, cobrar los tributos, organizar los repartimientos, los *tequios*, la provisión del mandamiento o el servicio de trabajo, el manejo de las cajas de comunidad y otras muchas tareas para el funcionamiento de las repúblicas como entidades corporativas (Restall, 1997: 51). El *batab* o cacique fue la figura central de este gobierno, y lo acompañaba un grupo de "principales" o *chuntan´ob*, cuyos miembros eran nobles que integraban los grupos de parentesco prominentes a nivel local (Roys, 1957: 7, 62, 1965: 662; 1972: 129-133; Thompson, 1978: 348; Bracamonte y Solís, 1996: 109; Restall, 1997: 60; Okoshi, 1992: 189, 220; Peniche, 2007: 324-325). Estas instancias políticas daban sentido a la organización social de las repúblicas indígenas, pues afrontaban las decisiones del manejo del pueblo y de las relaciones con otras instancias coloniales. En Yucatán este cargo se mantenía de por vida y a la muerte de un *batab* correspondía al consejo de *chuntan´ob* realizar una nueva elección (Bracamonte y Solís, 1996: 108-115). A pesar de que hay muchos indicios que parecieran indicar la relación de filiación entre *batab´ob* sucesivos, no se puede asegurar que se tratara de un cargo hereditario (Peniche, 2007: 339).

La elite indígena conservó su posición privilegiada dentro de las repúblicas en la medida en que le fue posible mantener el manejo de recursos estratégicos que le permitieran conservar su legitimación y el funcionamiento y reproducción de las entidades corporativas. Entre los recursos estratégicos más importantes se cuentan la tierra y el trabajo de la gente (Farriss, 1992: 279; Bracamonte y Solís, 1996: 62). Esta legitimidad fue determinante para el funcionamiento de los pueblos de indios. En su análisis sobre el gobierno de los pueblos de Yucatán de la época colonial temprana, Okoshi (1992: 256) apunta que al hablar de pueblo se habla necesariamente de la relación gobernante-gobernado. De acuerdo con este autor, para los gobernantes indígenas de la época prehispánica la acumulación de bienes no tenía relevancia alguna porque la riqueza se sustentaba, precisamente, en aprovechar la energía humana (: 242). Así, también en la época colonial el control del trabajo de los *macehuales* resultó un sostén fundamental del poder de los dirigentes indios, tanto al interior de los pueblos como en su papel como intermediarios con los representantes del dominio colonial. La administración del trabajo de su población sujeta permitía, por un lado, la reproducción de la organización interna para sostener a la dirigencia política y, por el otro, para afrontar todas las obligaciones que pesaban sobre las repúblicas indígenas.

El trabajo comunitario o *mulmeyah* ha sido descrito como el realizado en común y que los indígenas entregaban por su pertenencia a un determinado cacicazgo, carga que marca una fuerte continuidad en las relaciones de los indios y de los pueblos sujetos a sus gobiernos y pueblos cabecera (Bracamonte y Solís, 1996: 199). Este trabajo, conocido también como tequio, se cumplía en el pueblo en donde el indio era "vecino" e incluía la milpa de comunidad, la reparación y cuidado de las norias, la construcción de caminos, la construcción, reparación y cuidado de las casas reales y mesones, así como cualquier otro servicio que se les mandara. La historiografía del área ha señalado que para la sociedad indígena el tequio era mucho más que una contribución en trabajo o dinero, ya que representaba un reconocimiento de adscripción y era un intercambio o retribución del individuo a la comunidad de residencia, de la que obtenía tierras, recursos y los beneficios de la vida comunitaria (Bracamonte y Solís, 1996: 121).

El papel que desempeñaron los nobles como articuladores entre los *macehuales* y el grupo hegemónico de origen europeo, así como también la característica que desde tiempo precolonial tuvieron como depositarios del conocimiento especializado de su propia cultura –característica ajena e inaccesible a la población del común– permitieron a este grupo tener el reconocimiento interno necesario como sustento básico del poder. La historiografía regional ha planteado que el poder político de la sociedad maya se sustentaba en tres elementos que eran manejados como patrimonio de la elite en la época colonial y la primera mitad del siglo XIX: *a*) el conocimiento especializado inherente a la matriz cultural maya, *b*) el conocimiento de la cultura impuesta y el manejo de la cultura apropiada, y *c*) el control y la administración de los recursos necesarios para la subsistencia y para la reproducción de la vida comunitaria (Bracamonte y Solís, 1994: 94).

La preservación y adaptabilidad del sistema indígena de la tierra fue determinante en este proceso (Farriss, 1992: 128; Patch, 1993: 67-73; Restall, 1997: 21, 207; Bracamonte, 2003). Y no sólo en Yucatán, pues la investigación ha mostrado cómo en los pueblos de indios del altiplano central la posesión indígena de la tierra se hallaba estrechamente relacionada con las estructuras de poder y de derecho que tenían los señores naturales sobre los pueblos (Prem, 1988: 4; Menegus, 1994: 71). Incluso hay planteamientos respecto al centro de la Nueva España que postulan que la propiedad y el acceso a los recursos fueron elementos centrales de una mediación muy importante entre las autoridades locales y la administración colonial, lo cual permitió a los pueblos de indios configurar un sentido de comunidad (Oweneel, 1998: 58).

Los estudios realizados sobre la tenencia de la tierra indígena en el Yucatán colonial han identificado al menos tres formas distintas de tenencia de la tierra: 1) las tierras de comunidad, que estaban a cargo del cacique y justicias de los pueblos y eran empleadas por los *macehuales* para hacer milpas como un derecho adquirido por pertenecer a una república a cambio de aceptar la sujeción política y el *tequio*, 2) las tierras corporativas, destinadas al sustento de los cargos de república y el culto, y 3) las tierras de carácter privado, que eran tierras en posesión de familias o grupos de parientes así como de individuos. Pero al parecer la línea que dividía las tierras privadas de las comunales no era del todo clara, ya que, por un lado, los miembros de la nobleza actuaban como propietarios de las llamadas tierras de los *ch´ibales* y, por el otro, a través de los puestos del cabildo, fungían como titulares de las tierras asignadas a cada república, compraban y vendían, así como también asignaban porciones a los miembros de sus pueblos (Restall, 1997: 207; Bracamonte, 2003: 65-69).

En suma, en el marco de los pueblos de indios la administración que hizo la nobleza de la tierra, el trabajo de los *macehuales* y su conocimiento especializado, así como también la organización de proyectos corporativos y la defensa de intereses comunes, permitió la continuidad de cierto grado de cohesión al interior de las repúblicas. Pero el éxito de esta conducción dependió en gran medida de la continuidad y adaptación de los antiguos sistemas productivos, incluida la tecnología, la organización y la división del trabajo.

Estos proyectos corporativos e intereses comunes que quedaron bajo el liderazgo de la dirigencia nativa, se materializaron en una institución que para la sociedad maya y la vida de los pueblos de indios fue central, hasta ya entrado el siglo XVIII: la cofradía. García Martínez (1990: 106) apunta que las cofradías, libres de cargas administrativas y fiscales, asumieron las funciones corporativas que en principio correspondían a los pueblos. Aunque también, Oweneel (1998: 51) plantea que, para el caso del Altiplano, el centro de la identidad socio-religiosa y política que antes se concentraba en el *altépetl* pasó ahora a las cofradías de los pueblos. Siguiendo a este autor, este desplazamiento fue, más que un signo de debilidad, una fortaleza que sirvió a los indios para resistir en conjunto las presiones de los españoles.

En suma, esta institución configuró un espacio para la expresión de la vida religiosa al mismo tiempo que otorgó mecanismos efectivos para la generación de recursos que sustentaban a los pueblos de indios. Mediante la fundación de estancias y haciendas dirigidas por las autoridades locales y la venta de productos ganaderos en los mercados urbanos, se creó un respaldo para cubrir las cargas que pesaban sobre los pueblos y una fuente de auxilio para afrontar las épocas de hambre (Farriss, 1992: 135; Solís, 2005: 220-221). Estas empresas corporativas sirvieron para "hacer frente a las desgracias gemelas de las peticiones de los españoles y las pérdidas de la cosecha". Las cofradías indígenas en la época colonial, sobre todo en el siglo XVII, permitieron el mantenimiento de graneros comunales que cuando había carestía de alimentos fungían como importantes reservas para prevenir el hambre. Los víveres obtenidos del trabajo comunitario, como maíz y frijoles, eran en tiempos normales destinados a la venta para sufragar las celebraciones dedicadas a los santos locales y otros rituales religiosos, pero cuando apremiaba la escasez se vendían a crédito entre los cofrades. Lo mismo con el ganado, que en los años de bonanza se multiplicaba con poca inversión de trabajo y constituía la mayor fuente de ingresos para las cofradías; mientras que cuando el hambre amenazaba fue el primer recurso del cual se valieron los indios (Farriss, 1992: 142, 419-421).

Gabriela Solís (2005: 208) ha subrayado la naturaleza adaptativa de las cofradías indígenas, ya que sirvieron a la sociedad indígena como una forma de evasión y manipulación del sistema colonial. Las cofradías tenían muchas similitudes con las cajas de la comunidad y, al parecer, unas descendieron de las otras: sus ingresos se generaban y administraban de la misma manera, sus productos se invertían en fines semejantes, tenían funciones civiles análogas como promover el bien colectivo y asegurar la supervivencia de la comunidad. Por lo anterior, para Nancy Farriss (1992: 412, 414) caja y cofradía son dos términos españoles aplicados a lo que en esencia fue la misma institución.

Había tres tipos de cofradías: *a*) unas se basaban en las limosnas y jornales de sus integrantes; *b*) otras lograron una producción relativamente pequeña de maíz, miel, cera y otros aprovechamientos en tierras públicas y *c*) aquellas que con tierras propias, en su mayoría donadas, fundaron y desarrollaron estancias ganaderas. Es importante advertir la fuerte vinculación que las cofradías guardaron con la estructura formal de poder de las repúblicas de indios. Al ligar en una misma institución una asociación de culto y una empresa corporativa los líderes locales obtuvieron diversas ventajas, pues con el trabajo organizado se asumían los costos de las festividades públicas dedicadas a los santos y a los muertos y, al mismo tiempo, se lograba un óptimo resguardo frente a la competencia por la tierra y los recursos que impulsaban los estancieros privados. Desde las primeras décadas del siglo XVIII las cofradías de los pueblos de indios registraron un crecimiento económico sostenido hasta aproximadamente 1750, cuando inició un declive que a la postre, después de la desamortización de sus recursos, las transformó en meras asociaciones de culto. La expansión y capitalización de sus ingresos se sustentó en la actividad agropecuaria, la cual pudo desarrollarse sólo gracias a la disponibilidad de tierras y el trabajo de los *macehuales* (Solís, 2005: 240-241, 243, 279).

En suma, el desarrollo de las cofradías indígenas permitió la creación de un espacio en el cual la sociedad maya conservó en sus manos el manejo de recursos que fortalecieron el carácter corporativo de su organización social. Fue una forma de sortear la situación en extremo vulnerable en la que los situaba un sistema que tenía como eje la explotación y la exacción económica de los indios.

En el siguiente apartado se abordará la característica del sistema colonial que se construyó en Yucatán que generó una fuerte dependencia del trabajo de los indios y de su organización social. Los mecanismos que hicieron circular la producción de excedentes del ámbito indígena al de los españoles, como el tributo, las limosnas y obvenciones, los repartimientos de géneros y los servicios personales, tuvieron una larga vida en Yucatán, en parte, porque el medio físico no permitió la creación de otra fuente de riqueza que no fuera directamente a través del trabajo organizado de los indios. De éste pendía tanto la generación de jugosas ganancias para los privilegiados del régimen colonial como la obtención del sustento necesario para el conjunto de la población. Esta ordenación específica del sistema colonial yucateco se mantuvo desde su creación con pocas alteraciones durante los dos primeros siglos de dominación extranjera. De hecho, la historiografía de la región ha planteado que el siglo XVII se caracterizó por un afianzamiento de los elementos constitutivos de este sistema. Sin embargo, como se verá en el segundo capítulo, el siglo XVIII fue un periodo en el que se registraron importantes transformaciones que alteraron los procesos de interacción entre la sociedad de entonces y su medio físico y natural.

Los mecanismos de exacción

La institución medular que permitió la exacción económica de los mayas fue la encomienda, la cual daba el derecho a ciertos colonizadores de exigir tributos de la población indígena como una supuesta retribución por servicios políticos o religiosos. Su importancia fáctica, sin embargo, radicó en el hecho de haber sido una forma mediante la que se expresaba la sujeción de los naturales hacia el rey. La tributación, como muchos otros elementos del sistema colonial, se basó en instituciones que existían en la época prehispánica y retuvo su característica principal como vínculo que expresaba la dominación efectiva sobre los territorios y la población que generaba ese excedente (Bracamonte y Solís, 1996: 187).

La historiografía de la región ha planteado que, más que una beta de fortuna, la encomienda fue para los españoles un medio para mantener una situación social privilegiada. Sus cargas impositivas y militares, además de las dificultades para el cobro efectivo de sus beneficios, hicieron que la encomienda apenas cumpliera con el fin de hacer circular los recursos básicos de alimentación para la población no productora. Pero además esta institución sirvió a algunos españoles para acceder a la administración de la provincia y cobrar buenos salarios por ello, pues directa o indirectamente los encomenderos monopolizaban todos los cargos políticos y burocráticos (García Bernal, 1972: 70, 80).

Hasta 1750 la matrícula de tributarios incluía 121 encomiendas adjudicadas a particulares, y otras 32 que contribuían en forma directa a la Corona (de las cuales 17 eran de los pueblos que fueron decomisados a Francisco de Montejo).[66] Esta elevada cuantía de encomiendas en una época en la que la tendencia era acabar con ellas, es reveladora de una expresión específica

[66] AGI, México 3118. Patch (1993: 160) informa que eran 117 encomiendas, García Bernal (1972: 51) concluye que eran 115.

del sistema colonial en la que la Corona se vio obligada a seguir una política particular. Assadourian (1994: 159) plantea que para consolidar la permanencia de su dominio, el estado metropolitano se vio en la necesidad de formular y encausar una política de estructuración interna del territorio dominado, valorar las realidades económicas y sociales preexistentes de cada zona así como otras nuevas impuestas por el grupo de conquistadores. Eso fue precisamente lo que la Corona hizo respecto a Yucatán pues, como han referido algunos autores (García Bernal, 1972: 42; Farriss, 1992: 127), era una provincia con abundancia de indios y escasez de otros recursos valiosos, pero con una organización social suficientemente exitosa para la obtención de excedentes y ganancias, tanto para el grupo de colonos como para el Estado español.

Se han realizado cálculos que indican que cada encomienda tenía una media aproximada de 364 indios adjudicados. Aunque es importante tener en cuenta que no siempre estaban integradas por indios de un mismo pueblo, sino que en la mayoría de los casos las componían varios de ellos o mitades, terceras y hasta cuartas partes de pueblos diferentes, de ahí la gran dificultad que entrañaba su cobranza para los encomenderos (García Bernal, 1972: 46-49, 51, 53).

Desde el siglo XVI, el monto de las cargas se mantuvo con mínimas alteraciones hasta la primera mitad del XVIII: dos veces por año cada pareja conyugal era responsable por el pago de media manta, una fanega de maíz (12 almudes) y dos gallinas. Los solteros y solteras entre 14 y 60 años, viudos y viudas pagaban la mitad por ser considerados como medio tributario. El cobro podía hacerse en especie o su equivalente en dinero. En 1630 se fijaron las tasas en cuatro pesos y cuatro reales por manta, cuatro reales por fanega de maíz (dos reales por carga), dos reales por cada gallina "de Castilla" y uno por gallina "de la tierra". En suma, cada pareja debía pagar 25 reales al año (Patch, 1993: 28).

En el mapa peninsular aparecen como principales zonas de encomiendas los partidos de Mérida, Beneficios Bajos y Valladolid. No es casual que sea ahí también donde se encontraran las comunidades indias con una demografía más densa, pues ello era equivalente de una encomienda más rica. En contraste, Campeche presenta una marcada inferioridad en lo que a encomiendas se refiere. Aparentemente esta desventaja es atribuible a la condición de puerto que ofrecía a los vecinos españoles la posibilidad de involucrarse en actividades relacionadas con el comercio y así contar con medios suficientes para sostenerse sin tener que recurrir a las prebendas de la Corona. Esta independencia económica se veía reforzada por la existencia de salinas, cuya explotación suponía un medio más de vida para sus habitantes. Todas estas circunstancias daban a Campeche características propias que lo diferenciaban de los otros dos núcleos urbanos (García Bernal, 1972: 66-67).

Paralelamente estaban las contribuciones destinadas a la Iglesia y al mantenimiento de los religiosos encargados de la evangelización y el adoctrinamiento. Estos impuestos adquirieron carácter forzado y fueron un mecanismo fundamental para obtener recursos para el funcionamiento del sistema colonial yucateco; al igual que la tributación, la aportación del servicio personal y el sistema de repartimientos de géneros. Todas estas imposiciones cumplían con la función de articular a la población indígena con el sistema colonial, pero transgredían el espíritu de la legislación imperial que pretendía impulsar la libertad de los indios. En su defensa se argumentaba, sin embargo, que contribuían a mantener un control efectivo sobre éstos (Solís, 2005: 139, 147, 200). La periodicidad en las entregas se marcaba por las fiestas de los santos patronos de los pueblos y las festividades de difuntos que se hacían cada año, y consistían en mantas, maíz, chiles, miel, sal y gallinas. Estos impuestos fueron valuados en 12.5 reales por varón entre 14 y 60 años, y nueve reales por mujer entre 12 y 55 (Patch, 1993: 28).

Las riquezas que los españoles procuraron a costa de los mayas no se relacionaban con comestibles, sino principalmente con las mantas de algodón tejidas por las mujeres mayas y que los españoles insertaban al mercado por medio del sistema de repartimientos de géneros. Ésta fue la vía principal para obtener productos indígenas que se pudieran canalizar a la exportación, y la forma más importante para generar riqueza para los colonizadores (Farriss, 1992: 80; Patch, 1993: 75; Solís, 2003: 107). La investigación historiográfica de la región ha planteado que el mecanismo de los repartimientos permitió "articular la organización económica de las repúblicas indígenas, desde el nivel del núcleo familiar, con el desarrollo económico del régimen colonial" (Bracamonte y Solís, 1996: 235). Esta actividad económica, en Yucatán como en otros lugares de la América española, integró de manera coercitiva a la población nativa a la economía de mercado, y rebasó con mucho los límites de la economía "natural" o de autosubsistencia (Pietschmann, 1992b: 118). En este sentido, Dehouve (1992: 139) plantea que esta relación de las poblaciones indígenas con el mercado internacional muestra la imposibilidad de mantener "la ficción del aislamiento de sociedades indígenas cerradas".

El impulso económico que el sistema de repartimientos de géneros alcanzó llegó a ser tal que, en determinado momento, superó las demás formas de sujeción y exacción económica de los indios. Robert Patch (1993: 89-91) ha demostrado que el movimiento económico generado por esta actividad fue superior a las recaudaciones tributarias, y llegó a ser la práctica económica más importante en los siglos XVII y XVIII. Este sistema funcionaba mediante el establecimiento de contratos supuestamente libres mediante los cuales se adelantaba a los indios el pago por el trabajo de confección de mantas y *patíes*,[67] o de recolección de cera, y se les daba a cambio el algodón necesario para la elaboración del hilado (Solís, 2003: 107-108). Pero en su ejecución, se recurrió a la imposición y se adquirió un nivel desmesurado y compulsivo, pues en la mayoría de los casos los repartimientos sobrepasaban la capacidad de producción de los naturales (García Bernal, 1992: 405; Solís, 2003: 150-151). El sistema de repartimientos fue monopolizado principalmente por los gobernadores de la provincia quienes, con el respaldo de influyentes comerciantes de Mérida y Campeche, formalizaron el intercambio desigual que realizaban los mercaderes y tratantes españoles en los pueblos de indios, hasta transformarlo en un rígido sistema que convirtió a los pueblos de indios en manufactureros de mantas de algodón destinadas al comercio exterior (Solís, 2003: 103-115).

Puesto que la manufactura de estos productos era "a domicilio", en los mismos pueblos, es difícil identificar los "círculos concéntricos" propuestos por Assadourian (1994) para el análisis del espacio colonial, que promoverían del centro a la periferia el desarrollo de nuevos sectores económicos alrededor de la actividad económica dominante. Al menos hasta 1750 los pueblos yucatecos participaron de este comercio destinado al mercado extraregional y mundial sin la necesidad de abandonar sus pueblos en los que, de manera simultánea, practicaban una economía de autosubsistencia y conservaban algunas de sus formas de organización social y económica. Siguiendo a Assadourian (1994: 148, 151), en este caso, parece claro que el sector de subsistencia y sector de comercialización componían una misma estructura de producción, y la reasignación de recursos de un sector a otro dependió de las tendencias generales y de las coyunturas concretas. Así, sería erróneo plantear que el sector del comercio externo (los repartimientos) creció gracias a una oferta ilimitada de mano de obra y a costa de la destrucción del sector de subsistencia.

Entre las formas de organización del trabajo indígena estaban también los servicios personales obligatorios que proveían de trabajo a los privilegiados del régimen colonial. Las formas que adoptó esta carga dependieron en

[67] Mantas y *patíes* eran piezas tejidas de algodón, las primeras más tupidas y de mejor calidad se destinaban primordialmente al tributo, en tanto que las segundas, más burdas y de menor valor, predominaban en el sistema de repartimientos.

gran medida de las condiciones particulares de la estructura económica y la convivencia entre españoles e indios. En un principio, los servicios forzosos se vincularon con la encomienda, pero cuando se canceló esta posibilidad debido a la aplicación de las Leyes Nuevas, se introdujo el "mandamiento" de trabajo, que era una orden que el gobernador o algún otro funcionario concedía al beneficiario por medio de la cual le asignaba el trabajo temporal de un número de indios aportados por las repúblicas de indios de manera alternada. El principal destino de este trabajo estuvo dirigido a satisfacer los servicios domésticos de los colonos en la ciudad de Mérida y las villas de Campeche y Valladolid. Pero también se libraban mandamientos para las obras públicas y las labores agrícolas en favor de españoles. Otros servicios obligatorios fueron el acarreo de mercancías y bastimentos, la asistencia a las playas en caso de la presencia de algún barco enemigo, y la conducción de cartas. Al igual que el resto de las imposiciones que pesaron sobre la espalda de los indios, estas prestaciones forzosas funcionaban sobre la base de las repúblicas de indios, porque la dirigencia nativa era la responsable de que los trabajadores acudieran al "mandamiento", y el número obligado se fijaba de acuerdo con las matrículas de tributarios (Solís, 2003: 66-67).

La participación indígena en los mercados

Los mecanismos de exacción abordados en el apartado anterior contribuyeron a la monetización de la sociedad indígena pues, como se ha dicho, los indios eran compelidos a intercambiar sus productos o su fuerza de trabajo por dinero. La investigación sobre los mercados en la América española ha subrayado que la población nativa, además de ser mayoría, tuvo una activa participación en el intercambio de bienes, participación que vino acompañada de su inserción en la economía colonial. Los pueblos de indios tuvieron un papel destacado en la elaboración, manufactura y comercialización de productos, así como en su transporte a los centros de distribución, redistribución y acopio. Para estos estudios, la participación indígena no sólo debe ser entendida como un intercambio de bienes excedentes de su producción, sino como una integración coactiva de los habitantes de los pueblos en la organización impuesta por los españoles desde los primeros años de la Colonia (Silva y Escobar, 2000: 8).

Ello significa que entre las familias indígenas había cierta circulación de recursos monetarios, aunque al parecer gran parte de ellos se destinó a conmutar en efectivo otras obligaciones fiscales, como los tributos o las limosnas y las obvenciones (Patch, 1993: 132; Solís, 2005: 250-251). Esta particularidad de los repartimientos de géneros y los servicios personales sirvió a distintos brazos de la administración colonial para defender estos mecanismos de exacción, pues se argüía que gracias a ellos los indios podían acceder al dinero que necesitaban para desahogar un poco su vida cotidiana y cumplir con los impuestos que debían a encomenderos y curas. Y, en efecto, el dinero que los indios recibían a cambio de sus productos o su fuerza laboral iniciaba un "retorno seguro a la economía hispana de la provincia" (Bracamonte, 2003: 146). Tributos, limosnas, obvenciones parroquiales, bulas y otras cargas se pagaban con los reales obtenidos en los repartimientos y servicios personales. Para Pedro Bracamonte (2003: 147), la monetización de un segmento de la economía indígena sirvió de dique para proteger la economía de subsistencia, pues la posibilidad de pagar las obligaciones fiscales en dinero y no en especie permitió a los indios conservar para sí parte importante de los productos de subsistencia.

Este proceso de monetización comenzó desde la temprana época colonial en respuesta al modelo impuesto por los colonizadores que se basó en la explotación de la mano de obra indígena. Estudios sobre mercado y economía en la Nueva España destacan el carácter mercantil de la economía que los conquistadores europeos implantaron en el continente, independientemente de las formas que tuvieron las comunidades indígenas con anterioridad (Arcondo, 1994: 29). Sin embargo, para Margarita Menegus (2000: 46) la participación indígena en los mercados coloniales estaba en función de sus necesidades monetarias: la imposición del tributo en el último tercio del siglo XVI obligó a los naturales a vender su fuerza de trabajo o sus excedentes agrarios en el mercado a cambio de dinero. Estos mecanismos para el cobro de tributos fueron tan importantes en el mundo colonial, que se ha asegurado que "es aquí donde comienza la verdadera historia económica de América Latina" (Arcondo, 1994: 30).

Los recursos trocados por los repartimientos y los servicios personales dieron lugar a un mercado interno en el que los indígenas participaron adquiriendo bienes a comerciantes españoles y mestizos, e incluso maíz y otros comestibles durante las épocas de escasez (Bracamonte, 2003: 113-114, 144-145). De forma paralela, otros mecanismos de intercambio propiamente indígenas que se mantuvieron vigentes en los siglos XVI y XVII, como los pagos en cacao o el trueque, y en el siglo XVIII fueron perdiendo terreno ante una sociedad que se vio obligada a participar en una economía destinada al mercado mundial.

Asimismo, en los mercados locales los indios se hacían de recursos monetarios por otros medios: comerciaban diversos productos agrícolas y artesanales como maíz y frijoles, ollas de barro, hamacas y petates, miel y cera, y productos de caza (Solís, 2005: 142, 252). El comercio interregional de pescado y sal que existía en la época prehispánica entre tierra adentro y la costa se continuó en los siglos XVI y XVII, pero disminuyó mucho en el XVIII (Patch, 1993: 19). Esto implicaría que el intercambio interregional que en otro tiempo generó dependencia entre comunidades para su abastecimiento, en el último siglo colonial se restringió obligando a los pueblos a valerse de sí mismos para la producción de alimentos.

Sin embargo, en el transcurso de la dominación española los pueblos se enrolaron en el sistema de abastecimiento de la alhóndiga y los pósitos de Mérida y Valladolid. Esta institución fue fundada por los cabildos de ambas ciudades en 1549 con el propósito de proveer de maíz a precios accesibles a la gente urbana pobre, viudas y huérfanos, aunque en realidad a lo largo de toda la Colonia abastecieron casi todo el maíz que se consumía en las ciudades. Mediante contratos establecidos con las autoridades locales, los pósitos compraban el maíz cosechado por productores indígenas a un precio regular de dos reales por carga.[68] Varios autores han destacado la importancia que tuvo la participación indígena en el abasto de mercados de diversa índole en varias regiones de la Nueva España, de forma particular en la segunda mitad del siglo XVIII y principios del XIX con productos agrícolas y ganaderos, lo cual nos remite a la existencia de excedentes originados en los diversos ámbitos de la realidad indígena (Grosso, 1999: 223; Escobar, 2000: 92; Ríos, 2000: 117). Para Grosso (1999: 223), este fenómeno indica un alto grado de monetización de la economía de los pueblos, al mismo tiempo que permite suponer que no pocas comunidades estaban lejos de la pura y simple economía de subsistencia.

En Yucatán, en la primera mitad del siglo XVIII, fueron 188 los pueblos y parcialidades contratadas para el avituallamiento, lo cual significa que gran parte de los pueblos de la provincia estaban incorporados a la economía de mercado a través del sistema organizado para proveer las ciudades con el cereal necesario. En principio, se trataba de una participación voluntaria. A pesar de que el pósito sólo pagaba a los indios dos reales por carga, a éstos les representaba ciertas ventajas, pues con mercados garantizados para sus excedentes podían obtener ganancias incluso cuando las cosechas abundantes bajaban los precios (Patch, 1993: 209-211).

En el caso específico de Mérida, la alhóndiga trató de asegurar transacciones con muchos pueblos en los distritos del centro, oeste y sur de Yucatán. Así, por ejemplo, entre 1709 y 1724 La Sierra suplió 70 por ciento del

[68] CAIHY, vol., II-1759-03, "Cuentas de alhóndiga de Diego Savalegui", años 1761-1763.

grano que entró a estos depósitos; mientras que La Costa aportó el otro 20 por ciento. Para la segunda mitad del siglo XVIII este último partido redujo sus contratos con la alhóndiga, pues sólo aparecen los pueblos de Izamal, Dzizantun y Tekantó haciendo transacciones en 1746, 1749 y 1791 respectivamente. Por el contrario, el partido de La Sierra se mantuvo como el principal proveedor de los graneros en Mérida, en especial los pueblos ubicados en las laderas de la sierra del Puuc, como Muna, Ticul, Nohcacab, Oxcutzcab, Tekax, Tixméhuac, Sacalum y Pustunich, además de Tekit al norte de la sierra y Xul al sur.[69]

MAPA 1
PUEBLOS DEL PARTIDO DE LA SIERRA QUE DE FORMA REGULAR ESTABLECÍAN CONTRATOS CON LA ALHÓNDIGA DE MÉRIDA, 1746-1791

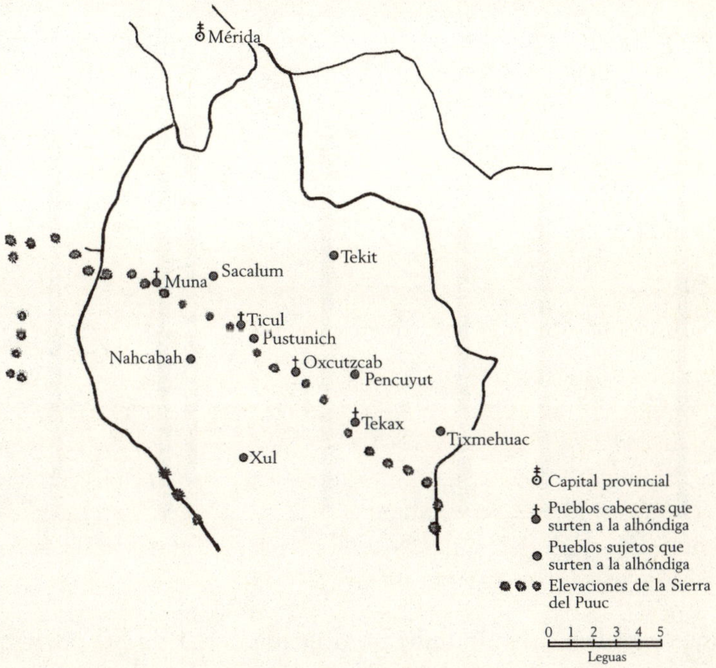

Fuente: CAIHY, cuentas de alhóndiga presentadas entre 1746 y 1791.

[69] CAIHY, "Cuenta de la alhóndiga de Mérida presentada por..." año de 1746 (I-1513-014); "Cuentas de la alhóndiga presentadas por Juan Felix Castro", año de 1749 (I-1513-016); "Testimonio de cuenta de pósitos presentada por don Juan José Zentella..." año de 1791 (III-1772-004). Esta información también es reseñada por Patch, 1993: 76, 80.

En tiempos de malas cosechas era deber de los pósitos la provisión de víveres a precios accesibles. Los fondos adquirían maíz por medio de pagos avanzados a los cabildos de los pueblos, quienes recolectaban la producción después de las cosechas y la enviaban a las ciudades a expensas del pósito. Para la transportación se empleaban caballos y/o mulas que trasladaban a razón de cuatro cargas de maíz por cada uno y costaban entre dos y cuatro reales, dependiendo de la distancia que deberían recorrer. Al respecto, estudios sobre otras regiones novohispanas muestran que la capacidad de circulación interna de las mercancías no se veía disminuida u obstaculizada por los caminos y limitaciones en el transporte, sino que, todo lo contrario, había en casi todo el territorio una fluidez considerable cubierta por una compleja telaraña de arrieros que cubría estos servicios (Silva, 1999: 492), y Yucatán no parece hacer sido una excepción.

GRÁFICA 1
PROPORCIÓN RELATIVA DE LAS EROGACIONES REALIZADAS POR LA ALHÓNDIGA DE MÉRIDA, 1747-1771

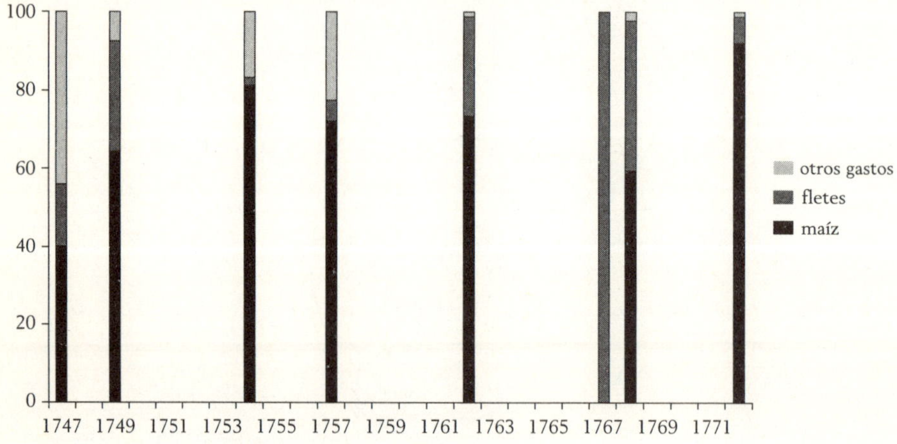

Fuente: CAIHY, cuentas de alhóndiga presentadas entre 1747y 1771.

En años regulares, la alhóndiga empleaba cerca de 30 por ciento de su presupuesto anual en el pago de fletes, que conducían el maíz recaudado con base en los contratos establecidos con antelación. Otro 60 por ciento se destinaba a pagar por adelantado el cereal que se esperaba recoger al año entrante, en tanto que 10 por ciento restante se utilizaba para pagos diversos, entre los que se incluían 15 pesos fijos para el cabildo de la ciudad, 10 por ciento de impuestos sobre los réditos de la alhóndiga (en caso de que los hubiera),[70] y un monto variable en reparaciones de las trojes. Sin embargo, había circunstancias específicas que alteraban estas proporciones. Por ejemplo, en 1747 la alhóndiga aplicó 44 por ciento de su efectivo en el rubro aquí denominado como "otros gastos" en el que se consigna una deuda de 1,000 pesos (22 por ciento del total) con el cabildo de la ciudad y 80 (2 por ciento del total) de impuestos sobre réditos. En contraste, en 1767 hizo erogaciones únicamente en fletes empleados para recoger el maíz que la administración anterior había pagado al pueblo de Bolonchén. Posiblemente, la escasez de víveres que ya se vivía en la provincia y los daños que la plaga de langosta había generado en los cultivos dificultaron la contratación de cereal para el año siguiente. En 1772, por el contrario, después de una breve tregua que dio la plaga de langosta acompañada de abundantes lluvias, se tenían esperanzas de obtener grandes cantidades de maíz, por lo que destinaron 11,544 pesos para pagar por adelantado granos a varios pueblos.

MAPA 2
COSTOS DE ACARREO DE MAÍZ
A LA ALHÓNDIGA DE MÉRIDA, 1746-1791

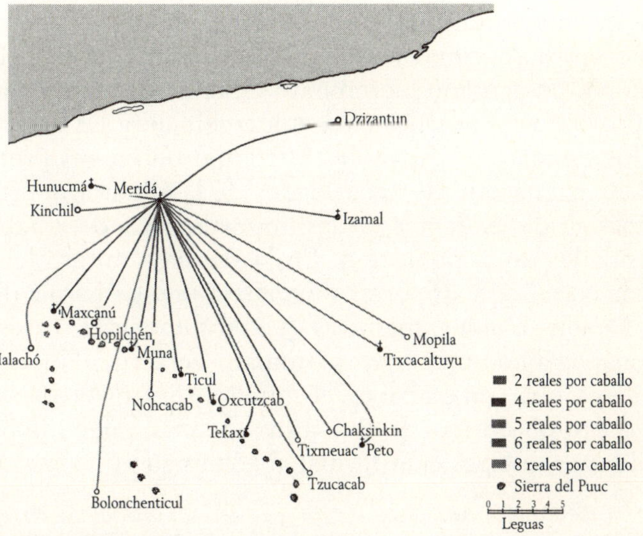

Fuente: CAIHY, cuentas de alhóndiga presentadas entre 1746 y 1791.

[70] Sólo en 1746 se registró este pago. CAIHY, "Cuenta de la alhóndiga de Mérida presentada por..." año de 1746 (I-1513-014).

El sistema de acarreo que permitía la conducción del maíz contratado en los pueblos hacia las ciudades era un mecanismo controlado por el gobierno de la provincia y organizado bajo la directriz de las repúblicas de indios. El acopio de cereal para la alhóndiga, así como también de los productos del tributo y los repartimientos, requirió de un sistema estable de conducción que, mediante precios regulados por arancel, subvencionó los costos de transporte de los productos para el consumo interno así como de aquéllos destinados a la exportación, lo que permitió la competencia en el mercado externo y la generación de capital. Por otro lado, la arriería era funcional para los indios porque sin requerir una dedicación exclusiva les generaba recursos monetarios para el pago de sus obligaciones y la compra de diferentes artículos (Solís, 2003: 56, 96-103).

Lo que parece importante acentuar es que el sistema de abastecimiento de la alhóndiga involucró a varios pueblos de la provincia en el mercado de alimentos que, fuera como surtidores o como arrieros, contribuyeron a que entre la población maya hubiera un circulante de dinero e involucró a los mayas en una economía de mercado regional que se empalmaba con la producción milpera destinada a la autosubsistencia. Pero también es importante porque conformó parte del sistema colonial que se impuso en Yucatán y que, por la fuerza o la negociación, integró a la población indígena al circuito de producción-venta-consumo que en tiempos de calamidad se veía trastocado, dejando en último lugar de esta cadena a los indios.

Sin embargo, como se verá en el siguiente capítulo, el siglo XVIII se caracterizó por un acusado incremento en la demanda de alimentos que colocó a la provincia en una posición vulnerable ante las crisis agrícolas. A la par que los estancieros españoles introdujeron en sus propiedades el cultivo de maíz para surtir las necesidades de la alhóndiga, ésta incrementó cada vez más su dependencia de las importaciones de grano para satisfacer las necesidades de la población. En la segunda mitad del siglo, el pósito de Mérida comenzó a importar de manera regular harina de trigo de Veracruz y de Estados Unidos; mientras que en tiempos de carestía se enviaban comisionados a comprar maíz a Tuxpan, Veracruz, Nueva Orleáns, Luisiana, Movila y Cuba. Sin embargo, el comercio entre Yucatán y países extranjeros estaba prohibido, por lo que antes de cualquier importación el Cabildo debía hacer una petición formal al gobernador.[71]

[71] AGI, México 3054. Así, durante la crisis de subsistencia acaecida hacia la séptima década del siglo XVIII, el entonces gobernador de la provincia Cristóbal de Sayas en 1767 solicitó al rey permiso para importar víveres de Nueva Inglaterra. Luego, en mayo de 1770 convocó a una junta con la Real Hacienda y el Cabildo para discutir respecto a la necesidad de importar víveres de otros puertos como Tuxpan, Nueva Inglaterra, Nueva Orleáns, Luisiana y Cuba, ff 7r-9r; en junio de ese mismo año dio la licencia necesaria para que un buque navegara a otro puerto para importar a Yucatán los víveres que ahí hacían falta, ff. 15v-16r.

CAPÍTULO II

Los procesos de transformación a fines de la Colonia

EN LA SEGUNDA mitad del siglo XVIII la sociedad yucateca había iniciado un importante proceso de transformación que, de manera intrínseca, generó riesgos específicos que volvieron a la población vulnerable a la falta de alimentos y al hambre. En cierto sentido, el sistema tuvo cada vez menos capacidad para proveer una seguridad alimentaria a su población, de tal suerte que cualquier cosa que fuera menor a una buena cosecha ponía en riesgo la distribución de víveres mínima indispensable para la sobrevivencia.

Ya desde 1720 la estructura económica y social que hasta la primera mitad del siglo marcó la convivencia entre españoles y mayas comenzó a modificarse, cuando el sistema de servicios personales obligatorios y repartimientos forzosos fue fuertemente cuestionado y la población indígena se resistió mediante distintas estrategias a continuar participando de él. La calamidad vivida entre 1725 y 1731 y la crisis de 1758 reflejaron de muchas formas este agotamiento y herraron el preludio de una nueva etapa en la Colonia.

Las conocidas Reformas Borbónicas que se impulsaron desde la metrópoli a partir de 1750 contribuyeron, sin duda, al impulso de importantes transformaciones en el sistema colonial que hasta entonces imperaba en la península. Sin embargo, quiero referirme aquí a una serie de cambios internos que alteraron los procesos mutuos de adaptación entre la sociedad yucateca y su entorno natural: demográficos, productivos, laborales y de disponibilidad de tierras.

Crecimiento demográfico

Como en el resto de Mesoamérica, el evento demográfico más significativo que afectó a la población indígena de Yucatán fue la sobremortalidad generada por las consecuencias del contacto inicial con los españoles, fundamentalmente, por la inmunodeficiencia que tenían los nativos para resistir las enfermedades importadas por los colonizadores. La primera epidemia de la que se tiene noticia es una de viruela que posiblemente llegó a Yucatán hacia

1520, en alguno de los viajes expedicionarios que arribaron a las costas del oriente (Cook y Borah, 1978: 48-50). Aparentemente en el sureste no causó los mismos estragos que se cree generó en el centro de México, que para la misma época se ha calculado provocó una de las tres peores crisis demográficas del siglo (McCaa, 1995: 428).

En los años subsiguientes, hasta 1590, hubo brotes consecutivos de viruela (1575-1576), peste (1569-1570, 1571, 1572), sarampión y *tifus* (1580-1590) (García Bernal, 1978: 66-70). Pero la propagación de enfermedades no explica por sí sola el impacto primero que tuvo la llegada de los españoles en la demografía indígena, sino que otros factores incidieron de manera importante en la disminución poblacional. Entre ellos, el desquiciamiento provocado por la reorganización del espacio que emprendieron los colonizadores mediante el programa de congregación de poblados. En las fuentes tempranas, es común encontrar referencias a la muerte de indios generada por estos traslados, en la mayoría de los casos, forzosos. Por ejemplo, en la "Relación de la villa de Valladolid" escrita en 1579 se asentó que la causa de que quedara en ese entonces apenas 20 por ciento de la población que había antes de la conquista, era por:

> haberlos mudado de sus asientos y natural temple y aguas con que se multiplicaban, quemándoles los pueblos y mandándolos quemar los religiosos de la orden de San Francisco, poblándolos donde ellos querían, en lugares no tan sanos ni cómodos como en los que ellos vivían...[72]

Las derivaciones demográficas de la Conquista y las primeras décadas de la colonización, en efecto, fueron catastróficas. García Bernal (1978: 162) ha calculado que el primer colapso poblacional fue del orden de 70 por ciento; sin embargo, esta autora reconoce que la regresión continuó con un ritmo más lento y, en conjunto, el descenso registrado entre 1550 y 1601 fue de 30 por ciento. Por ello, los estudiosos de la época colonial temprana han advertido que, en contraste con el centro de México, la conquista en Yucatán fue, aunque más prolongada, menos devastadora en sus efectos inmediatos. Mientras que en un lugar la población no dejó de descender hasta los primeros años del siglo XVII, en el otro la tendencia descendente se invirtió de manera rápida y emprendió una franca recuperación durante toda la primera mitad del XVII. No obstante los síntomas de esta recuperación, Yucatán enfrentó la nueva centuria sin haberse podido restablecer del receso que arrastraba desde 1550 (García Bernal, 1978: 80; Farriss, 1992: 103-104).

[72] RGHY, vol. II, p. 40.

Pero llama la atención que el incremento de población en la primera mitad del siglo XVII, aunque no haya sido exorbitante, se diera a pesar de la persistencia de eventos aciagos que continuaron asolando a la población: en 1604 hambruna; en 1609 epidemias de *tifus*, sarampión y viruela; en 1618 plagas de langosta que se extendieron por gran parte del territorio peninsular; en 1628 una crisis agrícola generada por inundaciones y langostas. La explicación de este incremento poblacional puede radicar en el hecho de que gran parte de la mengua provocada por la Conquista y los primeros años de la colonización no sólo se haya debido a la sobremortalidad de los indios, sino también a la fuga que emprendieron a la zona fuera de control colonial. En la primera década del siglo XVII, los tenaces esfuerzos de los españoles por congregar a los huidos habrían reportado resultados en favor de la curva de población. Los más fructíferos ocurrieron en los periodos del gobierno de Antonio de Figueroa (1612-1617) y Fernando Centeno Maldonado (1613-1633) (García Bernal, 1978: 93). Aunque también es factible pensar que la posibilidad de migrar a la selva del sur y aislarse del contacto con los españoles haya permitido a los mayas eludir muchos de los fenómenos que en el centro de la Nueva España causaron grandes episodios de mortalidad entre indios.

TABLA 7
POBLACIÓN INDÍGENA DE YUCATÁN
DURANTE LOS SIGLOS XVI Y XVII

Año	*Población indígena*
1550	232,576
1586	170,000
1607	164,064
1639	207,497
1643	209,188
1666	108,060
1688	99,942
1700	130,000

Fuente: García Bernal, 1978: 163.

Hasta la quinta década del siglo XVII, la población indígena se enfrentó a un segundo descenso –mucho más severo que el primero– motivado por la propagación de diversas epidemias que afectaron tanto a indios como a no indios. Una de estas enfermedades fue la fiebre amarilla, que hacia 1648 se esparció rápidamente entre nativos y extranjeros. Puesto que se trataba de una enfermedad de origen africano, ni los europeos ni los americanos estaban inmunizados contra la picadura del mosquito que la transmite. La plaga tardó dos años en desaparecer, pero fue seguida de otra epidemia de sarampión en 1654 (Patch, 1993: 42). García Bernal (1978: 106, 125) y Patch (1993: 44) coinciden en su estimación respecto a que estas calamidades en conjunto produjeron un descenso de 50 por ciento de la población maya. Como consecuencia de la despoblación indígena, el desarrollo agrícola de la provincia se afectó de manera grave, lo que dio como resultado un episodio de hambre entre 1650 y 1652 (García Bernal, 1978: 110). Como sucedió en el siglo antecedente, la matrícula de tributarios se vio mermada, ya por la muerte de indios, ya por la migración emprendida hacia la zona de refugio.

Desde entonces, la amenaza continua de las epidemias acosó a la población de Yucatán, pues brotes consecutivos de sarampión, fiebre amarilla y viruela se registraron hasta ya entrado el siglo XVIII y diezmaron de manera drástica a la población.[73] Sin embargo, los estudios sobre demografía colonial en Yucatán coinciden en señalar el año de 1700 como un punto en el que se puede identificar el inicio de una nueva recuperación demográfica (García Bernal, 1978: 127-132; Patch, 1993: 44; Farriss, 1992: 106; Cook y Borah, 1978: 11-113).[74] Incluso, desde el último tercio del siglo XVII se advierte una estabilización que prefiguró el resurgimiento poblacional que se daría años más tarde. Después del embate vivido a lo largo de varias décadas a causa de la propagación de enfermedades, los albores del XVIII mostraron visos de un crecimiento que alcanzó sus puntos más altos a mediados y finales del siglo. Aunque hubo importantes retrocesos temporales, éstos no llegaron a detener la tendencia en el aumento de la población. Si bien con tendencias propias en cada región, este fenómeno fue común en toda la Nueva España. Algunas estimaciones han llegado a calcular que en toda la Nueva España el incremento registrado fue de 3.3 millones de personas en 1742 a 6 millones en 1810 (Brading y Wu, 1973: 1); mientras que el cálculo específico para la población indígena es del orden de 44 por ciento (López, 1993: 45).

[73] *Fiebre amarilla* en 1694, 1698, 1699, 1711-1715 (Patch, 1993: 43). *Sarampión* en 1642-1643 (AGI, México 369), en 1659 (Farriss, 1992: 108), en 1669 (AGI, Escribanía de Cámara, 318-A), en 1693 (AGI, México 363). *Viruela* en 1651 (García Acosta *et al.*, 2003: 183), en 1658 (AGI, México 360), en 1659 (AGI, México 1069), en 1687 (AGI, México 369), en 1693 (AGI, México 363).

[74] La razón por la que se toma esta fecha como un punto de referencia para estudiar la evolución demográfica de la población indígena se debe a la existencia de un valioso documento que fue elaborado por los franciscanos en 1700, en el que se registra un cómputo de las personas de confesión bajo la administración de los regulares.

GRÁFICA 2
CURVA DE LA POBLACIÓN INDIA TOTAL, 1550-1700

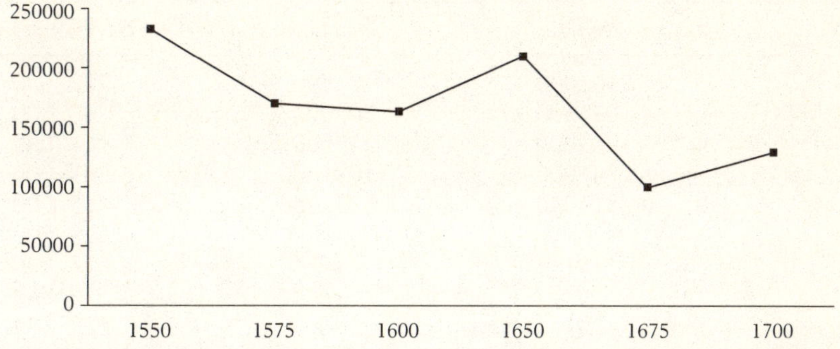

Fuente: García Bernal, 1978: 161.

Pero no fue sólo la población indígena la que incrementó de manera considerable en el transcurso del siglo XVIII, sino que también otros grupos no indios como españoles, mestizos, negros y mulatos, engrosaron en esta época su contingente humano. Cook y Borah (1978: 119) han estimado que los indios incrementaron entre 1700 y 1794 en 40 por ciento, en tanto que los no indios lo hicieron en un elevado 400 por ciento. Esta acusada diferencia se puede explicar, en parte, porque el impacto que provocaron las crisis de subsistencia que asolaron la provincia en el siglo XVIII fue en los grupos de ascendencia ibérica menos significativo que aquel que padecieron los mayas. Asimismo, será muy importante mantener presente esta evaluación en el análisis que aquí se presente, pues un crecimiento tan elevado de la categoría de habitantes aquí referida como "no indios", significaba que había más población no productora que alimentar.

Las principales crisis referidas sucedieron una en 1726 y la otra hacia 1770, ambas generadas por problemas en la producción y distribución de alimentos. Sobre ello profundizaré en la segunda parte de este estudio. Ahora mi interés radica en subrayar que a pesar de que trajeron consigo años de hambre, enfermedad, sobremortalidad y migración, la población yucateca se recuperó al punto de dejar huella en las curvas demográficas de entonces y permitirnos caracterizar esta época como una en la que se registró un franco crecimiento demográfico.

No obstante, parece importante mirar de cerca la evolución de la curva demográfica del XVIII, ya que a pesar del crecimiento poblacional referido, el año de 1736 ha sido identificado como el punto más bajo en la historia de la demografía colonial yucateca (Cook y Borah, 1978: 118-119).

TABLA 8
CÁLCULOS DE LA POBLACIÓN TOTAL EN YUCATÁN, 1639-1838

Fecha	*Indios*	*No indios*	*Población total*
1639	210, 000	12, 500	222, 500
1700	182, 500	20, 000	202, 500
1736	127, 000	34, 000	161, 000
1794	254, 000	103, 000	357, 000
1803	281, 012	183, 988	465, 000
1810	s/i	s/i	528, 700
1832	s/i	s/i	574, 496
1835	s/i	s/i	578, 939
1838	s/i	s/i	580, 984

Fuente: Cook y Borah, 1978: 119, 127.

Esta fecha, sin embargo, representa un retroceso temporal provocado por una oscilación demográfica sucedida décadas atrás. En el año de 1711 se propagó una epidemia de viruela que afectó principalmente a los niños menores de 10 años.[75] En 1726 confluyó otra epidemia de sarampión con una crisis agrícola que causó grandes estragos también entre los infantes. Sin embargo, a diferencia de la crisis demográfica acaecida en 1648, en esta ocasión se estima que falleció menos de 15 por ciento de la población indígena. La consecuencia más importante es que fueron diezmadas las generaciones que para la cuarta década del siglo estarían en edad reproductiva; de ahí la caída abrupta registrada en 1736. Pero a partir de entonces, la población emprendió un acelerado crecimiento sin interrupciones de considerable monta hasta 1765, antes de las calamidades padecidas en la provincia entre 1766 y 1774. El incremento de población maya estimado entre 1736 y 1765 es de casi 80 por ciento (Patch, 1993: 139).

Tal tendencia es claramente perceptible en las curvas vitales de los pueblos estudiados en esta investigación, en las que se observa un crecimiento sostenido hasta 1764, después un acusado declive que alcanza su nadir en 1770 y de ahí una rápida recuperación hasta las últimas décadas del siglo:

[75] AGI, México 1038, "Memorial franciscano", carta de varios caciques del partido del Camino Real, año de 1711.

Gráfica 3
CRECIMIENTO "NATURAL" DE LA POBLACIÓN
DE TEKANTÓ, 1750-1779

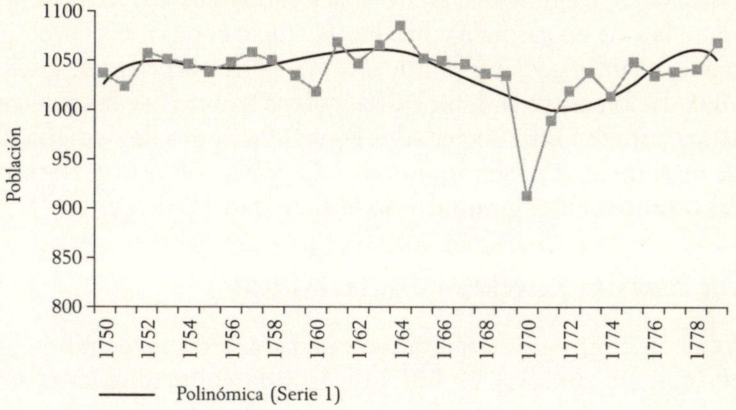

Fuente: AAY, Archivo de la parroquia de Tekantó, Libro de bautizos de Tekantó, CHF Rollo 648038; Libro de entierros de Tekantó, CHF Rollo 648051.

Gráfica 4
CRECIMIENTO "NATURAL" DE LA POBLACIÓN
DE ACANCEH, 1754-1793

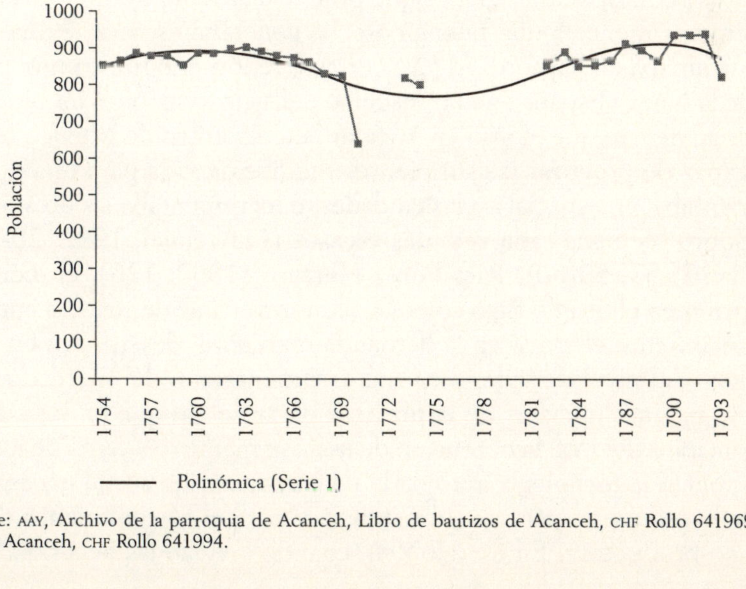

Fuente: AAY, Archivo de la parroquia de Acanceh, Libro de bautizos de Acanceh, CHF Rollo 641969; Libro de entierros de Acanceh, CHF Rollo 641994.

Para resumir, tenemos que una de las transformaciones cardinales que caracterizó al Yucatán de finales de la época colonial fue el crecimiento de la población india y no india. Este fenómeno, común en muchas partes de la América hispánica, trajo para la conformación regional del sistema profundos cambios para la vida económica y productiva de la época, pero también, como se verá más adelante, social y política. Y no es de sorprender, pues esta estrecha interrelación entre la demografía y otros ámbitos de la sociedad es una característica común en las sociedades conocidas como de Antiguo Régimen, en las que incrementos o decrementos en la población provocan transformaciones importantes en el conjunto de la sociedad (Wrigley, 1969: 15).

Demanda de alimentos y crecimiento de las estancias

En efecto, el crecimiento demográfico que caracterizó la segunda mitad del siglo XVIII impactó diversos ámbitos de la vida colonial yucateca. Uno de ellos fue el de la obtención de alimentos, pues la generación de excedentes por parte de los mayas ya no era capaz de satisfacer la demanda de víveres. De hecho, Robert Patch (1993: 208-209) señala que la producción de las haciendas y estancias de la segunda mitad del siglo XVIII estuvo más orientada a satisfacer al mercado interno que al externo. La producción campesina no creció al mismo ritmo que la población rural y urbana y, por lo tanto, había menos alimentos en las ciudades de Mérida, Valladolid y Campeche, y mayores intentos por acaparar los granos que producían los indios. En este contexto, cualquier cosa menor a una buena cosecha generaba escasez, y una cosecha fallida terminaba en hambre. Al parecer este fenómeno fue común en varias partes de la Nueva España en el transcurso del siglo XVIII, pues investigaciones recientes advierten que, como en Yucatán, en el centro de México el campo no fue capaz de procurar los suficientes medios de vida para una población que aumentaba, en especial en las ciudades, e incrementaba las presiones ecológicas sobre recursos cada vez más escasos (Ouweneel, 1992: 20-21; Van Young, 1992: 57, 59-60). Para Pérez Herrero (1992: 126), el incremento de población en el último siglo colonial, al no revertirse de manera automática en un crecimiento efectivo en la demanda mercantil, desembocó en pobreza y deterioro del nivel de vida, y en una fragmentación del mercado.

En las páginas iniciales de la primera parte se vio que en los siglos XVI, XVII y principios del XVIII la obtención de maíz se mantuvo a cargo de los mayas, quienes tenían la tecnología apropiada y la organización social necesaria para producir lo requerido para su subsistencia y para el sostenimiento de la población no productora. En el siglo XVII, cuando crecían las necesidades de la población urbana, los pósitos compraban más maíz a los pueblos de indios. Ni siquiera en los años de hambre de 1630-1632 o la epidemia y hambre de 1648-1650 existe evidencia de que las estancias hubieran cosechado maíz (Hunt, 1974: 377). En las últimas décadas del XVII y en los primeros 50 años del siglo XVIII, cuando amenazaba la escasez de alimentos, los pósitos de Mérida y Valladolid prestaban semillas de maíz a los estancieros españoles para que produjeran una cosecha de emergencia, pero una vez que pasaba la crisis se detenía la producción agrícola en las estancias. El desarrollo de la agricultura en estos lugares fue detenido por la falta de un mercado permanente para el grano (Patch, 1993: 118).

Hasta entonces, las fincas rurales fundadas por españoles se mantuvieron al margen de la producción agrícola, pues sus actividades se habían enfocado casi de manera exclusiva a la cría de ganado mayor y menor, cuyos productos se destinaban al abastecimiento de los centros urbanos.[76] De ahí que su requerimiento de mano de obra estable fuera limitado, pues apenas se precisaba un mayoral y dos o tres vaqueros para cumplir con el trabajo de la estancia. En consecuencia, las fincas yucatecas de los siglos XVI y XVII fueron instituciones simples, donde la ganadería fue una labor poco intensiva (Farriss, 1980: 156).

Las estancias se ubicaron cerca de un camino que condujera hacia las principales ciudades o villas, o a puntos de comunicación con el exterior. Como satélites, envolvieron a la ciudad de Mérida formando un círculo que rodeaba los barrios y demás pueblos inmediatos (Hunt, 1974: 383). Asimismo, el corredor Mérida-Campeche (Partido del Camino Real) se vio poblado de varias fincas ganaderas, en parte, por la facilidad que presentaba para acceder a dos de los principales mercados urbanos, así como también al puerto de Campeche para la exportación del cuero y pieles. Otra de las zonas en las que se fundaron estancias ganaderas fue la franja septentrional que corre desde la ciudad de Mérida hacia el oriente, y llegaba hasta la ciudad de Valladolid pasando por la de Izamal (los partidos de La Sierra, La Costa y Valladolid). Esta región tenía importantes centros de población, entre ellos la villa de Valladolid (Patch, 1993: 119).

Pero el siglo XVIII fue testigo de una transformación paulatina de estos centros de producción, que los llevaría de ser instituciones dedicadas exclusivamente a la ganadería, a entidades económicas y sociales complejas, con una producción mixta de ganadería, agricultura y apicultura. Para Robert Patch (1993: 141, 142) este cambio se debió al aumento en la demanda de

[76] Martha Hunt (1974: 375, 463) en su tesis doctoral aborda de manera detallada el establecimiento y desarrollo de las estancias ganaderas en Yucatán desde las primeras décadas del siglo XVII.

alimentos que vino con el crecimiento demográfico. Las estancias pasaban a ser consideradas haciendas cuando ganaban en tierra e infraestructura, introducían cultivos e incrementaban el número de sirvientes fijos (Bracamonte, 1993: 28). Martha Hunt (1974: 396) plantea que los cambios que dieron lugar a la transformación de las estancias ganaderas sucedieron hacia las últimas décadas del siglo XVII con la recuperación de la población una vez que hubo pasado la epidemia de fiebre amarilla. Aunque para esta autora no fue sólo un asunto de incremento demográfico, sino también de variaciones en la fortuna de los encomenderos, quienes eran también los principales estancieros. Así, con más demanda y más capital para invertir, los otrora ranchos ganaderos habrían acrecentado su infraestructura, tierras y producción. Hunt sospecha que ya para 1682 había una producción agrícola a gran escala acompañada de un agotamiento de la encomienda (: 442). García Bernal (1994: 381, 385) perfila su disquisición sobre la transformación de las estancias ganaderas en este mismo sentido. Esta autora explica que para 1688 las propiedades ganaderas se habían consolidado como las únicas empresas susceptibles de explotarse a escala comercial, toda vez que la provincia no ofrecía el estímulo de los metales preciosos ni contaba con productos agrícolas de exportación. De esta manera, sostiene la tesis de que a fines del siglo XVII algunas propiedades ganaderas ya habían iniciado el proceso de conversión en haciendas, al haber introducido la producción de maíz, quizá con el propósito de abordar en un futuro la comercialización a gran escala.

Sin embargo, como se verá más adelante, este proceso fue lento y se tuvo que acompañar del debilitamiento del pueblo de indios, estructura con la cual competían las fincas por recursos y de la cual se alimentaban. Además, las haciendas tenían varias ventajas sobre los pueblos, entre las que sobresalen mayores posibilidades para el almacenamiento y el transporte, así como más capacidad para ejercer presión y especular en los mercados del maíz (Oweneel, 1998: 117). Halperin (1985: 39) explica esta relación entre la agricultura de hacienda y de comunidad en los siguientes términos: la primera obtiene beneficios en etapas de crisis agrícolas, más que por alguna superioridad productiva, por la posibilidad de construir depósitos de cereales y de crear reservas a la espera de precios más altos; en tiempos menos críticos, esa misma superioridad hace posible a los hacendados tomar a su cargo la comercialización en el mercado de una parte del excedente de la agricultura campesina (incluidos los pueblos) y ganar terreno sobre las comunidades acaparando sus tierras.

Lo cierto es que en la documentación existen evidencias suficientes para asentar que ya en el siglo XVIII los dueños de la tierra no indios se vieron atraídos a cultivar maíz para vender a los pósitos de Mérida y Valladolid. Situación que se vio favorecida por la localización que las fincas tenían de antaño cercana a estos mercados. Paralelamente, la demanda de alimentos también estimuló la producción de arroz en las zonas de Campeche y La Sierra Alta. Casi todo el reducto se enviaba a las ciudades, en especial en tiempos de escasez. Entre tanto, la ganadería se volvió más intensiva y el cultivo del algodón por parte de españoles se extendió hacia toda la provincia.

En franca expansión, las estancias requirieron mayores extensiones de tierra que les permitieran competir con la producción indígena. De acuerdo con Hans Prem (1988: 5), la historia del origen de la hacienda no se puede considerar separada de la destrucción de la tenencia de la tierra indígena. Pronto se aceleró el proceso de enajenación de las tierras de indios que había comenzado a mediados del siglo XVII. Durante la Colonia fueron al menos cinco los mecanismos mediante los cuales se transfirieron recursos territoriales de la esfera nativa a la española: las *mercedes reales* que la Corona otorgó desde las primeras décadas de la colonización; las *composiciones*, especialmente en las últimas décadas de la dominación extranjera; la *desamortización* de las estancias de cofradía; el arrendamiento de *terrenos baldíos* y, el desarrollo de un *mercado de la tierra indígena* tanto comunal como privada que cobró fuerza a lo largo del siglo XVIII. Sin embargo, estudios recientes han mostrado que el principal origen de la propiedad española se encuentra en este último mecanismo que, en el marco de una economía monetizada, convirtió a la tierra en un bien al que muchos mayas acudieron para obtener recursos en plata que les permitieron resolver problemas económicos como sufragar sus impuestos, hacer frente a calamidades y adquirir otros bienes de consumo. Ante el acoso de los finqueros que demandaban tierras para fundar nuevas estancias o para extender las ya existentes, los caciques y cabildos vendían las tierras comunales que consideraban sobrantes, y las familias e individuos también vieron en este medio una posibilidad de acceder a recursos monetarios. Este fenómeno de privatización de largo plazo comenzó a finales del siglo XVII, se intensificó a mediados del XVIII y continuó hasta finales de la época colonial (Bracamonte, 2003: 114, 1130, 150, 152).

Al parecer, al menos hasta las postrimerías de la época colonial, los trabajadores que residían de forma permanente en las estancias lo hicieron de manera voluntaria, atraídos, en parte, por las ventajas que ofrecía vivir fuera del alcance de las autoridades de las repúblicas de indios, así como de curas y otros funcionarios coloniales (Farriss, 1992: 149). Ni siquiera fueron las deudas las que retuvieron a los indios en las estancias, al menos hasta finales del siglo XVIII, ya que sólo los trabajadores asalariados podían adquirir deudas con los finqueros. Éstas se acumulaban hasta por sumas equivalentes a varios años de trabajo, pero eran consideradas más como un beneficio colateral que los empleados más capacitados y valiosos esperaban conseguir, que como una forma de peonaje. Estudios sobre otras regiones de la Nueva España explican que en un principio las deudas fueron, más que una herramienta coercitiva de los propietarios, un poder de negociación de los trabajadores (Taylor, 1975: 92; Van Young, 1992: 42-43; Grosso, 1999: 238). Las deudas, en las que incurrían igualmente los mayorales blancos, se pagaban a plazos o eran canceladas por los dueños en sus testamentos y, aun cuando no fuera así, no representaban un impedimento para cambiar de empleo. En 1787, por ejemplo, el administrador de la estancia Tixcacal pagó un monto de 21 pesos y 6 reales por la deuda que Manuel Sumbado había contraído con la estancia Xuacchen, para así poder contar con sus servicios como vaquero.[77] Esto indica que en ciertas ocasiones, cuando algún trabajador que se encontraba endeudado con la finca para la que trabajaba se mudaba de trabajo, su saldo se transfería a la nueva empresa. El único caso en que la deuda se cancelaba era cuando el trabajador moría, ya que al parecer, al menos hasta finales del siglo XVIII, las deudas no se traspasaban a los familiares.[78]

Frente a su expansión productiva, las ahora haciendas agrícola-ganaderas pronto atrajeron más mano de obra permanente. La inserción de un contingente importante de indios al trabajo en las estancias implicó una reelaboración de algunas de las formas de organización social propias de la población maya, como aquellas que vinculaban a los individuos a la tierra y al trabajo. El cambio más importante fue que el trabajo de los mayas no se organizaría más en el ámbito de la vida corporativa de los pueblos, sino como parte integral de la esfera privada de la producción. Ello no quiere decir que toda la serie de relaciones que se establecieron en las estancias hayan surgido de la nada, puesto que se edificaron a partir de estructuras preexistentes, y refuncionalizaron algunas formas previas de organización e innovaron otras.

Al igual que en los pueblos de indios, por ejemplo, el acceso a la tierra en las estancias estuvo estrechamente vinculado con la organización laboral. Así, la mayoría de los indios que se adscribían al servicio de las fincas rurales podían utilizar la tierra a cambio del trabajo que realizarían en favor del propietario español. Esta modalidad posibilitaba al estanciero hacerse de otro recurso básico además de la tierra: la fuerza laboral. En las fincas ga-

[77] AGI, México 3069. Autos obrados para la libertad de Enrique de los Reyes y desembargo de sus bienes, f. 34r.

[78] DIHC, vol. 1, p. 51.

naderas y agrícolas del siglo XVIII en Yucatán, había básicamente tres clases de trabajadores: *a*) los asalariados, quienes recibían dinero y raciones de alimento por su trabajo, y habitaban de manera permanente en la propiedad; *b*) los temporales, que acudían a las estancias para cumplir el servicio por "mandamiento" que debían realizar los indios por su pertenencia a determinada república, y *c*) los llamados *luneros* o *colcabes*, quienes residían de forma permanente en las tierras de la estancia a cambio de realizar un día de trabajo en favor del dueño de la finca, pero que no recibían ninguna clase de salario ni ración de alimento.

La expansión agrícola de las fincas rurales se dio gracias a esta última clase de trabajadores, quienes establecieron una relación particular con quien tenía en sus manos el manejo de los recursos fundamentales para su subsistencia: tierra y agua. Un experto en leyes de la época aseguraba que a esta clase de trabajadores se les debía denominar como *enfiteutecarios*:

> porque sólo contribuyen al señor propietario con una moderada pensión en reconocimiento del verdadero dominio que conservan sobre las tierras u agua que usufructúan sus feudatarios, siendo un equivalente al servicio personal que los indios luneros prestan a los estancieros por el beneficio que de ellos reciben en el goce de dichas tierras y aguas que consumen.[79]

De acuerdo con las palabras de este observador, la relación que se estableció entre luneros o *colcabes* y estancieros era una donde el acceso a los recursos se sustentaba en un reconocimiento de dependencia, mismo que se expresaba en el trabajo que se realizaba en favor de aquél. Esta modalidad para organizar la mano de obra no fue una innovación de las fincas rurales del siglo XVIII, sino que se reestructuró una forma de dependencia característica de los pueblos de indios donde el derecho al uso de la tierra se daba por la pertenencia a una unidad de organización y por la cual se debía realizar una serie de servicios que afirmaban la pertenencia de los individuos a la república, con el concomitante derecho a usufructuar los recursos de la entidad corporativa. Si bien esta forma de acceder a la tierra para los indios, y de hacerse de mano de obra para los propietarios no indios, se ancló en formas de organización previamente existentes en los pueblos, al parecer fue común en varios lugares de la América hispánica de la época borbónica. Así en Chile como en Perú, donde a los llamados *yanaconas*, o peones residentes, se les pagaba con el alquiler de tierras de subsistencia (Brading, 1990: 118).

[79] *Ibidem*, vol. 1, p. 77.

En este sentido cabe destacar que la adscripción de indios *colcabes* a las estancias jugó un papel fundamental en su desarrollo y crecimiento. Al analizar el occidente de la Nueva España Van Young (1992: 41) subrayó la contribución del trabajo, al considerar como un componente del proceso de la producción agrícola al desarrollo agrario de fines del periodo colonial. Este autor afirma que el trabajo barato apoyó la expansión de la agricultura comercializada y eliminó la necesidad de innovación tecnológica (: 44). Así, la introducción y cultivo de maíz al interior de las estancias yucatecas estuvo estrechamente relacionado con el afianzamiento de una mano de obra estable que a cambio de tierra permitía la alimentación de los sirvientes asalariados y peones de tiempo completo, al mismo tiempo que consolidaba las condiciones laborales necesarias para la posterior introducción de grandes cultivos comerciales. De ahí que para Bracamonte (1993: 63), el maíz haya sido el medio para la sujeción de los mayas al fundo de las haciendas, pues su mayor utilidad radicó, más que en el comercio, en la alimentación de los sirvientes asalariados que no producían su propio sustento y, en consecuencia, en la creación de los indígenas serviles (: 67). Un planteamiento semejante se ha esbozado para regiones en las que al parecer la agricultura comercial era más intensiva que en Yucatán, como en Morelos, donde los propietarios de las haciendas arrendaban parcelas de tierra a agricultores conocidos como *pegujaleros*, quienes producían el maíz en estas fincas. La renta usualmente se pagaba en especie y proveía a los hacendados del maíz necesario para dar las raciones diarias a sus trabajadores asalariados y, en algunas ocasiones, para vender en los mercados locales (Cheryl, 1982: 410).

En los últimos 50 años del régimen colonial, a la par que el desarrollo agrícola particular se reforzaba, el sistema de luneros cobró vida y los finqueros españoles entraron en competencia con los pueblos de indios por los recursos territoriales y la mano de obra. Este fenómeno trajo consigo la coexistencia de dos sistemas diferentes: por un lado el tributario, que se sustentaba en los pueblos de indios y sus instituciones; por otro, la producción privada representada en las fincas españolas. Ello generó un enfrentamiento continuo entre los labradores españoles con la burocracia provincial y en general con cuantos dependían del tributo.

Aunque ya en el siglo XIX la figura del *lunero* comenzó a vivir un proceso de transformación que lo acercaría cada vez más a la del peón asalariado. Esto fue debido a la introducción en las haciendas yucatecas del *trabajo por tareas*, lo que permitió a las fincas regular la afluencia de mano de obra de los luneros en épocas en las que requería mayor labor. De esta forma nos encontramos con un sistema mixto en el que coexistió el trabajo semanal con el asalariado, el cual se enfocó en su mayoría al trabajo agrícola (Bracamonte, 1993: 137-142).

El pueblo colonial en crisis

Si en el capítulo anterior vimos que los pueblos de indios fueron la columna vertebral del sistema colonial, no sólo en su expresión regional yucateca sino prácticamente en toda la Nueva España, no es de extrañar que también hayan sido partícipes de la serie de transformaciones del último siglo colonial que se han analizado en este capítulo. Partícipes, por un lado, porque los problemas internos que muchos que éstos experimentaban ya desde finales del XVII les hicieron imposible encarar la emergencia de nuevos centros productivos y ello facilitó el tránsito de recursos y mano de obra a las empresas emergentes; y por el otro, porque todos aquellos cambios agravaron todavía más sus condiciones ya de por sí precarias. En suma, el siglo XVIII se caracterizó también por un debilitamiento y una crisis generalizada de los pueblos de indios.

De acuerdo con García Martínez (1990: 105-106), los pueblos de indios del siglo XVIII perdieron significación política, en parte, porque fueron incapaces de encarar la competencia creada por nuevos centros de poder político y económico como fueron las haciendas y los ranchos. Este proceso se acentuó por los problemas políticos y conflictos internos que contribuyeron a erosionar las bases políticas de los pueblos. Este autor define los pueblos de indios del siglo XVIII como "políticamente irrelevantes, pequeños y fragmentados, limitados a asuntos locales [que] se parecían más a modernas comunidades campesinas que a las corporaciones políticas de las que habían surgido" (: 106).

Quienes han centrado su interés en la historia de los pueblos de indios, en diferentes regiones y desde distintos enfoques, han mostrado la importancia que tuvo el factor demográfico en su desarrollo (Cheryl, 1982: 410; García Martínez, 1987: 259; Molina, 2001: 209). En efecto, el crecimiento demográfico significó una disminución de los recursos disponibles que se tenían que distribuir entre cada vez más gente. La demanda de alimentos en las ciudades trajo consigo una mayor presión sobre los pueblos que se esperaba produjeran los excedentes que hacían falta. Por paradójico que parezca, ante una cosecha pobre o fallida, quienes primero sufrían la carestía eran los propios productores. Por ello, según se abordó en el apartado anterior, las estancias emprendieron el cultivo del maíz, para lo cual requirieron más tierra, mucha de la cual obtuvieron de los pueblos. Estos factores contribuyeron a empobrecer a los pueblos de indios, pero además muchos de sus habitantes, con dificultades para conseguir alimentos, sin tierras y con deudas fiscales, se fueron a radicar a las estancias y haciendas y así se intensificaron las presiones tributarias sobre los contribuyentes que quedaban en los pueblos, lo que acrecentó la crisis fiscal del conjunto. A ello habría que sumar la multiplicidad de casos particulares de corrupción y abuso por parte de autoridades locales. Todo, en conjunto, habría erosionado las bases políticas que sustentaban los pueblos de indios coloniales. Una situación muy semejante ha sido retratada por Molina del Villar (2001: 24), quien en su estudio sobre la propagación del *matlazahuatl* plantea que mientras que la población del siglo XVIII creció de manera notable, los habitantes de los pueblos del área de Toluca y de Puebla-Tlaxcala vivieron en condiciones cada vez más difíciles entre las que destacaban fenómenos como crisis tributarias, pérdidas de tierras, crisis políticas, agravamiento de abusos y corrupción por parte de autoridades locales.

Así, en Yucatán, no fueron pocos los litigios que se establecieron en denuncia de las excesivas cargas económicas y laborales que pesaban sobre las espaladas de los indios de los pueblos, así como de los malos tratos que recibían por parte de españoles y autoridades locales que los conminaban a cumplir con todas las exigencias. Además, como ya se adelantó, hubo una pérdida paulatina tanto de las tierras comunales de cada república como de las que estaban en manos privadas, ya fuera de individuos o de grupos de parientes. El detrimento de un control efectivo sobre estos recursos puso en tela de juicio la legitimidad de la dirigencia nativa y erosionó las bases políticas que sustentaban a las repúblicas de indios. Fue entonces que muchos mayas exploraron formas alternativas de acceder a los recursos que garantizaran su subsistencia, ya fuera como individuos o como grupos (Peniche, 1999: 157). Una de ellas fue la migración hacia las fincas. De forma gradual estos centros de producción se convirtieron en una alternativa para los indios que buscaban opciones de vida fuera de sus pueblos de origen, alentados por la necesidad de los empresarios españoles de allegarse de mano de obra. Su atractivo más evidente era la posibilidad que representaban evadir una parte importante de las cargas a las que se veían sujetos en sus pueblos de origen, como los *tequios*, los repartimientos y los servicios personales. Pero además, la adscripción de los indios a las estancias significó la oportunidad de negar su pertenencia a determinada república y acceder por nuevos caminos a los recursos necesarios para su reproducción física y social. Para García Bernal (1994: 392), la creciente incorporación de los indios en las estancias significó para el mundo indígena una ruptura de su cohesión interna.

De esta manera, la diáspora maya trajo consigo transformaciones importantes en las estancias coloniales, sobre todo, porque los lazos que vinculaban a los mayas con la tierra y con la organización del trabajo colectivo dejaron de formar parte integral de la vida corporativa de los pueblos de indios, y comenzaron a reestructurarse en el ámbito de la esfera privada de la producción. En este sentido apunta el análisis de Cheryl (1982: 419) respecto a Morelos, en el que se señala que los indios que se adscribieron al trabajo de las haciendas tuvieron que encarar a los hacendados como individuos despojados de la protección legal de que gozaban en sus comunidades.

Al mismo tiempo que la migración benefició a las estancias españolas dotándolas de una planta laboral relativamente estable, disminuía en los pueblos uno de los recursos básicos de su funcionamiento como corporación: el trabajo de la población sujeta. Tal fenómeno trajo consigo un debilitamiento de la legitimidad de los dirigentes indígenas y, de manera conjunta, de la reproducción y el funcionamiento interno de las entidades políticas indígenas que a lo largo de la Colonia hubieran sido las más importantes. Se ha señalado que al entrar en crisis el papel controlador de las autoridades indígenas sobre la fuerza de trabajo masiva, la recaudación tributaria y las finanzas comunitarias, se cuestionó la vigencia de los lazos políticos internos, dando origen a la fragmentación de los pueblos de indios y a la migración (García Castro, 1997: 25).

Por otro lado, el paulatino acaparamiento de tierras por parte de los españoles significó otro quebranto para los pueblos de indios. Adicionalmente, el impulso de la ganadería y agricultura, que caracterizó las últimas décadas de la Colonia, trajo consigo que se hayan estipulado normas que limitaban de forma tajante las posesiones comunales, y obligaba al arrendamiento de tierras públicas y permitía la denuncia, ocupación y composición de tierras tomadas como baldías. El procedimiento de las composiciones permitió legalizar tierra usurpada de manera ilegal o sobre la que los indios no tenían instrumentos de posesión válidos, así como denunciar tierras ocupadas para adquirirlas mediante un pago a las arcas reales. Se fijaron nuevos linderos que tendieron a restringir las posesiones de los pueblos, que fueron consideradas en una extensión máxima de cuatro leguas cuadradas. Así, las demasías de tierras fueron tomadas como desocupadas o baldías. De esta manera, la venta de tierras privadas a españoles, la necesidad de los indígenas de acceder a recursos monetarios, las composiciones y el arrendamiento de terrenos baldíos, terminaron de arar el terreno para que ya entrado el siglo XIX las leyes de colonización y la denuncia de baldíos, hayan sido los procedimientos del despojo generalizado.

Además de la enajenación de tierras, el desarrollo de las fincas ganaderas generó un conflicto por su uso. Los españoles aprovecharon la norma castellana de pastos comunes, y permitieron que el ganado de las fincas pastara libremente en las tierras comunes de los pueblos y tierras realengas. Para evitar conflictos, la legislación establecía que las fincas debían ubicarse a no menos de dos leguas del pueblo más cercano. De hecho, uno de los requisitos con los que se debía cumplir para tener licencia para poblar una estancia con ganado mayor, era conseguir certificaciones de las autoridades de las repúblicas indígenas cercanas a la propiedad, donde se asentara que tal finca no causaría daño al pueblo. Sin embargo, esta reglamentación se convirtió en letra muerta y con frecuencia el ganado de las estancias invadía y dañaba las milpas de los indios. No fueron pocas las quejas que se establecieron en este sentido (García Bernal, 1972: 9; Hunt, 1974: 377; Farriss, 1992: 153; Bracamonte, 1993: 33, 2003: 206). En su estudio sobre las haciendas yucatecas, Pedro Bracamonte (1993: 33) refiere que este problema fue más notorio en la región noroeste, donde los hacendados se disputaban el uso de los montes baldíos y las fuentes naturales de agua, más que en otras regiones. Para este autor el problema de la invasión del ganado de las fincas privadas fue de tal importancia, que se podría inferir que al iniciarse el siglo XIX pesaba casi tanto como el despojo agrario (: 30).

En suma, los pueblos dejaron de ser la unidad por excelencia que determinaba el acceso de los mayas a la tierra, así como de la organización y extracción de la fuerza laboral indígena, a la par que las estancias se afianzaban como centros de producción y poblamiento. El último siglo colonial y los cambios sociales, políticos y económicos que en él sucedieron, representaron un proceso paulatino de ruptura con el pasado que preparó el escenario para que, entrado el siglo XIX, la legislación liberal de México independiente haya terminado de reconfigurar la organización sociopolítica indígena que se había mantenido en el régimen colonial.

Los principios de corporativismo en torno a los cuales se había organizado la sociedad maya durante siglos se vieron sometidos a un fuerte ataque, en especial porque la organización de los pueblos de indios, al margen del resto de la sociedad, iba contra los ideales liberales de libertad e igualdad; por tanto, se abolieron las repúblicas en favor de municipalidades gobernadas por cabildos constitucionales elegidos por todos los residentes. Así, el advenimiento de la constitución española en 1812 dejó sin apoyo jurídico las instancias de gobierno que mantenían los antiguos cabildos indígenas. Sin embargo, la estructura de las autoridades indígenas se mantuvo y se refuncionalizó de acuerdo con las nuevas circunstancias. El desconocimiento que la Constitución gaditana (1812-1814 y 1820-1821) hizo de las autoridades tradicionales fue más legal que real (Güemez, 2001: 185). Pero, los pueblos y sus autoridades locales, restringidos en sus alcances y funciones, se acercaron más a lo que Erick Wolf (1976: 1-18) ha caracterizado como "comunidad corporativa cerrada".

Las haciendas terminaron de consolidarse como importantes centros de población, y llegaron a formar imágenes deformadas de los pueblos congregados de los pueblos de indios, aunque sobrepasándolos muchas veces en tamaño y densidad. Asimismo, en el siglo XIX las fincas comenzaron a ejercer mayor presión sobre las tierras de los ahora municipios, y el acasillamiento de los peones por endeudamiento se convirtió en una constante. De manera que la incorporación y permanencia de los indios en sus labores dejó de ser una elección y se convirtió en la única alternativa para muchos mayas despojados de los derechos corporativos que les brindaban las repúblicas de indios.

La decadencia de los antiguos mecanismos de exacción

El siglo XVIII fue testigo del crecimiento de las estancias de los españoles que, de ser empresas simples dedicadas exclusivamente a la ganadería, se transformaron en instituciones más complejas con una producción diversificada y una población trabajadora estable. Las fincas en expansión representaron nuevas formas de producción para un sistema que hasta entonces se había cimentado en la explotación de la fuerza de trabajo indígena y algunas de sus formas de organización social. Para Robert Patch (1993: 137-138, 167) este proceso significó el giro de una sociedad colonial a otra neocolonial. En el siglo XVIII los españoles comenzaron a utilizar a la propiedad privada como mecanismo principal de acumulación de capital, así los campesinos independientes perdieron su importancia y muchos mayas pasaron a ser parte de una nueva clase social dependiente de los terratenientes. En el pasado, el colonialismo había vivido de la población nativa adueñándose de la producción de sus excedentes. Ahora, cada vez más, se fortalecía un sistema donde el trabajo nativo era directamente controlado por los españoles que llevaban a cabo la producción en sus propias fincas.

En paralelo, los mecanismos mediante los cuales el colonialismo se había apropiado del trabajo de los indios, y las instituciones que sustentaron estas prácticas permitieron la articulación entre las sociedades maya y española, se encaminaron en un terraplén que durante todo el siglo XVIII acentuaría su pendiente y a la postre llevaría a su total desaparición. Aquí sobresalen tres fenómenos que se desarrollaron de manera recíproca: la crisis en el funcionamiento interno de los pueblos de indios analizado en el apartado anterior, el fin de la encomienda y la cancelación formal de los repartimientos de géneros y los servicios personales.

Al mismo tiempo que las repúblicas de indios deambulaban en medio de una crisis interna frente al crecimiento de las estancias en producción, tamaño y planta laboral estable, el sistema tributario colonial sufría un fuerte embate. Al abandonar sus pueblos, los indios también eludían sus cargas fiscales. Si bien los propietarios estaban obligados a reportar los impuestos de sus trabajadores asalariados, se ha visto ya que la mayoría de los indios que se incorporaron al servicio de las estancias lo hicieron como *colcabes*, es decir, que formalmente debían continuar con el pago de sus cargas en sus pueblos de adscripción. En cierta medida se seguía reconociendo al pueblo y a sus instituciones como base fundamental de la tributación y el vasallaje. Esta condición fue favorable para los finqueros, pues durante casi toda la Colonia los *colcabes* sirvieron de manera voluntaria en sus propiedades, hecho que los dotó de mano de obra estable sin la necesidad de recurrir a estrategias de reclutamiento y retención forzosa de sus trabajadores.

Sin embargo, la dispersión de los mayas representó para la burocracia colonial serias dificultades para lograr una recaudación efectiva. A medida en que cobraban fuerza los nuevos asentamientos en detrimento de los pueblos de indios, la Corona consideró la posibilidad de hacer a los finqueros responsables directos de la tributación de todos sus trabajadores, incluidos los *colcabes*.[80] Pero fue hasta 1785 cuando la gobernación de la provincia de Yucatán obligó a los dueños de haciendas y estancias a pagar por vaqueros asalariados y "los demás residentes que llaman luneros" los 14 reales anuales que se debían de tributo. En caso de no cumplir con lo estipulado, se privaría a los estancieros del servicio de los indios, mismos que deberían ser regresados a cualquier pueblo del mismo curato.[81] Pero puesto que –como se ha visto– los *colcabes* no recibían salario ni jornal alguno por su trabajo, el ayuntamiento interpuso una apelación donde argumentaba que los dueños de haciendas y estancias no tenían facultad para cobrar a los luneros el tributo que pagaran por ellos y, como no tenían forma de apremiarlos, de forma irremediable huirían de las estancias debiendo al finquero. El ayuntamiento solicitó la total revocación del mandato, pues señalaba que su cumplimien-

[80] DIHC, vol. 1, MCMLIV, p. 64. Esta cédula fue citada textualmente en 1786 por el contador oficial real de la provincia de Yucatán Diego Lanz, quien argumentaba en favor de la gobernación de la provincia para hacer que los finqueros de la región pagaran los tributos de sus trabajadores.

[81] *Ibidem*, vol. 1, p. 45.

to causaría "total estrago en la provincia", pues no sólo se afectaría al gremio de estancieros, sino también al común que dependía de su abasto.[82]

El gobernador de Yucatán declaró no tener lugar la suspensión del mandato de la Corona, en parte, porque los integrantes del ayuntamiento no debían ejercer su cargo en favor de los particulares. Pero muchos de ellos eran también propietarios de una o varias fincas, así que a través de sus puestos políticos representaron sus intereses y expresaron su rechazo a pagar los tributos de todos sus sirvientes:

> ¿y porqué no podrá representar por el cuerpo de los hacenderos, no en utilidad suya, sino en cuanto conduce al bien común a quien abastece con carne?, si mira que el bando va a arruinar insensiblemente los ganados de las haciendas ¿porqué no ha de hablar para que se revoque, como perjudicial que es a la república?, si debe mirar por la conservación de una parte mecánica necesaria a la república, con mayor razón ha de ver por el cuerpo de los hacenderos, que la mantienen diariamente con las carnes de sus ganados... los españoles y los indios componen una misma república, y advierten los políticos ser éstos los pies de ella, por lo que los perjuicios de éstos redundan en el daño del cuerpo.[83]

La negativa de los finqueros españoles para sufragar los adeudos fiscales de sus trabajadores ilustra además sobre la capacidad de las estancias y haciendas de atraer mano de obra. La disposición de la Corona pudo haber sido la oportunidad para retener de manera definitiva a los luneros; sin embargo, la negativa que interpuso el ayuntamiento refleja que tales estrategias hasta finales del siglo XVIII no habían sido necesarias, pues gran parte de las fincas se habían constituido ya como importantes centros de población, y la adscripción y permanencia de los indios en éstos había sido de manera voluntaria, en respuesta al poder atractivo que tuvo para muchos indios el vivir fuera del ámbito de las repúblicas de indios. Este fenómeno se registró en muchos pueblos de la Nueva España que no pudieron hacer frente al avance de las haciendas. Éstas empleaban tanto trabajadores temporales como permanentes, y la recaudación efectiva de tributos se vio seriamente vulnerada (Wood, 1990: 105-106). Pero el umbral del siglo XIX trajo consigo un cambio significativo en el sistema laboral de las propiedades rurales, en tanto el sistema de endeudamiento y acasillamiento de los peones cobró fuerza, y llegó a ser una de las características más importantes en las haciendas decimonónicas.

Las dificultades para recaudar los tributos debilitaron a la encomienda, institución que siglos atrás había funcionado como eje de la articulación

[82] *Ibidem*, vol. 1, pp. 47-49.
[83] *Ibidem*, vol. 1, p. 55.

entre mayas y españoles y que había resistido los intentos emprendidos desde la metrópoli por abolirla. Cuando en 1718 Felipe V emitió un decreto que canceló los derechos de las encomiendas particulares para incorporarlos de manera directa a las arcas de la Corona, Yucatán no se vio afectado por esta medida, ya que se reconocía la necesidad de esta institución en aquella apartada provincia, ceñida por condicionantes geográficas, económicas, políticas y militares particulares: en primer lugar, se aludía a la pobreza del suelo que ni con minerales ni otros recursos económicos permitía el sustento y la prosperidad de los colonos; en segundo lugar, las autoridades reales reconocían la necesidad de los encomenderos en el ámbito militar, ya que éstos, a cambio del derecho de cobrar el tributo de los indios, estaban obligados a defender las costas que se veían frecuentemente amenazadas por bucaneros ingleses (García Bernal, 1972: 1, 41).

Sin embargo, ya desde la primera mitad del siglo se avizoran síntomas de su decadencia. García Bernal (1972: 57) ha mostrado que el porcentaje de impuestos con que contribuían los encomenderos a las arcas de la Corona disminuyó drásticamente a lo largo de los primeros 50 años del siglo XVIII. La evasión indígena, por un lado, y la falta de interés de los encomenderos que incursionaban en nuevos negocios como la producción ganadera y agrícola en las fincas que muchos de ellos tenían, fueron elementos que posiblemente influyeron en este proceso. No obstante, la encomienda retuvo su importancia en el Yucatán del siglo XVIII, pues de las 130 que había cien años atrás, todavía subsistían 115, precisamente en una época en la que los deseos de la Corona eran que desaparecieran por completo. Ello es muestra de las particulares características de Yucatán y de la política especial que las autoridades metropolitanas tuvieron que seguir en esta provincia americana (García Bernal, 1972: 46). Finalmente, después de la severa crisis de subsistencia que vivió Yucatán entre 1765 y 1774, la encomienda comenzó un acusado declive, por lo que para 1780 apenas subsistían 77 de ellas, las cuales fueron abolidas en su totalidad cinco años después, en 1785 (Patch, 1993: 160).

Otro de los procesos que marcó el cambio hacia lo que Nancy Farriss (1992: 569) y Robert Patch (1993: 137-138) han denominado como una sociedad neocolonial, fue la cancelación de los repartimientos en géneros. Este mecanismo de explotación de la mano de obra indígena, según escribí antes, conformó junto con la encomienda uno de los pilares centrales de la economía yucateca a lo largo de prácticamente toda la época de dominación extranjera. A pesar de que formalmente se suspendieron hasta 1783, fueron cuestionados y criticados por el obispo Juan Gómez de Parada desde las primeras décadas del siglo, cuestionamiento que fue acompañado de intentos infructuosos por abolirlos.

La base compulsiva sobre la cual funcionaba el trabajo destinado a los servicios personales y los repartimientos de géneros fue el principal argumento utilizado por el jerarca para pugnar por su cancelación e impulsar la libre contratación de los indios. Las acciones emprendidas por el obispo originaron un abierto enfrentamiento con los principales beneficiarios de estos mecanismos de explotación, representados en el gobernador Antonio de Cortaire y los integrantes del cabildo de la ciudad de Mérida. Los opositores al obispo defendían la coacción con el argumento de que las condiciones de la tierra hacían necesaria la obligación del trabajo de los indios para conseguir el sustento y permanencia de los colonos, quienes de otra forma no podrían acceder a la mano de obra indígena porque, afirmaban, los indios eran incapaces de manejar su libertad por su natural tendencia al ocio (Solís, 2003: 183, 185, 208, 256).

Después de varias diligencias, Gómez de Parada consiguió su objetivo mediante un auto librado por la Audiencia el 30 de abril de 1722, en el que se libró la provisión solicitada para cancelar los servicios personales forzosos en la provincia y, al año siguiente, se le dio una comisión especial para que emprendiera una reforma integral. No obstante, como se ha dicho, la ejecución de ambas órdenes enfrentó la férrea oposición del sector de colonos que se beneficiaba de estos sistemas de trabajo. Además, los objetores argumentaron que después de que se había publicado la disposición de la Audiencia los indios se negaban abiertamente a trabajar, en franca resistencia y de manera que se juzgaba insolente, al punto que se temía una sublevación. En consecuencia, la suspensión fue parcial, tanto de los servicios personales como de los repartimientos (Solís, 2003: 227).

La oposición no cesó y, un año después de que la Audiencia hubiera aprobado la cancelación del trabajo forzoso, el 10 de julio de 1723 el fiscal emitió un parecer donde opinó que, en efecto, dadas las características particulares de la provincia de Yucatán era preciso compeler a los indios al trabajo y servicio personal y que, por tanto, debía guardarse la costumbre que había en ello. Cuando en 1725 se nombró como nuevo gobernador a Antonio de Figueroa, el sistema compulsivo de los servicios y los repartimientos cobró un renovado ímpetu, pues se sostenía que estos mecanismos eran de suma utilidad para el funcionamiento global del sistema, ya que con el circulante monetario que les daba del salario los indígenas afrontaban sus tributos y limosnas. Referencia evidente por su papel integrador en la economía provincial. En ese ánimo, el 1 de julio de 1731 el rey emitió una cédula en la que avaló de nuevo ambos sistemas de control y canalización del trabajo indígena (Solís, 2003: 257-258, 266).

La libre contratación de los indios por la que tanto abogó el obispo Juan Gómez de Parada llegó por otros senderos. Como se vio antes, el desarrollo de las fincas rurales en grandes haciendas agrícolas y ganaderas se dio gracias a la diáspora indígena de estos centros productivos en los que los indios *colcabes* trabajaron de manera libre y voluntaria. Más tarde, después del advenimiento de la Independencia, sería de nuevo la coacción y la imposición la que retendría a los mayas en estos sitios por medio del endeudamiento y acasillamiento, obligándolos a trabajar en beneficio del empresario criollo.

El reformismo borbónico y la desamortización de bienes corporativos

Hasta ahora se ha hecho un bosquejo de una serie de cambios que sucedieron en el Yucatán del siglo XVIII y que, en cadena, condujeron hacia profundas transformaciones en la configuración social de la época. El aumento en la demanda de alimentos para el consumo interno animó la producción agrícola en las propiedades privadas de los españoles, que hasta entonces se habían dedicado de forma exclusiva a la cría de ganado mayor y menor. En adelante, estas empresas despuntaron una competencia abierta con los pueblos de indios por dos recursos fundamentales para la producción: tierra y mano de obra indígena. Este enfrentamiento representó un escollo para la estructura tradicional de la autoridad en los pueblos de indios que desde antiguo había sido la responsable de administrar los recursos y organizar de manera efectiva el trabajo que permitía la circulación de excedentes de la esfera maya a la española. El trabajo de muchos *macehuales* comenzó a ser explotado de manera directa en las ahora haciendas, sin la intervención de la dirigencia nativa. Nuevas relaciones laborales y de producción estaban en marcha.

Pero estas transformaciones, de suyo profundas, fueron forjadas además por la influencia de elementos externos, entre los que cuenta la nueva política emprendida por la entrante dinastía de los Borbones en el reinado de España y sus colonias americanas.[84] El proyecto emprendido por la Corona española en sus dominios de ultramar fue a tal grado reformador que los estudios sobre la época no dudan en llamarlo "la reconquista de América" (Brading, 1990: 94). En específico y por las transformaciones que implicó

[84] Nancy Farriss (1992: 156-157) destaca la presencia de factores internos y externos en el desarrollo y expansión de las fincas rurales: los internos se refieren al crecimiento demográfico, la demanda interna de alimentos, el crecimiento de mercados regionales y el despojo agrario; los externos fueron esencialmente las reformas borbónicas. Sin embargo, para Robert Patch (1993: 25-36) el principal acicate del cambio en la producción fue la demanda interna de alimentos.

para la sociedad maya de Yucatán, sobre todo con la introducción de las intendencias en las últimas décadas del siglo XVIII y la desamortización de bienes corporativos, Nancy Farriss (1992: 539) considera este periodo como una "segunda conquista".

Tras heredar de los Habsburgo una Corona en extremo debilitada, con una autoridad pulverizada y las finanzas prácticamente en banca rota, los Borbón tomaron las riendas del destino de la península Ibérica y sus colonias sobre la base de un Estado absolutista que buscaba terminar con los antiguos intereses provinciales y privilegios corporativos que habían caracterizado los reinados anteriores (Halperin, 1985: 10). Este Estado, en la práctica, era administrado por una "nobleza funcional" que hizo posibles los cambios económicos y administrativos que salvarían a España del hoyo en el que se hallaba sumida (Brading, 1990: 88).

De manera general, para el caso mexicano se han reconocido al menos tres fases distintas en este periodo del reformismo borbónico: 1) los reinados de Felipe V, Fernando VI y la primera etapa de Carlos III, fase que dura más o menos hasta 1776. Se caracteriza por la toma en administración de las rentas enajenadas o arrendadas y el nuevo establecimiento de los monopolios fiscales, con la consiguiente ampliación del aparato burocrático. En esta fase se expulsa a los jesuitas y se robustece el control real y la centralización administrativa; 2) inicia con la llegada de José de Gálvez en el Ministerio de Indias (1776-1786). Ésta es la época del reformismo "radical" en el que se restan facultades a los virreyes, se trata de fortalecer las finanzas municipales con el establecimiento de la Contaduría de Propios, Arbitrios y Bienes de Comunidad, se establece la comandancia de provincias internas y se introduce el comercio libre, se prohíben los repartimientos, se establecen las intendencias, se lucha contra los privilegios eclesiásticos y gremiales. Predominan en esta fase las tendencias de descentralización y liberación política y económica; 3) la tercera fase comienza en 1787 con la muerte de Gálvez y sigue hasta el movimiento de Independencia (Pietschmann, 1992a: 57-61). Veamos con más detalle:

Ampliación de las facultades del Estado, centralización administrativa, racionalización fiscal y recuperación de la economía fueron, en suma, los métodos empleados por el Despotismo Ilustrado encabezado por los Borbones. Sin embargo, esta reordenación profunda de las relaciones administrativas y mercantiles que España (y de manera paralela también Portugal) emprendió en sus posesiones americanas a partir de la segunda mitad del siglo XVIII, no es sino una tentativa más amplia por alcanzar una posición menos marginal en un sistema europeo que se estaba haciendo mundial (Arcila, 1974:

28; Halperin, 1985: 17). Si en efecto estas reformas fueron impulsoras de nuevas tendencias económicas y administrativas, la investigación relativa a la época ha subrayado que las reformas borbónicas en América alcanzaron éxito porque aprovecharon la recuperación demográfica y la expansión económica que ya estaba en marcha para fortalecer al imperio como entidad única y mejorar la posición de España en los terrenos de la competencia internacional (Hamnnet, 1991: 68; Vázquez, 1992: 14-15; Van Young, 1992: 21). De acuerdo con Van Young (1992: 21), "el siglo XVIII fue para México una era de paradoja", pues si bien se registró lo que se ha clasificado como una prosperidad comercial y la maquinaria fiscal se dedicó a extraer excedentes aún mayores de la Nueva España, en tierras americanas se vivió una creciente pauperización (: 64). En este sentido, la historiografía de las últimas décadas ha insistido en la necesidad de delimitar hasta qué punto se pusieron en marcha las denominadas reformas borbónicas, así como evaluar el éxito que tuvieron (Vázquez, 1992: 12). De tal suerte, se ha llegado a cuestionar la mentada prosperidad económica y comercial del siglo previo al movimiento de Independencia (Pérez, 1992: 109; Van Young, 1992: 47). Van Young (1992: 51), incluso ha descrito este siglo como uno en el que "los ricos se vuelven más ricos y los pobres más pobres".

Depende, según sostiene Hamnnet (1991: 67), del enfoque metodológico por el que se opte para el análisis historiográfico, si se privilegia el punto de vista imperial, el siglo XVIII puede ser visto, en efecto, como uno de prosperidad y de recuperación económica, pero si se da preferencia al lado novohispano, puede pensarse entonces en un siglo de empobrecimiento y de reducción de los márgenes de acción política. Pérez Herrero (1992: 110) escribe que "el siglo XVIII fue más rico para España pero más pobre para la Nueva España".

En el ámbito político, según Brading (1992), las reformas borbónicas significaron ante todo una verdadera revolución en el gobierno. Las ordenanzas reestructuraron las unidades político-territoriales novohispanas: eliminaron las alcaldías mayores y crearon subdelegaciones, se prefirió tener un mejor control sobre los ayuntamientos de las ciudades, no tanto en su función como en los componentes sociales que lo formaban. La creación de las intendencias dio prioridad a las provincias, pero la nueva autoridad no llegaba fácilmente. Estas nuevas figuras político-administrativas (las intendencias) pretendían ser centros ejecutivos de jurisdicción más reducida que los virreinatos, y reunían atribuciones en las esferas de guerra y hacienda (Halperin, 1985: 51). Los intendentes necesitaban del auxilio de subdelegados destinados a reemplazar a corregidores y alcaldes mayores, aunque cubriendo áreas más bastas (: 71).

Sin embargo, de acuerdo con Van Young (1992: 25), el que estas reformas hayan revolucionado algo más fuera de la estructura de la burocracia colonial, es todavía una interrogante abierta. Mientras que algunos autores plantean que con las reformas borbónicas parte de la autonomía de que habían gozado las repúblicas de indios se perdió por las restricciones judiciales, políticas y económicas a las que se ven sujetas, debilitando la institución comunitaria (Bailón, 1999: 54), otros sostienen que la reestructuración política emprendida por la Corona afectó poco a los pueblos de indios, ya que su estructura se mantuvo casi intacta, así como su relación con las nuevas estructuras de poder local (Escobar, 2000: 88). Para Pietschmann (1992a: 36), las medidas tomadas por Gálvez respecto a los indios tendieron a romper la actitud tradicional "paternalista" hacia los súbditos americanos. En el marco de la Ilustración, la idea era convertir al indio en vasallo útil para el Estado, se le daba la posibilidad de ganarse la vida en actividades "provechosas" sin someterlo a lazos de dependencia que limitaran el marco de libertad personal. Lo cierto es que, como ha referido Hamnnet (1991: 67), todavía existe "un hueco en nuestra comprensión" en cuanto a los efectos que tuvo en los diferentes sectores del mundo colonial el reordenamiento político puesto en marcha por los Borbones.

Uno de los aspectos que más ha llamado la atención sobre este periodo de la historia de México ha sido el económico. Y es que, como ya he referido, el pensamiento liberal difundió ampliamente la idea de que hubo un renovado impulso económico que trajo consigo auge y prosperidad. Sin embargo, esta premisa ha sido también, como la política, puesta en tela de juicio por la historiografía contemporánea (Van Young, 1992: 23; Pérez, 1998: 17). Puesto que por mucho tiempo se consideró al siglo XVII como un siglo de depresión, el supuesto auge económico de la Nueva España en el siguiente siglo se atribuyó a la política progresista de los Borbones. Pero investigaciones recientes han subrayado que el siglo XVII en la Nueva España no fue, como en España, un siglo de crisis, sino de autosuficiencia y de la consolidación que permitiría el crecimiento que se produjo en el XVIII (Vázquez, 1992: 14-15). En este sentido, para algunos autores como Coastsworth (1990)[85] el comienzo del crecimiento económico fue previo a la introducción de las reformas, es decir, que éstas se beneficiaron de él. Por el contrario, encuentra que el periodo colonial terminó con fuertes turbulencias económicas, antes que con el éxito que mostraban las cifras oficiales. Garner (1993),[86] por su parte, correlaciona los índices de crecimiento económico (producción

[85] *Apud* Pérez, 1998: 23.
[86] *Idem.*

interna) con los del aumento poblacional, y encuentra que al medir el crecimiento *per cápita* las tasas de crecimiento económico no son tan altas como las mostradas tradicionalmente. Así, la relación entre recursos y población en la segunda mitad del siglo XVIII parecería dibujar una especie de ciclo malthusiano en el que la expansión demográfica rebasó al crecimiento agrícola (Halperin, 1985: 38; Pérez, 1992: 127; Vázquez, 1992: 23).

Los estudios sobre historia económica apuntan que el que parece haber sido el sostén económico de la administración borbónica fue el sector minero, siendo la plata el principal metal para la Nueva España (Halperin, 1985: 20, 36; Brading, 1988: 298-299; Hamnett, 1992: 69). No obstante, Halperin (1985: 38) denomina a la minería mexicana como reflejo de la "ambigua prosperidad de la Nueva España borbónica". Y es que de acuerdo con éste, el proceso subyacente parece ser, antes que la expansión minera, la de la agricultura, sostenida a su vez por el crecimiento de la población.

Quizá por ello los ideólogos del reformismo borbónico propusieron que la riqueza no sólo se encontraba en los metales preciosos ni en los depósitos de oro y plata, sino que también en la industria y en la agricultura en abundancia (Arcila, 1974: 18, 20). Sin embargo, el apoyo que la Corona dio a la producción agrícola fue más aparente que real. Investigaciones abocadas a este periodo de la historia, coinciden en señalar que el aumento en la producción no se dio gracias a una intensificación en la productividad, sino a una ampliación de sus medios, fundamentalmente tierra y mano de obra (Pérez, 1992: 121, 1998: 26). Al analizar la estructura económica rural en el occidente de la Nueva España en el siglo XVIII, Van Young (1992: 21-22) encuentra que si bien los niveles absolutos de la producción agrícola y ganadera parecen haberse elevado de manera considerable, la productividad relativa parece haberse estancado. En tanto los precios a la alza de productos agrícolas y ganaderos hicieron más rentable la agricultura a gran escala, los salarios decrecientes para el trabajo en el campo contribuyeron a consolidar un "proceso de proletarización rural". Para este autor "en términos de la distribución social general de la riqueza, entonces, el siglo XVIII fue una época de claroscuro, un dibujo de luz y oscuridad, de vivir los contrastes y contradicciones". En suma, parecería difícil sostener aún que en los últimos 50 años del régimen colonial en la Nueva España las reformas borbónicas hayan impulsado un crecimiento económico generalizado y una modernización de las formas de producción agrícola.

A medida que los excedentes agrícolas crecían y se extendía la comercialización, las crisis de escasez y hambre parecían hacerse más frecuentes y de mayor magnitud. En este sentido, Brading y Wu (1973: 2) cuestionan también la visión optimista respecto a la llamada prosperidad borbónica, en especial cuando se miran las crisis que asolaron a la Nueva España en la segunda mitad del último siglo colonial. Lo que se advierte es un "mundo desesperado viviendo cerca de los márgenes de la subsistencia" afectado por los fenómenos "gemelos" de epidemias y hambrunas. Estos autores sostienen que las crisis agrícolas en este siglo estuvieron claramente marcadas por alzas dramáticas en los precios del maíz, lo que provocó dislocaciones en la vida económica de los pueblos y el campo, y llevó hambre, migración interna, bandidaje y enfermedad. Van Young (1992: 74-76) explica que los precios de los cereales básicos se elevaron como lo hicieron porque el crecimiento sobrepasó la producción general. El crecimiento de la población, especialmente el sector urbano, exacerbó los problemas existentes de producción y oferta, llevando progresivamente la producción de granos a manos de los grandes productores, quienes tenían la capacidad de especular en tiempos de escasez, y amplificar así las oscilaciones hacia arriba.

El apoyo que la administración borbónica brindó al agro se relacionó con facilidades para ocupar tierras que eran consideradas ociosas, así como con un impulso decidido al comercio. Sin embargo, como sucedió en otras colonias de la América hispánica, el acicate del crecimiento interno fue, principalmente, la creciente demanda urbana de alimentos (Brading, 1990: 117). El comercio libre se introdujo en España y en las islas del Caribe en 1765, se extendió a Yucatán en 1770 y al resto del imperio en 1778, excepto México y Venezuela que al fin fueron incluidos en 1789. Esto significaba que los buques podrían navegar directamente entre los puertos del imperio sin necesidad de convoy o licencia especial, al tiempo que se simplificaron y redujeron los antiguos derechos de importación y exportación (Farriss, 1992: 557). Ello trajo como consecuencia una integración de los mercados interno y externo (Miño, 1992: 76).

Sin embargo, Pérez Herrero (1992: 115; 1998: 28) enfatiza que no se debe confundir este reglamento de comercio libre con los principios del liberalismo económico, puesto que su fin era promover el comercio para ampliar los beneficios de la Real Hacienda. Aun con la liberalización, siguieron las fuertes cargas impositivas a las transacciones comerciales internas y externas. Para fines del siglo XVIII una cantidad considerable de contratos se seguían haciendo sobre la base de relaciones de poder derivadas del clientelaje y la dominación política, y no por el mercado (: 37). Pero también parece factible que en esta política comercial haya jugado un papel importante la intención de dar un nuevo vigor al comercio metropolitano ante el avance acelerado del contrabando (Halperin, 1985: 56).

La Corona de los Borbón estaba, como ya referí párrafos atrás, preocupada por centralizar e imponer una innovada autoridad política en sus dominios de ultramar. De forma paralela Europa se veía asediada por la intensificación de los choques bélicos. Estas circunstancias exigieron a la Corona recursos económicos cada vez más amplios, por lo que se vio obligada a buscar por todos los medios hacerse de ellos, y el fiscal parece haber sido uno de mucho éxito (Halperin, 1985: 9; Pérez, 1998: 28).

No obstante, el relativo éxito que la Corona española alcanzó en el escenario fiscal también es cuestionable. Según Pérez Herrero (1998: 22) las rentas del estado, en efecto, subieron, pero más que a un crecimiento económico sostenido, ello se debió al aumento de la población. Al parecer, la fuerza del gobierno metropolitano no dependió tanto de su capacidad extractora de beneficios fiscales, sino más bien de la voluntad de las elites locales para donar recursos a cambio de protección económica y de la justificación política e ideológica de su estructura colonial (: 33).

Pero si no fue una fuente de riqueza para las arcas de la Corona, la política fiscal sí afecto de una u otra forma a la población en America. Marichal (1992: 155) subraya la manera en que el aumento de los impuestos desembocó en una pauperización de la población novohispana, que para fines del siglo XVIII pagaba 70 por ciento más de impuestos. Entre los indígenas, por ejemplo, investigaciones recientes han concluido que estas reformas impositivas propiciaron una participación creciente de éstos en los mercados, pues al ser exigidas en dinero, se veían obligados a conseguir mayores recursos monetarios (Menegus, 2000: 18). Como una estrategia para engrosar la recaudación fiscal, se estableció el ramo de Bienes de Comunidad, cuyas normas establecían que, una vez saneadas las cuentas de los pueblos, los sobrantes existentes se debían enviar a la ciudad de México para ser depositados en una cuenta con ese nombre, "Bienes de comunidad". Supuestamente estos fondos servirían para socorrer a los pueblos en tiempos de calamidades así como para la construcción de obras públicas. Pero en realidad el donativo siempre se envió a España para solventar gastos de guerra o fue parcialmente utilizado para la fundación del Banco de San Carlos (: 22).

Las transformaciones que se registraban en la estructura agraria corrieron de manera paralela con otro proceso que quizás haya sido la acometida más fuerte a la sociedad indígena que trajo consigo el reformismo borbónico: la desamortización de bienes corporativos (Farriss, 1992: 539-585; Florescano, 1999: 172; Solís, 2005: 308). La nueva administración real promovió otro tipo de integración de la población indígena al régimen colonial, diferente a aquel que había predominado en los primeros siglos de la dominación, donde las repúblicas corporadas constituían el eje a partir del cual se aseguraba la participación de los indios en la construcción del sistema. Esta modalidad iba en contra de la centralización del poder defendida por la administración borbónica, por lo que se emprendió una ofensiva hacia los proyectos corporativos que habían desarrollado los pueblos indios, como las cofradías y las cajas de comunidad, y se impulsó la integración de esta población en lo individual (Solís, 2005: 308).

Las haciendas de cofradía y las haciendas del común, en esencia corporativas, no tenían espacio viable ante la acometida liberal que pretendía otorgar las facilidades necesarias para el desarrollo agropecuario, como el tránsito de la propiedad de los pueblos a manos de particulares o el incremento de oferta de mano de obra. La enajenación de los bienes de cofradía que la Corona emprendió hacia la séptima década del siglo XVIII fue una acción que contribuyó a despojar a las comunidades indias de sus recursos, así como a romper parte de las relaciones que vinculaban a los mayas con sus repúblicas de adscripción, lo que fomentó su tránsito hacia las fincas agrícolas y ganaderas (Solís, 2005: 329).

Sin embargo, previo a la desamortización *de facto*, las vicisitudes en la administración de los bienes de cofradía, combinadas con la política general de centralización emprendida por el reinado de los Borbones, habían contribuido a desgastar una institución que durante mucho tiempo había sido centro y acicate de las actividades corporativas en los pueblos de indios. Paulatinamente, los religiosos comenzaron a ejercer un mayor control sobre las cuentas de las estancias de cofradía y, en consecuencia, menor era el interés de las repúblicas en el desarrollo de estas empresas. Por otra parte, el faccionalismo político entre grupos de principales que se disputaban el poder local pudo haber afectado de manera negativa el fomento de las estancias. Investigaciones recientes han mostrado que hacia 1750 la cofradía comenzó a registrar una considerable disminución en sus ingresos por limosnas, fenómeno que pudo estar relacionado con una mengua en los cofrades provocada por la migración de éstos a las estancias. Este proceso, al mismo tiempo, se vio influido por el menoscabo de tierras comunales y la crisis de los pueblos. De tal suerte, el conjunto de transformaciones que estaba experimentando la configuración colonial en su último siglo influyeron en la decadencia de esta empresa corporativa. La enajenación de los bienes de las cofradías significó la cancelación de un mecanismo corporativo que a lo largo de más de un siglo constituyó un recurso para la sobrevivencia colectiva y en cierto grado propició la reproducción de las viejas formas de organización del pueblo en el contexto colonial (Solís, 2005: 243, 252, 304).

En suma, el siglo XVIII no sólo se caracterizó por la recuperación, sino también por la expansión de todos los elementos constitutivos del sistema colonial. Fuera de coyunturas desfavorables, creció la población india y no india. Los mercados se ensancharon y los clientes se multiplicaron. La actividad económica se desplazó de los pueblos de indios hacia la periferia en busca de nuevos núcleos que constituyeron la base de un crecimiento dinámico (Miño, 1992: 79). La introducción de cultivos agrícolas en las estancias ganaderas, si bien estimulada por la demanda interna de alimentos, se vio favorecida por la política económica encabezada por los Borbones. En este contexto, fueron fundamentales las facilidades otorgadas por la Corona a los empresarios españoles para allegarse de mayores extensiones de tierra y engrosar su planta laboral estable. Sin embargo, como en el resto de las colonias españolas en América, el reformismo borbónico cobró fuerza gracias a que se fincó sobre las transformaciones regionales específicas que después de dos siglos de dominación se estaban registrando en las colonias. La centralización política, el impulso a la ganadería y agricultura comercial y la desamortización de bienes corporativos encontraron terrenos fértiles para forjar un nuevo modelo de sociedad colonial.

SEGUNDA PARTE

LAS CALAMIDADES DEL SIGLO XVIII

DURANTE los tres siglos de dominación española, la sociedad yucateca vivió el embate de distintos fenómenos que dañaron a la población y generaron crisis en los diferentes sectores que integraban el mundo colonial. Como se apuntó en la introducción de este trabajo, estos episodios eran calificados en las fuentes de la época con el título de "calamidades", y se trata de los efectos desastrosos que generaba la combinación de epidemias y/o fenómenos ambientales como huracanes, sequías y plagas con ciertas condiciones sociales que incidían en la producción y distribución efectiva de alimentos, lo que generaba escasez, hambre, enfermedad y muerte.

Si bien es preciso entender estos fenómenos como procesos, cuya gestación y desarrollo se extienden en el tiempo, su análisis exige una reconstrucción historiográfica que permita situarnos en el momento y el espacio en que generaron problemas para los actores sociales de entonces. En esta segunda parte de la investigación expongo, con base en fuentes primarias, las principales calamidades vividas por la sociedad yucateca en el último siglo colonial. A pesar de que las crisis en el siglo XVIII fueron varias y con diverso grado e intensidad, por cuestiones metodológicas he decidido analizar de manera comparativa dos "calamidades" que por sus características fueron representativas de distintas etapas en la época colonial tardía y, en conjunto, contribuyen a comprender las transformaciones que se vivieron en el último siglo colonial, las cuales ya fueron esbozadas en el segundo capítulo de este estudio.

Esta segunda parte de la investigación contiene dos capítulos en los que perfilo las características sobresalientes de las principales calamidades acaecidas en el siglo XVIII en Yucatán. Como ya insistí, en este trabajo abordo dos calamidades que, comparándolas entre sí, resultan paradigmáticas de etapas distintas en el proceso de transformación de la configuración colonial: 1726-1731 y 1765-1774.

CAPÍTULO III

Hambre y epidemias en la primera mitad del siglo XVIII

Al analizar las calamidades ocurridas a lo largo de la primera mitad del siglo XVIII, destacan las similitudes que se pueden trazar entre éstas y aquellas que se vivieron en el siglo XVII. Mediante una abstracción inicial, sería posible plantear que se trataba de una fase específica del sistema colonial yucateco, en la que la propagación de enfermedades epidémicas fue el principal factor que generaba importantes bajas poblacionales y traía, en consecuencia, problemas en el campo debido a la falta de brazos para las labores agrícolas y por la crispación económica que traía consigo la enfermedad y la muerte. Posteriormente, las crisis habrían adquirido características distintas, en gran medida, debido a las transformaciones que vivió el sistema colonial en sus últimos 50 años y que hicieron a la sociedad más vulnerable, ya no al contacto con virus para los cuales eran inmunodeficientes, sino más bien a la escasez de alimentos, a la distribución deficiente de los mismos, al hambre y a la muerte.

Este capítulo consta de tres apartados ordenados de acuerdo con una argumentación cronológica: el primero, titulado "El antecedente: las calamidades en la temprana época colonial", sienta las bases para comparar las crisis de subsistencia ocurridas en la primera mitad del siglo XVIII con aquellas que sucedieron en el XVI y el XVII. El segundo apartado trata sobre una calamidad que se vivió en Yucatán hacia 1726. Aquí se aborda también otra crisis que acaeció entre 1730 y 1731, pues por sus orígenes y sus efectos fue difícil establecer un corte entre un suceso y otro. En el último apartado de ese capítulo trato una crisis de subsistencia vivida en 1758. Ésta, como las anteriores, estuvo marcada por la propagación de una enfermedad epidémica y, aunque sus efectos fueron más reducidos, se puede establecer una línea continua de vulnerabilidad que la une con aquellas crisis de la primera mitad del siglo XVIII.

El antecedente: las calamidades en la temprana época colonial

La historiografía que se ha avocado al estudio de la Conquista y los primeros años de dominación ibérica en la Nueva España pondera el impacto que generaron en la población nativa los agentes bióticos importados por los españoles y para los cuales la población nativa carecía de defensas, así como los métodos empleados por los extranjeros para incluir a los indígenas en su proyecto general de colonización (Gibson, 1967; Malvido, 1993; Cook y Lowell, 2000; McCaa, 1995, 1996). La combinación de ambos fenómenos provocó en Yucatán, como en el resto de las tierras sometidas a los procesos de Conquista y colonización, una severa crisis poblacional que no tuvo parangón en los siglos subsiguientes.

Los partidarios de la llamada "Leyenda Negra" representada por fray Bartolomé de Las Casas han argumentado que gran parte de la caída demográfica de la temprana época colonial es atribuible a la sobreexplotación a la que se vieron sometidos los indios americanos, los maltratos de los que fueron víctimas y las migraciones forzosas que acompañaron la congregación de pueblos (McCaa, 1999: 223-225). Sin duda que estos factores coadyuvaron a diezmar a la población nativa, aunque también se ha destacado que las causas fueron biológicas, puesto que un número tan reducido de españoles difícilmente habría podido matar a los millones de personas que murieron en el primer siglo después del contacto entre el Viejo y el Nuevo Mundo (Cook y Lowell, 2000: 10). Para el caso yucateco, el historiador Sergio Quezada (1995: 239) opina que la drástica baja poblacional de las primeras décadas que siguieron a la Conquista no puede ser atribuible a la sobreexplotación de la mano de obra indígena, pues ésta no fue comparable con aquella sufrida por los indios de otras regiones como en el centro de la Nueva España. Más allá de las labores de construcción y de los servicios personales domésticos, agrícolas y ganaderos –asegura este autor– nada parece indicar que los mayas hayan sido empleados en actividades que vulneraran su integridad física.

Entre una y otra argumentación existe el acuerdo de que una catástrofe demográfica ocurrió, y si las enfermedades epidémicas desataron la mortalidad, empezando en México central con la viruela de 1520; este fenómeno no puede ser entendido sin tomar en cuenta el brutal trato con el que se sujetó a los indígenas a través de reubicaciones forzadas, esclavitud, demandas laborales abusivas y el cobro exorbitante de tributos que acompañó a la colonización europea (McCaa, 1995: 418, 1999: 235).

A partir de entonces, en la América dominada por los españoles, aunque con matices regionales, se ha identificado una espiral que se sigue sin interrupciones hasta la introducción de la fiebre amarilla a mediados del siglo XVII.[87] La propagación de agentes patógenos dejó una impronta indeleble en la construcción temprana del sistema colonial. Las calamidades de las primeras décadas de la Colonia fueron generadas por la propagación de enfermedades que causaron altos índices de mortalidad entre indios y, también, en muchos casos, no indios.[88] Consecuencia directa de la fase específica en la que se encontraba el sistema colonial, cuya característica prominente era el contacto entre dos sociedades distintas con historias de adaptación a medios físicos y bióticos disímiles, y que dejó en una posición de mayor vulnerabilidad a la población nativa que carecía de la inmunidad necesaria para no perecer ante los agentes importados por los españoles.

A la enfermedad seguía la sobremortalidad y, como efecto casi inmediato de la falta de individuos para el trabajo agrícola, la escasez y el hambre. Ya Molina del Villar (1996: 16) ha señalado la fuerte asociación que existió entre las crisis agrícolas y las epidemias, hecho que constata en su estudio sobre las crisis sucedidas en la primera mitad del siglo XVIII en la ciudad de México. Borah y Cook (1993: 33-34) plantean también una asociación entre enfermedades y escasez en la época colonial temprana, y subrayan que la catástrofe inicial no sólo se debió a la inmunodeficiencia sino a un desquiciamiento en los sistemas de abasto de alimentos: los residentes del Valle de México cubrían sus deficiencias de alimentos, algodón y otros artículos imponiéndolos como tributos a zonas costeñas, muy pobladas y productivas; las costas estaban por entonces libres de enfermedades y, gracias a su clima, podían recoger más de una cosecha al año. Este trabajo intensivo provocó una erosión en la tierra. La llegada de los españoles introdujo varios factores destructivos en una situación "ya madura para la catástrofe" (: 34). Se sumaron las enfermedades importadas por los extranjeros y se vulneraron los sistemas económicos y sociales que permitían distribuir y almacenar productos alimenticios. Además de la destrucción física causada por la guerra de conquista, se sumó la despoblación de regiones antes productivas y proveedoras, como las costas. Hambre y enfermedad hicieron así un ciclo catastrófico.

[87] Sergio Quezada (1995: 239-240) apunta que en el caso yucateco, antes de 1590 el intervalo promedio en el que se presentaban las enfermedades epidémicas fue de dos años, lo que impedía una recuperación demográfica efectiva y redujo de manera drástica "los límites de la sobreviviencia humana". Posteriormente este intervalo se amplió a 18 años, hecho que coadyuvó a la franca recuperación poblacional que caracterizó la primera mitad del siglo XVII.

[88] En Yucatán la sobremortalidad entre los no indios fue especialmente crítica con la propagación del virus de la fiebre amarilla a mediados del siglo XVII, pues por su origen africano atacaba a indios como a europeos.

Ya en el capítulo segundo adelanté un esbozo de las principales enfermedades que provocaron las crisis de las primeras décadas de colonización en Yucatán: 1520 viruela, 1569-1570 peste, 1571-1572 peste, 1575-1576 viruela, 1580 sarampión, 1590 *tifus*. Después de una importante recuperación ocurrida hacia la última década del siglo XVI, en el XVII hubo nuevos brotes consecutivos de viruela y sarampión (1609, 1623, 1648, 1658, 1659, 1687, 1693). Pero se puede suponer que éstos afectaron sobre todo a la población infantil, puesto que los adultos ya habrían estado expuestos a los virus, generando inmunidad.

Pero, como se ha reiterado, en la época colonial "epidemias y hambrunas formaban ciclos casi interminables" (Malvido, 1982: 179). Ya fuera porque el hambre, como algunos autores han planteado, debilitaba a las personas y las hacía presa fácil de virus de alta morbilidad y potencialmente mortíferos, como los del sarampión, la viruela, el *tifus* o la fiebre amarilla, o porque la sobremortalidad que seguía a las epidemias restaba la fuerza necesaria para las labores agrícolas (Molina del Villar, 1996: 16-17, 2001: 173-174).

Lo cierto es que antes o después de que una enfermedad se propagara entre la población, se reportaban problemas con la producción y la distribución de alimentos. Así, a la peste de 1570 siguió entre 1571 y 1572 una escasez de maíz en las inmediaciones de las ciudades de Mérida y Campeche que agravó la crisis que había comenzado un año atrás.[89] En 1585 el encomendero Francisco de Magaña escribió al rey que a causa de las enfermedades y el hambre que se padeció entre los indios de la provincia, su encomienda se había reducido dos terceras partes.

A decir de López de Cogolludo esta carestía no se debió tanto a una pobre recolección de granos como a la retención que hubo del maíz cosechado con fines de exportación tras una epidemia.[90] Es posible que, en medio de una crítica situación derivada de la propagación de la peste, algunos particulares (encomenderos o curas) hayan aprovechado la ocasión para acaparar el cereal y especular con los precios. En efecto, los alimentos retenidos habrían sido fácilmente vendibles en el centro de la Nueva España que por entonces padecía de los mismos males: hambre y enfermedad (García Acosta *et al.*, 2003: 116). Aunque también hay datos que indican que la situación se vio agravada por una pobre temporada de lluvias que impidió la cosecha cabal de las pocas sementeras susceptibles de aprovechamiento (Molina Hübe, 1935: 14). De igual suerte, la epidemia de viruela que se registró entre 1575 y 1576 corrió de paralelo con lo que entonces se reportó como una escasez de víveres originada por una sequía y, en consecuencia, la

[89] AGI, México 2999, L. 4, Zaragoza a 1 de marzo de 1585, ff. 451r-452r.
[90] López Cogolludo, t. II, p. 148.

propagación del hambre entre la población más vulnerable (Cook y Borah, 1978: 121). La expansión del *tifus* en 1609 llegó de la mano de una escasez de granos, fenómenos que, juntos, afectaron principalmente a la ciudad de Mérida.[91] Entre 1623 y 1631 se registró una cadena de fenómenos que es difícil disociar y que en conjunto trajo consigo siete años de esterilidad y muerte: en 1623 una epidemia de sarampión diezmó a la población y sobrevino en el mismo año un gran temporal que causó inundaciones e irreversibles daños a los cultivos;[92] siguió en 1624 una plaga de langosta que provocó hambre e inanición entre los indios; la población, débil y disminuida, tuvo serias dificultades para recuperar la producción agrícola, ganó terreno el acaparamiento del poco maíz que había y el hambre con sus efectos colaterales se extendió hasta 1631.[93]

Es claro que, como en el centro de la Nueva España, el hambre y las epidemias fueron dos fenómenos que transitaron juntos por los siglos XVI y XVII y que, en muchos casos, concurrieron con eventos naturales peligrosos y prácticas sociales adversas que dañaron severamente la producción en el campo y obstaculizaron todavía más la distribución de alimentos. En este sentido, los grandes episodios de sobremortalidad en estos siglos se habrían debido no a la inanición como a la propagación de enfermedades epidémicas. Aunque de igual forma es importante destacar que en la cronología de desastres agrícolas que se han identificado hasta 1700 también se registraron circunstancias críticas, si bien menos, en las que las causales preponderantes fueron únicamente fenómenos naturales adversos. Fray Diego de Landa, por ejemplo, escribió que después de la primera entrada de los españoles a Yucatán, hacia 1535 hubo una sequía que trajo problemas con la cosecha. Aunque especifica que si el hambre se extendió entre los indios no fue sólo por la falta de lluvias, sino porque el maíz que había en resguardo se "gastó sin orden" en la guerra contra los españoles. Esta situación se recrudeció porque, como era común después de una temporada seca, los cinco años siguientes hubo una plaga de langosta que, según Landa, "no les dejaba cosa verde, y vinieron a tanta hambre que [los indios] se caían muertos por los caminos".[94] Décadas más tarde, por 1551 sobrevino otro año de hambre motivado, esta vez, por exceso de lluvia e inundaciones de los cultivos (ver tabla 9).[95]

[91] Cogolludo, t. III, p. 13; García Acosta *et al.*, 2003, p. 152.

[92] AGI, México 364.

[93] López de Cogolludo afirma que para 1630 el hambre y la esterilidad tenía ya cuatro años afectando a la provincia. López de Cogolludo, t. III, p. 157. García Acosta *et al.*, 2003, pp. 159-160.

[94] Molina Solís describe esta crisis en su *Historia del descubrimiento y conquista de Yucatán*, prácticamente con los mismos datos que proporciona Landa. Molina, 1943: t. 2, pp. 130-132.

[95] Landa, 1982, p. 25; García Acosta *et al.*, 2003, p. 108.

TABLA 9

DESASTRES AGRÍCOLAS ACAECIDOS EN YUCATÁN DURANTE LOS SIGLOS XVI Y XVII

Fecha	*Evento*	*Observaciones*	*Fuentes*
1535	Plaga de langosta. Sequía. Hambre severa. Escasez de semillas	Hambre en todo Yucatán, provocó migraciones. Mayo-junio. Se consumieron los depósitos de cereales. Se reportaron sacrificios de animales como respuesta religiosa.	C, E
1541-1542	Plaga de langosta	La plaga llegó recién poblada la villa de Campeche.	G
1551-1552	Sequía, carestía de maíz, hambre, esterilidad (1551-1552)	Alza de precio de maíz de 4 a 12 reales por carga; se obligó a los indios a guardar la sobra de las cosechas.	D
1552	Huracán	El 1 de septiembre azotó Yucatán y Veracruz.	D
	Inundación, lluvias excesivas, hambre, sequía, escasez de alimentos	En Yucatán varios pueblos fueron inundados. En Veracruz hubo un huracán que arrancaba de cuajo los árboles y acababa los sembradíos.	D
1552-1553	Plaga de langosta		F
1561	Huracán	Se denunciaron y persiguieron supuestos sacrificios de jóvenes para prevenir los estragos.	H
1564	Sequía		B, C
1568	Huracán	Fue en el mes de septiembre, cuatro días azotó la tormenta sin piedad.	D
1569-1570	Epidemia de peste		B, D
1571-1572	Falta de lluvias, escasez de maíz, hambre, epidemia de peste	En Campeche y Yucatán, se secaron grandes cantidades de maíz. Pueblos se despoblaron y huían al Petén. Excesiva exportación del maíz. Grandes migraciones.	B, C, D
1575-1576	Sequía, epidemias de viruela, hambre		A, B, C
1579	Esterilidad, hambre, muertes, escasez de trigo, plaga de langosta	A causa de los nortes, que tardan de septiembre a febrero. A falta de trigo los españoles comen maíz. En el pueblo de Kikil hubo grandes pérdidas por la langosta y se trasladó la población a Yaxcabá.	D
1580	Epidemia de sarampión y tabardillo		B
1587-1588	Plaga de langosta	En las poblaciones de Mocochá, Telchak, Kini y Tixpehual.	A, B, D
1590	Plaga de langosta, hambre, epidemia de sarampión y tabardillo		A, B, D
1592	Plaga de langosta		A, B, D

1593	Plaga de langosta	Aparece en las cuentas de la real hacienda.	A, B, D
1604	Escasez de granos. Hambre		A, D
1607	Epidemia cocolistli		I
1609	Epidemias. Escasez de alimentos	Tabardillo (tifus exantemático), sarampión y viruela.	C
1614	Temporal	Quintana Roo, Cabo Catoche, Isla Contoy. 31 de agosto.	D
1618	Hambre, plaga de langosta		C, D
1623	Epidemia de sarampión		K
1623	Hambre, lluvias excesivas	Muerte de animales, traslado de la población.	D
1625-1629	Hambre, muertes	Gran mortandad de indígenas.	D
1627-1631	Cosechas escasas, plaga de langosta, hambre	Hambre severa.	C
1628	Lluvias excesivas. Daños a construcciones	Llovió 27 días continuos, ocasionó muerte de ganado y millares de indios. El exceso de lluvia provoca miseria.	D
1631	Plaga de langosta	Respuesta de autoridades virreinales junto con religiosos; hacer rogativa a San Juan Bautista.	D
1642-1643	Carestía, escasez de algodón. Hambre. Epidemias	Se reporta que los indios se van al monte a comer raíces silvestres.	L
1643-1666	Epidemias, hambres	Representaron un descenso más rápido que el de las primeras décadas de la conquista.	C
1648	Calores excesivos, sequía, esterilidad	Murieron autoridades de la ciudad de Mérida.	D
	Calores excesivos, muerte de animales, epidemia	Infección de las aguas del mar; mortandad de peces.	D
	Epidemias	Mérida, Campeche, San Francisco.	D
1648-1650	Epidemias	Fiebre amarilla, viruela.	D
1648-1656	Epidemia de viruela, hambre	Murieron la mitad de los indios por la peste.	D
1650-1653	Hambre		D
1651	Sequía, hambre, epidemias. Hambre, traslado de población	Viruela, peste, calofríos, fiebre. No había ningún cereal, no había ganado.	D
1651- 1652	hambre, escasez de maíz	Más de 22 mil indios fueron devueltos a sus pueblos, estos se habían ido al interior del país.	D
1654	Vientos fuertes	Daños a construcciones.	D
1658	Hambre y epidemia de viruela	El gobernador de Yucatán da cuenta al rey de la pérdida de indios a causa de un año de hambre y una epidemia de viruela, así como de la huida a los montes, y de los esfuerzos realizados por reducirlos. Da cuenta de una memoria de los reducidos.	M

TABLA 9 (*Continuación*)

Fecha	*Evento*	*Observaciones*	*Fuentes*
1659	Epidemia de viruela	En cédula que responde a una carta del gobernador Bazán el 58 en que refiere la huida de los indios a causa de la viruela (Cedulario). Farriss refiere también sarampión.	C, M
1661	Sequía, helada	Carestía de maíz y de trigo.	D
1669	Epidemia, falta de bastimento y hambre	Averiguaciones del obispo sobre repartimientos.	N
1686	Sequía	Autos contra idólatras.	L
1687	Epidemia	Viruela.	L
1692	Huracán	Epidemia de fiebre palúdica a consecuencia del ciclón.	L
1693	Epidemia de viruela	Carta al rey sobre haber dado aviso de una epidemia de sarampión y viruelas.	K
1699	Epidemia		C, D

Fuentes: a) Cook y Borah, 1978: 121, 120, 145, 146; b) García Bernal, 1978: 65-68; c) Farriss, 1992: 108, 139-140; d) García Acosta, 2003: 106-109, 116-18, 125, 129, 135, 153, 157, 160-163, 171, 181-186, 189, 220; e) Landa, 1982: 25; f) López, 1990: 51; g) López Cogolludo, 1957: 22, 218; h) Scholes y Adams, 1938: t.1, 73-75, 81, 92, 94, 95, 98, 102; i) AGI, México 27; j) AGI, México 360; k) AGI, México 363; l) AGI, México 369; m) AGI, México 1069; n) AGI, Escribanía de Cámara 318-A.

Después del contacto inicial, el nuevo embate demográfico que vivió la sociedad colonial, acaso más grave que el primero, fue entre 1648 y 1650, cuando la fiebre amarilla se expandió por todo Yucatán. Este mal de origen africano también asoló por las mismas fechas las costas de Cuba y Veracruz.[96] De acuerdo con los escritos de López de Cogolludo, la epidemia se esparció en distintos tiempos "desde Cozumel hasta Tabasco"[97] causando la muerte de españoles e indios, niños y adultos, ricos y pobres, al punto que "amanecían los cementerios llenos de cuerpos muertos".[98] El primer punto en ser afectado por la infección fue el puerto y ciudad de Campeche, donde por el mes de junio comenzaron las primeras muertes a causa de esta enfermedad. Al mes siguiente llegó a Mérida, alcanzó su punto más alto de virulencia hacia agosto, y en septiembre afectó a Valladolid y a todos los pueblos intermedios.[99] Los primeros en padecer la enfermedad fueron los españoles. Incluso falleció el entonces gobernador de Yucatán Juan Esteban de Azcárraga.[100] Asimismo se afirma en las fuentes que murieron muchos religiosos, tantos, que el rey decidió enviar de España una nueva misión que administrara la vida espiritual de los naturales. Los indios decían que era "castigo de Dios... por los malos tratamientos que [los españoles] les hacían". Quedó memoria escrita sobre un "indio embustero... que publicó que todos los españoles de Yucatán habrían de morir y quedarse los indios solos, y así andaba por los pueblos embelesando a los indios con una figura que hizo de paja".[101] Pero poco tiempo después, los indios fueron también contagiados. En los dos años que se asegura duró la epidemia, murieron mucho más adultos que menores. Ello trajo graves consecuencias en el campo. López Cogolludo expresó de manera clara esta relación entre epidemia y falta de bastimentos: "las desgracias parece que se llaman unas a otras... con la falta de indios y no haber quién sembrase para el año siguiente se receló más grave el daño".[102] Las labores agrícolas se vieron prácticamente suspendidas, y el poco maíz circulante fue ocultado por sus dueños para evitar las requisas del gobierno.[103] En poco tiempo el hambre hizo su aparición y alcanzó mayor potencia en 1651. Según los cálculos realizados por los estudios de demografía histórica contemporáneos, en tan sólo algunos años la población indígena acusó una regresión de cerca de 50 por ciento (García Bernal, 1978: 106, 110).

[96] Bustamante, 1982, pp. 28-29. La expansión de esta epidemia en el sureste mexicano coincide con la llegada de los negros a Veracruz. Se atribuye esta epidemia a África.

[97] López Cogolludo, 1955, t. III, p. 368.

[98] *Ibidem*, p. 379.

[99] *Ibidem*, p. 369.

[100] *Ibidem*, pp. 369-372.

[101] *Ibidem*, pp. 380-381.

[102] *Ibidem*, pp. 407, 410.

[103] *Ibidem*, pp. 408.

El binomio hambre/enfermedad como eje de las crisis de subsistencia se prolongó hasta la primera mitad del siglo XVIII, cuando los problemas en el mundo agrícola generaban hambre y las defunciones se disparaban por epidemias que se propagaban entre una población debilitada. Circunstancias semejantes hacían más remotas las posibilidades de recuperar la producción en el campo y recrudecían el hambre y las enfermedades. Así en 1711, año en que se registró una escasez de víveres acompañada de una epidemia de viruela de la que se contagiaron principalmente los niños entre ocho y once años.[104] Al parecer esta crisis no generó una consternación semejante a la que provocaría otra que ocurrió la década siguiente, mucho más grave en sus efectos inmediatos y de mediano plazo. En el siguiente apartado se profundizará en esta crisis y en otra sucedida en 1758, entendiéndolas como parte de este *continuum* donde, a pesar de las dificultades registradas en el campo, las crisis de mortalidad eran desatadas por una epidemia, agravando aún más el hambre y la falta de alimentos.

Epidemias y hambre entre 1726 y 1731. La calamidad con ropajes de resistencia

Hacia 1726 el entonces gobernador de Yucatán Antonio de Figueroa escribió al rey respecto de las "calamidades" que padecía la provincia a su cargo y que habían restado 17,000 indios de la matrícula. Según el funcionario, el hambre de la mano de una epidemia de sarampión había causado una importante merma de tributarios que podría derivar en un grave quebranto en las cuentas públicas.[105] Los fenómenos que provocaron la supuesta carestía de alimentos aparecen esquivos en las fuentes de la época, pues en ellas se asegura de manera reiterada que se debía a lo que entonces algunos colonos españoles juzgaban como la "natural pereza de los indios". Y es que entonces se planteó una evidente vinculación entre esta crisis y el sistema de repartimientos de géneros y servicios personales obligatorios que hacia esas fechas atravesaban por una profunda tribulación.

Como se pude leer en el primer capítulo de este trabajo, la compulsión mediante la cual fueron integrados los indios al circuito comercial de los repartimientos fue cuestionada hacia la segunda década del siglo XVIII por el entonces obispo de Yucatán Juan Gómez de Parada, quien a cambio pre-

[104] AGI, México 1038, Carta de varios caciques de pueblos del Camino Real al obispo sobre los excesos cometidos por curas franciscanos, 18 de septiembre de 1711.

[105] AGI, México 891. Carta del gobernador de Yucatán Antonio de Figueroa al rey, Mérida, 7 de marzo de 1729, s/f.

tendía impulsar la libre contratación de los indios (Solís, 2003: 183). Los opositores al jerarca argumentaban en favor de la coacción porque decían que los indios eran naturalmente "holgazanes" y aseguraban que si no se les obligaba a trabajar sería imposible obtener siquiera los recursos básicos para la alimentación de unos y otros. Los repartimientos y los servicios personales, según se vio antes, fueron parcialmente cancelados por el obispo en 1722, pero la tenaz oposición de los beneficiarios de este sistema de trabajo puso freno a las intenciones de Gómez de Parada, logrando su reestablecimiento pocos años después.

En efecto, cuando en 1725 devino la escasez se culpó al obispo de haber sido el causante de que, supuestamente, los indios hubieran abandonado el trabajo. El gobernador de Yucatán Antonio de Figueroa, representante del grupo de colonos que defendía la obligatoriedad y la compulsión en el trabajo, aseguró que la escasez de alimentos se debía a que por propia voluntad los indios no querían cultivar sus milpas ni las ajenas, aún pagándoselas a "subidísimos precios". Así, les adjudicó la responsabilidad de la supuesta cosecha frustrada de ese año y de los efectos que ya se comenzaban a sentir en la sociedad, especialmente entre los mismos indios.[106]

Esa visión del indio como ocioso, borracho, flojo y desidioso estaba tan difundida, al punto que se aseguraba que "aún para que tengan qué comer se les precisa que hagan sus sementeras de maíz, de lo cual les viene hoy la miseria". Y ésa era la principal causa que reconocían las autoridades coloniales como explicación de la crisis de 1726.[107] Para el obispo decimonónico Crescencio Carrillo y Ancona, la catástrofe provocada por esta escasez de alimentos se debió a que los indios no supieron estimar "el incalculable bien que el obispo [Gómez de Parada] les hiciera" al librarlos de la compulsión y, por el contrario:

> Se cruzaron de brazos, dejaron el trabajo, se entregaron a la más completa ociosidad, fuente y madre fecunda de los vicios, y amenazó el pauperismo, vino la miseria, y por último, a pocos años después, ahí por 1725 y 1726, la plaga del hambre se presentó con todos sus horrores.[108]

Pero también culpar al indio de su miseria y de ser víctima del hambre y las epidemias refleja un pensamiento que se fortaleció con la Ilustración, la cual entendía que el trabajo era más que un medio generador de riqueza,

[106] *Idem*.

[107] AGI, México 3118, representación de Pedro de Urriola y Joseph de Araos, oficiales reales de las cajas de Mérida y Campeche, sobre la información original que presentaron con 30 testigos sobre los motivos del atraso en el pago de tributos. Agosto 31 de 1759, fj. 153r.

[108] Carrillo y Ancona, 1979, t. II, pp. 706-707.

sino que también funcionaba como un instrumento para modelar los comportamientos y actitudes de la población que no se ajustaban a los valores de los grupos dominantes (Castillo, 2002: 18). A diferencia del siglo XVII, cuando dominaba el pensamiento religioso que interpretaba la incidencia de catástrofes como un "castigo divino", ya desde las primeras décadas del siglo XVIII se comenzó a imponer la idea de que la "ociosidad" y la "embriaguez", a la que se creía eran propensos los indios, constituían las únicas variables que podían explicar el origen del hambre, de las enfermedades y las consecuencias devastadoras que provocaban en los naturales. Al abordar los efectos y respuestas sociales que en México se han dado históricamente a los desastres, García Acosta (1993b: 8) destaca que a lo largo de la época colonial dominó el pensamiento de que las catástrofes se debían a un castigo de Dios por el mal comportamiento de los humanos. Para esta autora, hasta finales del siglo XVIII, cuando los efectos del racionalismo comenzaron a permear en la sociedad, prevaleció la idea de que sólo la intervención divina podía remediar el mal y evitar su recurrencia. Walter Charles (2004: 32-34) analiza los aspectos religiosos del terremoto y tsunami que azotaron a la ciudad de Lima en 1746, y destaca, también, la noción del "castigo divino" como un medio social para encarar una catástrofe.

Es posible que, en efecto, la calamidad vivida por la sociedad colonial yucateca en 1726 haya estado relacionada con el trabajo de los naturales en el campo, pero no porque hubieran dejado de trabajar sino porque, al parecer, cuando los repartimientos y los servicios personales fueron abolidos y posteriormente restituidos, los mayas habrían optado por ocultar sus excedentes de maíz para no entregarlos a los españoles, a quienes reportaban únicamente lo necesario para su autosubsistencia. Así, no se trataría de la pereza que los españoles atribuían a los mayas, sino de la resistencia que opusieron a seguir participando en un sistema económico que durante décadas los había incorporado sobre la base de la coerción y la compulsión. Éste es el planteamiento que Robert Patch (1993: 132-133) esboza para explicar el origen de la crisis vivida por la sociedad yucateca hacia 1726. Para este autor la carestía fue el resultado directo de una fuerte crisis vivida por el colonialismo español en Yucatán.

Al exponer este episodio sobre la historia de *Los indios de Yucatán*, el liberal decimonónico Justo Sierra encuentra un patente vínculo entre la problemática político-social que enhebraba a la península con la calamidad que la azotó pocos años después. Previo a que el hambre y el sarampión arremetieran contra los indios, explica, "las diversas causas desorganizadoras que ya existían de antemano habían comenzado a producir efectos tan escandalosos, que Yucatán se vio realmente amenazado de una conflagración general". La oposición que muchos españoles hicieron a las reformas que el obispo Juan Gómez de Parada quiso introducir para modificar las condiciones laborales de los indios, a decir de este historiador, "estuvo muy cercana a convertirse en una sublevación de los indios contra aquellos" (Sierra, 1994: 217, 218).

Por otro lado, reportes oficiales de la época indican que los problemas con la distribución de alimentos no se debieron tanto a una escasez como al ocultamiento que hicieron productores indios. En 1726 los alcaldes de las villas de Valladolid y Campeche, así como los capitanes a guerra y cabos de los partidos de la provincia levantaron un censo para registrar el número de mecates que había sembrados en sus respectivas jurisdicciones. Al enviar las cuentas al gobernador Figueroa, hicieron hincapié en que según su conocimiento en realidad había el doble de superficie cultivada de lo que habían declarado los dueños de las milpas.[109] Con esta noticia, un año después se realizó idéntica inspección y, en efecto, el incremento total del reporte de superficie cultivada fue del orden del 57 por ciento (ver tabla 10). Parece importante subrayar que los datos manejados en estas fuentes refieren extensiones de tierra labrada y no montos de granos cosechados. Si en realidad por algún motivo las milpas se hubieran malogrado y los problemas hubieran sido con la recolección, no tendría por qué haberse verificado una reducción del área cultivada. Esta observación apoya la posibilidad de que la crisis reconocida en 1726 haya estado motivada porque, en un acto de resistencia, los mayas habrían escondido de los españoles sus cultivos. En consecuencia, es factible que gran parte de la escasez se haya debido a la deficiente distribución de alimentos y no tanto a su producción.

TABLA 10
NÚMERO DE MECATES CULTIVADOS
REGISTRADOS EN 1726 Y 1727

Partido	*Mecates cultivados en 1726*	*Mecates cultivados en 1727*	*Incremento*	*Representación relativa del incremento %*
La Costa	114,337	144,904	30,567	26.7
Camino Real Alto	49,064	65,801	16,737	34.1
Beneficios Bajos	38,440	52,065	13,625	35.4
Beneficios Altos	53,713	70,770	17,057	31.8

[109] AGI, México 891, "El gobernador Don Antonio de Figueroa informa de los buenos procedimientos de don Agustín de Echauri, contador oficial real de las cajas de aquella provincia". Mérida, 20 de septiembre de 1728, s/f.

TABLA 10 (*Continuación*)

Partido	*Mecates cultivados en 1726*	*Mecates cultivados en 1727*	*Incremento*	*Representación relativa del incremento %*
Camino Real Bajo	37,264	37,257	-7	-0.02
Bacalar	5,091	2,903	-2,188	-43
Chancerote	20,606	35,707	15,101	73.3
Sierra	99,132	179,777	80,645	81.4
Campeche y Bolonchencauich	47,767	68,842	21,075	44.1
Tizimín	31,990	53,870	21,880	68.4
Valladolid	38,240	138,101	99,861	261.1
Sahacbchén	25,281	29,810	4,529	17.9
Total:	560,925	879,807	318,882	56.8

Fuente: AGI, México 891.

Las zonas donde dominaba la agricultura indígena, con excepción de las fértiles La Sierra y La Costa, tuvieron en 1726 una anormal y exigua participación en relación con el total de mecates cultivados en toda la provincia. Posiblemente esto sea reflejo del ocultamiento de granos que hicieron los productores indios. El partido de Valladolid sostenía regularmente una de las contribuciones más cuantiosas a la producción agrícola de la provincia, la cual representaba alrededor de 16 por ciento, sólo superado por La Sierra y La Costa. A pesar de tener como centro a una de las ciudades más importantes de la región, la alta densidad de la demografía indígena coadyuvó para que la agricultura practicada por los españoles en este partido representara apenas 20 por ciento del total. En 1726, sin embargo, los campesinos de las inmediaciones declararon haber sembrado sólo 38,240 mecates, esto es, 6.8 por ciento (ya no 16 por ciento promedio) del total contabilizado en todos los partidos y 99,861 menos de lo que manifestaron al año siguiente. Situación semejante se registró en Chancenote y sus pueblos sujetos de Cehac y Tixcancal, que desde la temprana época colonial integraron una zona importante de concentración indígena.[110] Lo alejado que se encontraban de los centros urbanos y sus mercados hizo poco atractivo para los españoles adquirir tierras ahí para fundar estancias ganaderas, por lo que todavía en la primera mitad del siglo XVIII 83 por ciento de su producción agrícola estaba en manos

[110] Como encomienda fue tazada en el siglo XVI en 600 mantas, cerca de las tasaciones de Tekax (940), Maní (970) y Hocabá (1200) (García Bernal, 1978: 33-37). Fue de las primeras cabeceras establecidas por los franciscanos y, como Maní, Sotuta y Hocabá, se fundó en el asentamiento de un importante centro de poder prehispánico.

de los mayas. Al conformar una zona de extensiones relativamente menores a las de otras con predominancia indígena, su aportación a la producción total de la provincia en "tiempos de normalidad" fluctuaba entre 4 y 8 por ciento, como Tizimín, Beneficios Bajos, Camino Real y Campeche, siendo destinado en su mayoría al autoconsumo y al pago de contribuciones. Pero en 1726 esta proporción disminuyó asemejándose a la que se documentó en la alejada zona de Bacalar.

El partido de los Beneficios Bajos contaba dentro de sus demarcaciones las importantes poblaciones indígenas de Hocabá y Sotuta. De tal suerte, 84 por ciento de la agricultura estaba dominada por los indios, mientras que 16 por ciento restante se desarrollaba en las fincas particulares de españoles. Según las cuentas enviadas por el gobernador Antonio de Figueroa al rey, en 1726 este partido reportó de área cultivada 35 por ciento menos de su capacidad. Monto semejante al registrado en Los Beneficios Altos, donde de ordinario la agricultura indígena cubría 90 por ciento del total de la demarcación. No obstante, la aportación relativa de ambos partidos al total de mecates cultivados en toda la provincia disminuyó entre 1726 y 1727, pero no por una reducción efectiva en el área sembrada, sino por el fuerte incremento que se inscribió en otros partidos como en el de Valladolid o el de La Sierra.

A pesar de la disminución que se registró en 1726 en los cultivos de La Sierra y La Costa, estos partidos conservaron durante esta crisis la particularidad de fungir como los "graneros" de la provincia. Ambos, con una dominancia de agricultura indígena, cultivaron en conjunto, tanto en 1726 como en 1727, cerca de 40 por ciento del área total que se trabajó en todos los partidos. No en balde, según se vio en la primera parte de esta investigación, los pueblos que regularmente surtían a la alhóndiga de Mérida se encontraban dentro de las fronteras de una y otra demarcación.

Por último, en los partidos en los que la agricultura emprendida por particulares españoles tenía una mayor representación, como en Campeche, Camino Real Bajo o Sahcabchén, la diferencia entre la producción de 1726 y 1727 fue mucho más corta, e incluso en algunos casos fue menor en el segundo año. Ello podría significar que, si en efecto los mayas dejaron de generar excedentes para la población no productora, los españoles habrían aprovechado la ocasión para obtener ganancias cultivando maíz para surtir provisionalmente a las alhóndigas.

MAPA 3
REPRESENTACIÓN RELATIVA POR PARTIDO
DEL TOTAL DE LA SUPERFICIE CULTIVADA
EN LA PROVINCIA, AÑO DE 1726[111]

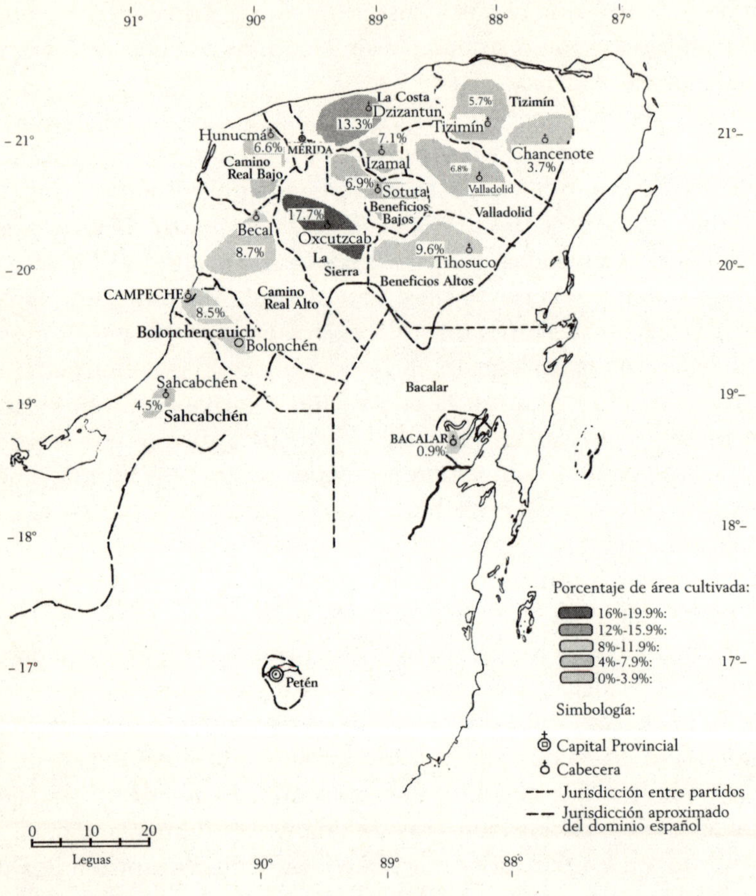

Fuente: AGI, México 891.

[111] Los límites del área gris en cada partido los marqué tomando en cuenta los pueblos listados en el documento. Así, por ejemplo, si se mira el partido de La Sierra, se puede advertir que el área punteada corresponde a la franja de pueblos ubicada en las laderas de la sierra del Puuc.

MAPA 4
REPRESENTACIÓN RELATIVA POR PARTIDO
DEL TOTAL DE LA SUPERFICIE CULTIVADA
EN LA PROVINCIA, AÑO DE 1727

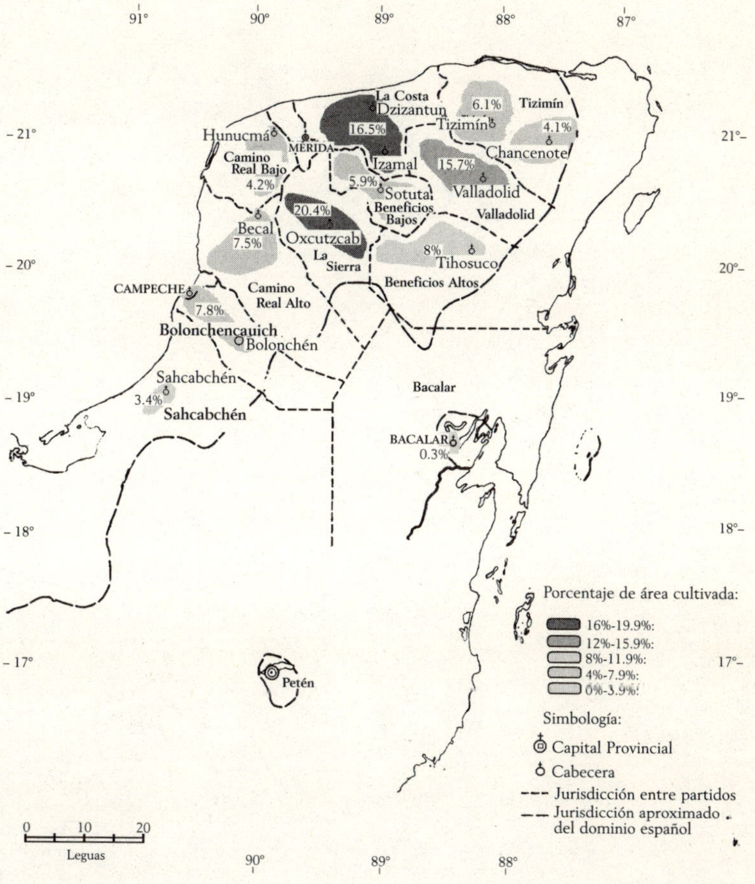

Fuente: AGI, México 891.

MAPA 5
REPRESENTACIÓN RELATIVA POR PARTIDO
DE LA SUPERFICIE CULTIVADA POR INDIOS, AÑO DE 1727[112]

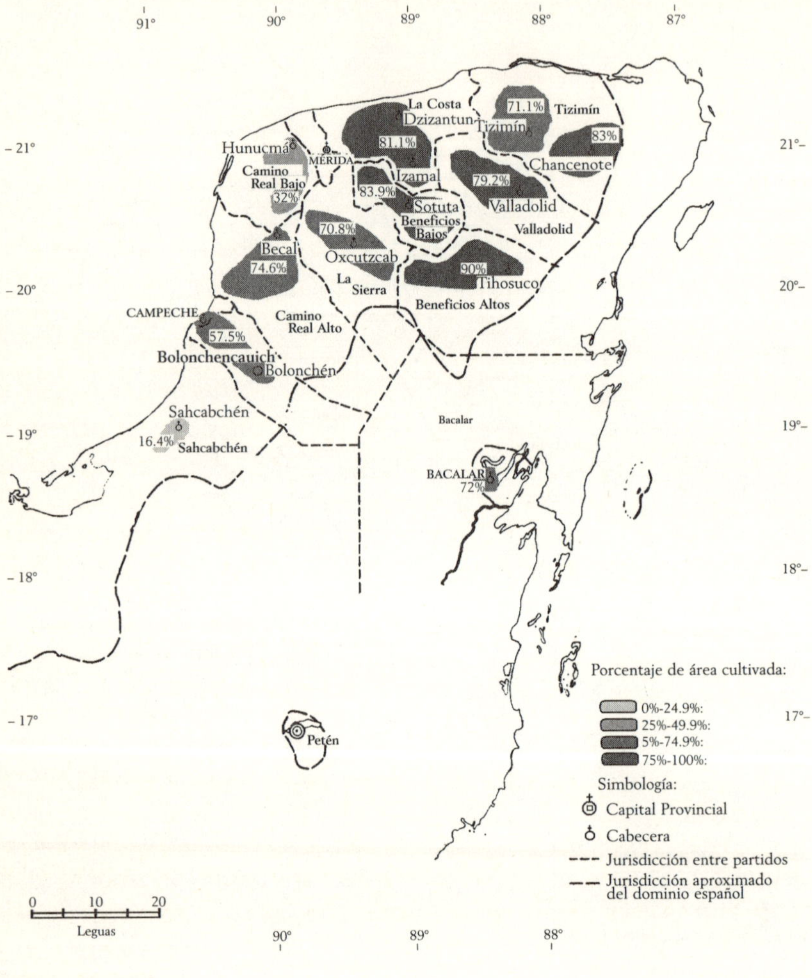

Fuente: AGI, México 891.

[112] Los porcentajes se calcularon por partido en relación con la superficie cultivada por la categoría de "vecinos".

Sin embargo, la carestía de víveres que las autoridades coloniales identificaron como el motivo de esta "calamidad" se reportó desde 1724 cuando, según se afirma, la escasa recolección de granos había hecho imposible almacenar maíz para el año siguiente. El cabildo de Mérida afirmaba que las trojes de la ciudad se hallaban "barridas" a causa de la alta demanda de granos registrada en 1724. Tampoco había dinero en sus cajas, pues lo que se obtuvo de la venta se repartió entre los indios como adelanto de la próxima cosecha, sin saber que ésta no sería entregada.[113] Para noviembre de 1725 parecía claro que, como en el año antecedente, no se obtendría alimento del campo suficiente para alimentar a la población no productora y, agotadas las reservas de los pósitos en mayo de 1726, las autoridades coloniales promulgaban un "hambre" generalizada tanto en los pueblos como en las ciudades. Y posiblemente así era, aunque al parecer la rémora no se desató tanto por la carestía de alimentos como por una epidemia de sarampión que llegó del centro de la Nueva España y le dio la estocada final a una producción agrícola ya entonces lastimada.[114] Según los reportes oficiales, muchas familias de españoles abandonaron la provincia para no vivir las consecuencias de la falta de alimentos,[115] aunque estos mismos informes no dejaron de reconocer que el hambre, en combinación con el sarampión, causaba mucho más estrago entre los indios.

En Mérida los entierros de españoles se incrementaron en 1726 el doble del promedio anual en un periodo de 34 años (1697-1731) (ver gráfica 5).[116] Sin embargo, es difícil conocer la magnitud de la mortandad de indios en la ciudad pues, según los informes religiosos y civiles, eran tantos los que fallecían que era imposible inscribirlos en libros de entierros. El contador oficial Diego de Anguas aseguró que se registraba la muerte de entre 70 y 80 naturales diariamente. De acuerdo con su testimonio, había tantos cadáveres que fue necesario construir carros especiales para trasladarlos a fosas que

[113] AGI, México 891, carta del gobernador de Yucatán Antonio de Figueroa al rey, Mérida, 7 de marzo de 1729, s/f.

[114] AGI, México 3118. Representación de Pedro de Urriola y Joseph de Araos, oficiales reales de las cajas de Mérida y Campeche. Agosto 31 de 1759, ff. 149r. Posiblemente se trate de la epidemia que Gibson incluye en su cornología, aunque él la sitúa entre 1727 y 1728. Gibson, 1967: 462. García Acosta ubica una epidemia de sarampión en la ciudad de México en 1726, en Puebla en 1727, en el Valle de México y ciudad de México en 1728, en Tabasco en 1728. García Acosta *et al.*, 2003: 236-237.

[115] AGI, México 891. Carta del gobernador de Yucatán Antonio de Figueroa al rey, Mérida, 7 de marzo de 1729, s/f.

[116] AAY, Libro de defunciones de la Iglesia del Sagrario, Mérida, CHF rollo 647887, "Entierros libro segundo". En la gráfica se advierte un incremento notable de los entierros en 1709 y 1716, cuyos motivos desconozco. Acaso se trate de una epidemia que afectó en particular a los niños, pues, por ejemplo, de 182 entierros que se anotaron en 1709, 80 correspondían a menores de 14 años, y 25 a recién nacidos que en este libro se anotan como "angelitos".

se cavaron en los campos de las iglesias.[117] Al parecer, este fenómeno era recurrente durante las crisis, pues la capacidad de las ciudades de recibir a población migrante se veía rebasada por la magnitud que alcanzaba el fenómeno en los años más difíciles. Así, por ejemplo, Cecilia Rabell (1990: 44-45) calcula que en la ciudad de Guanajuato, en la crisis de 1786, el número de defunciones fue 38 veces mayor que el promedio anual, hecho que se explica por la gran cantidad de "menesterosos y vagabundos" que acudieron ahí en busca de asistencia. De esta manera, cerca de una cuarta parte de las defunciones registradas en las ciudades durante la crisis habría sido de personas fuereñas. La autora apunta que estos movimientos migratorios eran "verdaderas oleadas de gente miserable que huía de las regiones más asoladas por la muerte en busca de alimentos" y que contribuían de manera muy importante a la rápida expansión de las epidemias.

GRÁFICA 5
ENTIERROS DE ESPAÑOLES POR AÑO
EN LA IGLESIA DEL SAGRARIO, MÉRIDA, 1697-1731

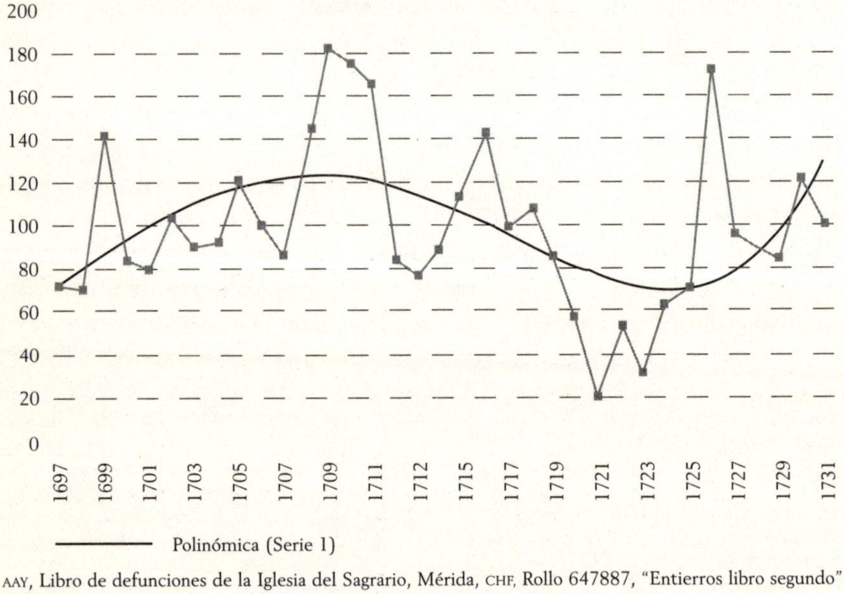

AAY, Libro de defunciones de la Iglesia del Sagrario, Mérida, CHF, Rollo 647887, "Entierros libro segundo".

[117] AGI, México 3118, carta del contador oficial de las Cajas Reales Diego de Anguas al virrey de la Nueva España. Mérida, julio 13 de 1734, ff. 130v-134v.

En los pueblos se vivió, de igual forma, un fuerte incremento en la mortandad de indios. En Timucuy, por ejemplo, en un periodo de 39 años (1719-1758)[118] el promedio de entierros por año era de 11, mientras que en 1726 se registraron 62, es decir, poco más de cinco veces el promedio anual (ver gráfica 6).[119]

GRÁFICA 6
ENTIERROS DE INDIOS POR AÑO, TIMUCUY, 1719-1758

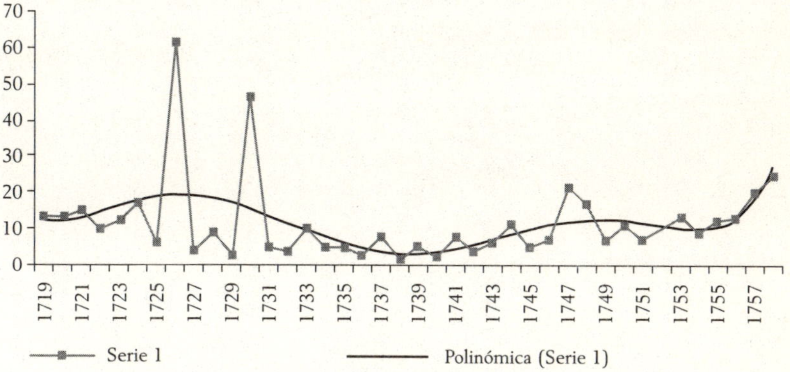

AAY, "Libro de entierros de Timucuy", CHF, Rollo 641994.

En un año regular, los meses que más muertes consignaban eran los más fríos de noviembre, diciembre y enero (ver gráfica 7).[120] Es factible que el descenso en las temperaturas y la humedad acumulada en esos meses hayan influido en una ocurrencia más alta de la mortalidad debido a la incidencia de enfermedades respiratorias. Estudios sobre demografía histórica en otras regiones de la Nueva España han señalado, de manera semejante, dos épocas del año en las que se incrementa la mortalidad: en los meses fríos de diciembre y enero y en la temporada cálida de abril y mayo, lo que

[118] Se toma el periodo de 48 años que va de 1719 a 1758, porque el libro de entierros que se conserva comienza en el año de 1719, y el corte está marcado en 1758, un año antes de otra calamidad que será abordada más adelante.

[119] Con base en los datos del libro de defunciones de Timucuy no es posible hacer una gráfica de mortalidad diferenciada, en tanto antes de 1756 no se anotaba si el entierro había sido de un adulto o un niño. Podría tratarse de un subregistro o que simplemente no se distinguían edades. Después de ese año se comienza a inscribir ese dato, por lo que es posible saber que el pico de sobremortalidad que se presenta entre 1759 y 1760 se da por una franca mayoría de muerte de niños. Posiblemente se trate de la epidemia de viruela que por entonces se expandió por la provincia y atacó principalmente a los menores.

[120] Actualmente, la temperatura media anual es de 26° C, la máxima es de 40° y se registra entre los meses de abril y junio, mientras que la mínima es de 10° y se presenta entre los meses de diciembre y febrero. Esto es que a pesar de que podría pensarse que 10° como mínimo no es muy frío, la variación de más de 50 por ciento respecto a la media anual es muy grande, www.inegi.gob.mx

hace pensar a los autores en la incidencia de enfermedades respiratorias y gastrointestinales como las primeras causas de muerte (Molina del Villar, 2006: 18).

GRÁFICA 7
MOVIMIENTO ESTACIONAL DE LOS ENTIERROS, TIMUCUY, 1719-1767

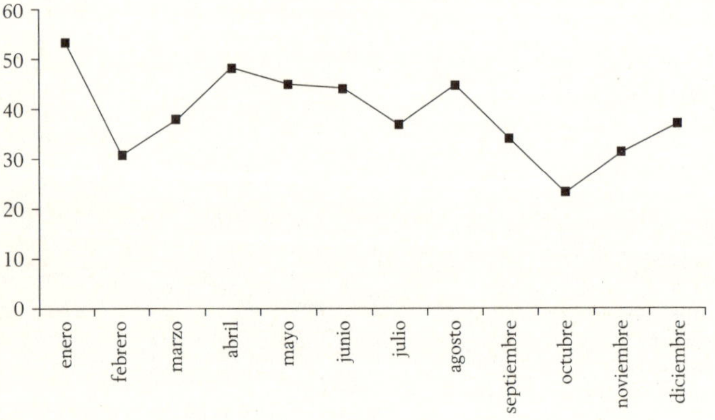

AAY, "Libro de entierros de Timucuy", CHF, Rollo 641994.

Pero, como se advierte en la gráfica 8, la sobremortalidad registrada en el año de 1726 presenta un comportamiento atípico. El incremento de mortalidad coincide con los meses cálidos y lluviosos que se presentan desde junio hasta septiembre. Esta temporada corresponde también con los meses de siembra de maíz de ciclo largo y algunos de sus productos asociados con las milpas, y comienza poco más de tres meses después del final de la cosecha. Son los meses también que reúnen condiciones más favorables para la propagación del sarampión y, al coincidir con la siembra, es entendible que la producción agrícola haya sido afectada.

Además, si bien el sarampión se caracteriza por atacar con mayor virulencia a los menores de 0 a 5 años (Malvido, 1982: 187), la última noticia sobre su aparición en Yucatán data de 1693,[121] de manera que en 1726 las personas menores de 33 años no estaban inmunizadas. De esta manera, habría afectado a la población en edad productiva y, así, perturbado la actividad agrícola, empeorando las condiciones para revertir la escasez de alimentos que desde dos años antes se experimentaba. En su estudio sobre la relación

[121] AGI, México 363.

entre epidemias y crisis de subsistencia en la Valencia del siglo XVIII, Peset y Peset (1972: 296) muestran la estrecha relación que hubo entre la epidemia de paludismo y el aumento en el precio del arroz.

El incremento de la mortandad entre la población adulta redundaba en las formas y capacidad de respuesta inmediata ante la calamidad, en tanto que la sobremortalidad entre los menores incidía en la recuperación de la población a largo plazo, pues generaba lo que se conoce como "generaciones huecas", que son muescas o entrantes que se encuentran en algunas pirámides de población y que reflejan anomalías en el pasado en las que se produjeron descensos de natalidad importantes, por ejemplo, una epidemia o una guerra (Malvido, 1982: 187; Rabell, 1990: 43). A pesar de que posiblemente esta epidemia haya atacado a población adulta en edad productiva, la serie completa sugiere que los más afectados fueron los niños, de ahí que el año de 1736 ha sido ubicado como el punto más bajo de la demografía indígena en toda la historia colonial yucateca, pues la generación que estaría en edad reproductiva habría sido diezmada en 1726 (Farriss, 1992: 105; Cook y Borah, 1978: 118).

GRÁFICA 8
MOVIMIENTO ESTACIONAL DE LOS ENTIERROS,
TIMUCUY AÑO DE 1726

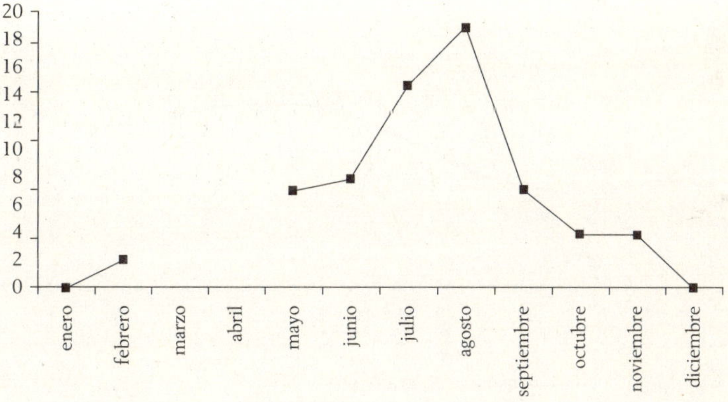

AAY, "Libro de entierros de Timucuy", CHF, Rollo 641994.

Sin embargo, con base en los registros de entierros de la primera mitad del siglo XVIII es difícil discernir entre los fallecimientos de adultos y de los menores, pues no se anotaba alguna referencia que permita saber si se trataba de un niño o una persona mayor. La categoría de "párvulo" se comenzó a emplear solamente hasta 1756. Pero a través de las inscripciones de bautizos es factible acercarse de manera indirecta a los efectos de las epidemias en la población infantil, al menos dentro de los primeros nueve días de nacidos, pues éstos no eran anotados ni como bautizados ni como difuntos. De esta manera, una brusca caída en los bautizos inscritos en el mismo año de la crisis podría atribuirse a un incremento en la muerte de niños. Aunque tampoco debe descartarse que muchos bautizos no se celebraran dada la conmoción social o la migración de los padres que se registraba en los años críticos.

En las actas sacramentales de Acanceh se advierte una violenta caída en los bautizos justo en el año de 1726 (ver gráfica 9). La reducción que se observa entre 1724 y 1725 fue de apenas 17 por ciento; mientras que la de 1726 significó un decremento de 66 por ciento respecto al año antecedente y 62 por ciento en relación con el promedio anual. El año siguiente, 1727, fue todavía más crítico, pues los bautizos se redujeron todavía 50 por ciento más.

GRÁFICA 9
BAUTIZOS DE INDIOS POR AÑO REGISTRADOS
EN ACANCEH, 1719-1758

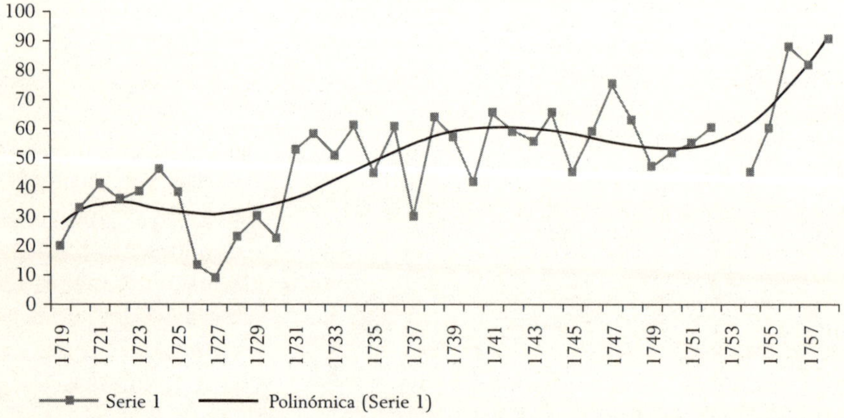

AAY, Libro de bautizos de Acanceh, CHF, Rollo 641969.

Gráfica 10
BAUTIZOS DE INDIOS POR MES REGISTRADOS
EN ACANCEH, 1726 Y 1727

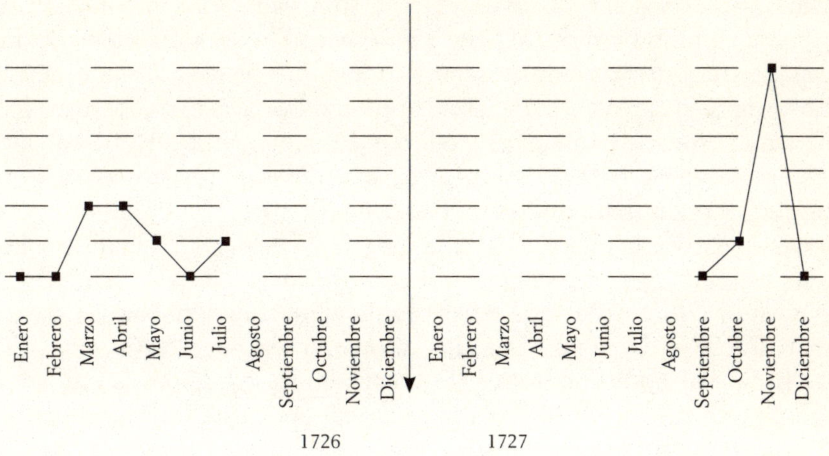

AAY, Libro de bautizos de Acanceh, CHF, Rollo 641969.

Si se mira con detenimiento el registro mensual de bautizos en los años de 1726 y 1727 se nota un vacío que corre de agosto a agosto (ver gráfica 10). Puesto que la epidemia de sarampión se presentó en el primer año, es factible que la ausencia de bautizos de agosto a diciembre de 1726 se haya debido a esta enfermedad y no a la inanición, como acusaron las autoridades coloniales. Pero su insistencia en culpar lo que juzgaban como la "holgazanería" de los indios y las acciones del obispo Juan Gómez de Parada, que muchos funcionarios valoraban como negligentes, así como la reducción efectiva de víveres en los depósitos de las ciudades donde obtenían alimentos los no indios, acaso haya influido en que prácticamente toda acción gubernamental para revertir la crisis se enfocara en surtir alimentos a las ciudades, sin contemplar el aspecto sanitario para debilitar la propagación y el contagio del sarampión. Así, el entonces gobernador de la provincia Antonio Figueroa proyectó enviar embarcaciones a Veracruz en busca de víveres, pero una vez más se culpó a Gómez de Parada de lo inviable de esta propuesta, ya que a causa de los "ruidosos pleitos" que éste había tenido con el anterior gobernador, el comercio con la provincia se había suspendido. Figueroa buscó librar estos meandros enviando una misiva al virrey de la Nueva España en la que le solicitó su urgente auxilio para que interviniera remitiendo a Yucatán embarcaciones con maíz, obligándose a pagar inmediatamente su costo a las arcas de Veracruz. Pero el virrey respondió que ni aun esta ciudad tenía el resguardo suficiente para socorrer a otra gobernación;[122] en tanto, lo único que podía hacer era girar órdenes para que, en caso de lograr la compra de maíz, se hicieran las diligencias necesarias para agilizar su embarque.[123]

La negativa obligó al gobernador a recurrir a algunos vecinos de Campeche para que, a cambio de dinero, fueran a Tabasco, Tuxpan, Tampico, Veracruz y La Habana a buscar granos, asegurándoles que en caso de que perdieran dinero o una sola carga de maíz, él mismo reembolsaría el quebranto. A decir de Figueroa, éste fue el único procedimiento que permitió surtir con algo de maíz a la ciudad de Mérida. El informe que envió al rey dos años después, relata que el poco maíz que comenzó a circular en el mercado se repartía desde las cuatro de la mañana hasta las tres de la tarde, vendiéndose a 12 reales la carga, cuando su precio común era entre tres y cuatro reales.[124]

No es difícil imaginar que estas medidas no solucionaban la carestía de alimentos que se decía padecían los indios de los pueblos, quienes difícilmente hubieran podido acceder al cereal que se vendía en la ciudad a tan elevados precios. De ahí que sea factible suponer que durante los años de 1725 y 1726 la escasez no haya sido tan severa y que, aunque la cosecha no hubiera sido buena, el sistema de policultivo de la milpa y las variadas actividades productivas que lo acompañan (Teran y Rasmussen, 1994: 11-12) hayan permitido a los indios obtener alimentos de una u otra fuente, pues, como se vio en la gráfica 8, la curva de entierros parece indicar que la sobremortalidad no se debió al hambre sino al sarampión.

Para 1727, el gobernador de Yucatán aseguró que la crisis comenzaba a superarse gracias a sus prontas y oportunas resoluciones, entre las que destacó el haber obligado a los indios a trabajar las milpas, pues recordemos que las autoridades coloniales atribuían la principal causa de la calamidad a lo que entendían como la "flojedad" de los naturales. Declaró que uno de los efectos inmediatos había sido obtener rendimientos de la siembra del año anterior, y el otro bajar el precio del maíz de doce a cuatro reales la carga compuesta por 12 almudes, logrando, según el funcionario, que la "paz se mantenga en toda esta provincia".[125] Aunque poco duraría este aparente tiempo de "paz", pues pocos años más tarde, en 1730, la provincia volvió a sufrir los estragos de otra epidemia "de accidente incógnito" que provocó

[122] En 1726 también había escasez de maíz en Veracruz a causa de una epidemia de sarampión. García Acosta *et al.*, 2003: 236.

[123] AGI, México 891, carta del gobernador de Yucatán Antonio de Figueroa al rey, Mérida, 7 de marzo de 1729, s/f.

[124] *Ibidem*. Para esta crisis Molina Hübe (1935: 10-11) anota un precio de 20 pesos la carga de maíz. Espinosa registra un incremento de 8 a 16 reales la fanega. *Apud* García Acosta, 2003: 236.

[125] AGI, México 891. Carta del gobernador de Yucatán Antonio de Figueroa al rey, Mérida, 7 de marzo de 1729, s/f.

otro episodio de sobremortalidad entre indios y quebrantó nuevamente el ciclo agrícola, trajo consigo más hambre y dejó en "la mayor consternación a aquella provincia".[126] Eligio Ancona (1917: 298) describió esta enfermedad como "una peste que parecía inseparable compañera del hambre, la cual consistía en dolores agudos que acababan con el paciente luego que le acometían".

Sin embargo, los datos sobre los registros vitales de Acanceh y su visita Timucuy indican que este fenómeno no derivó en una crisis demográfica semejante a la que se había vivido tres años atrás. En los registros de entierros de Timucuy, por ejemplo, se advierte que mientras en 1726 la mortalidad incrementó cinco veces el promedio anual, en 1730 lo hizo tres. Por su parte, la inflexión en el asiento de bautizos en Acanceh registrada en 1730 es menor a la de 1726 y 1727 (ver gráfica 9). Al comenzar la cuarta década del siglo, la epidemia provocó una caída de los bautizos de 32.4 por ciento respecto al promedio anual y 23.3 por ciento en relación con su año anterior. Nada semejante a 66 por ciento calculado para 1726.

A diferencia de lo que se ha observado en muchos estudios de demografía histórica que emplean registros parroquiales como su principal fuente, el análisis de datos sobre matrimonios del pueblo de Acanceh no muestra que los enlaces hayan sido muy sensibles a estas crisis. En los años más difíciles sí se observa una fuerte reducción, pero su incidencia se recupera inmediatamente a su tendencia anual sin incrementos espectaculares (ver gráfica 11). Ello es un posible indicativo de que la epidemia no haya afectado tanto a la población en edad reproductiva como lo hizo en la población infantil.

Gráfica 11
MATRIMONIOS DE INDIOS POR AÑO, ACANCEH, 1719-1740

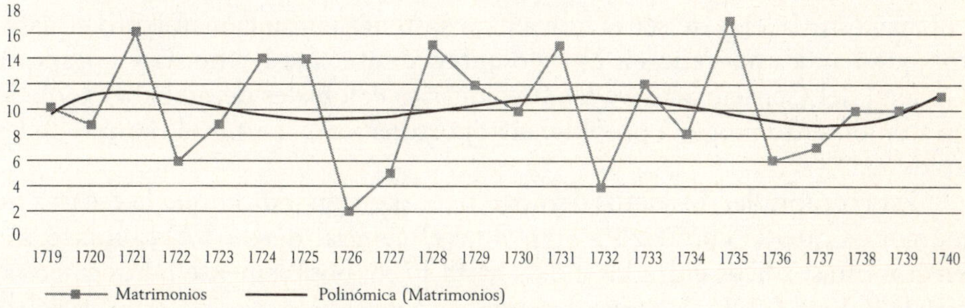

AAY, Libro de matrimonios de Acanceh, CHF, Rollo 641983.

[126] AGI, México 3118, representación de Pedro de Urriola y Joseph de Araos, oficiales reales de las cajas de Mérida y Campeche. Agosto 31 de 1759, ff. 148r-155v.

En 1726 el decremento respecto al promedio anual de uniones nupciales fue de 80 por ciento y en el año siguiente de 50 por ciento. El pico registrado en 1728 fue dado por un total de 15 matrimonios, lo que representa un aporte de 6.7 por ciento al total de matrimonios inscritos en el periodo seleccionado. Con la epidemia de 1730 la variable matrimonial tampoco parece haber sufrido grandes afectaciones. Nada tan significativo como se ha estudiado en otras parroquias de la Nueva España, como en Atlacomulco, donde se ha calculado que una vez pasada la epidemia del *matlazahuatl* en 1737, al año siguiente el número de matrimonios se quintuplicó aportando cerca de 20 por ciento al total de enlaces registrado en un periodo de 40 años (Molina del Villar, 2006: 140-141).

A diferencia del infausto año de 1726, cuando las autoridades coloniales se enfocaron en la provisión alimentaria, en esta ocasión los reportes indican que como era común en las epidemias se apeló a la piedad divina para que perdonara los "pecados" de los humanos que, según creían los españoles, era la principal causa de la crisis. Y tenían experiencia en ello, pues recordemos que el siglo antecedente habían padecido los efectos de repetidas epidemias de las que la fiebre amarilla fue la que causó índices más altos de mortalidad entre el conjunto de la población. Igual que se hizo hacia 1650, por órdenes del gobernador que "blasonaba de devoto y piadoso" se condujo a Mérida la virgen de Izamal que casi un siglo atrás (1650) había sido nombrada patrona de las calamidades. Cuando ésta llegó, el gobernador "salió a recibirla vestido de peregrino y le arrojó a sus pies su bastón". Además con 600 pesos le mandó construir 12 tiendas en mampostería para que con la renta que produjesen se fuera sostenido en adelante su culto (Ancona, 1917: 298).

A pesar de las aseveraciones del gobernador Figueroa respecto a que había logrado revertir las causantes de la crisis obligando a los indios a trabajar el campo, la mitigación de sus efectos a mediano plazo por parte del gobierno colonial estuvo lejos de ser efectiva para sostener en funcionamiento el sistema que había imperado en el siglo antecedente. De hecho, la Contaduría General del Consejo acusó a los funcionarios coloniales de no haber tomado en su momento ninguna providencia oportuna para "cortar el tiempo de las epidemias".[127]

Para recapitular, los datos demográficos parecen indicar que la escasez de alimentos que se comenzó a vivir a nivel general desde 1724, aplazó sus efectos catastróficos entre los indios hasta 1726, posiblemente porque –como señala Robert Patch– los mayas, en un acto de resistencia, reportaron haber cultivado exclusivamente lo necesario para su autosubsistencia. Ante even-

[127] AGI, México 3118, Resumen de cédulas reales de 1756, 1760 y 1762 sobre que no paguen tributo las mujeres indias en Yucatán.

tuales problemas en la producción agrícola, el sistema de policultivo de la milpa tenía mecanismos para enfrentar con alimentos alternativos cosechas eventualmente frustradas de los principales productos durante uno o dos años. Sin embargo, la llegada de la epidemia de sarampión a una sociedad ya vulnerable hizo eminente la presencia de una catástrofe que se sintió en varios niveles, los más evidentes: el demográfico y el económico. En lo demográfico se distingue, como es común en las poblaciones de Antiguo Régimen, la alta mortalidad de quienes integraban la población más endeble y se encontraban en la base de la escala social y económica: los indios. Los datos de defunciones de los no indios en la ciudad de Mérida indican que la sobremortalidad entre esta población se duplicó en relación con el promedio anual, mientras que entre los indios el incremento fue de cuatro veces, como se puede observar en las siguientes gráficas (ver gráficas 12 y 13). Si se observa la segunda gráfica se podrá advertir una importante disminución en las defunciones de indios en el periodo comprendido entre 1727 y 1729. Posiblemente esta inflexión no responda directamente a que los indios hayan muerto menos que los españoles, como podría parecer por la gráfica, sino que después de la crisis de 1726, dada la alta migración, el registro de indios fallecidos haya disminuido considerablemente.

Gráfica 12
GRÁFICA COMPARATIVA DEL NÚMERO ABSOLUTO DE ENTIERROS DE INDIOS EN TIMUCUY Y DE NO INDIOS EN MÉRIDA, 1719-1731

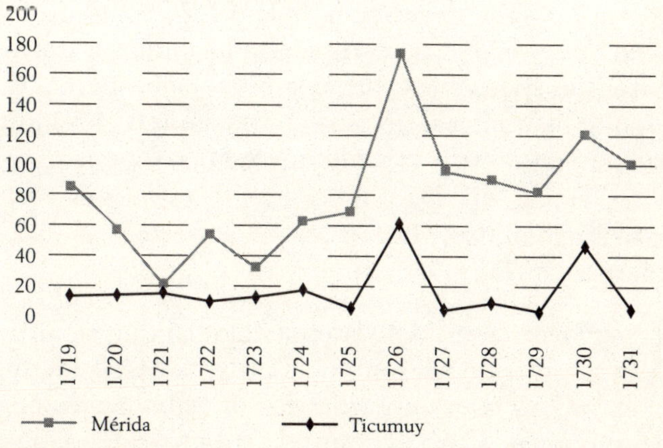

AAY, "Libro de entierros de Timucuy", CHF, Rollo 641994; Libro de defunciones de la Iglesia del Sagrario, Mérida, CHF, Rollo 647887, "Entierros libro segundo".

GRÁFICA 13

GRÁFICA COMPARATIVA DEL NÚMERO RELATIVO DE ENTIERROS DE INDIOS EN TIMUCUY Y DE NO INDIOS EN MÉRIDA RESPECTO AL PROMEDIO ANUAL DEL PERIODO 1719-1731

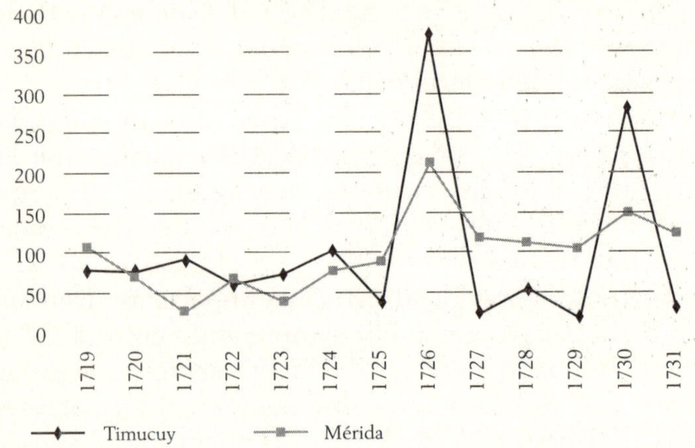

AAY, "Libro de entierros de Timucuy", CHF, Rollo 641994; Libro de defunciones de la Iglesia del Sagrario, Mérida, CHF, Rollo 647887, "Entierros libro segundo".

Después de casi 30 años pasados desde su última aparición en Yucatán, en 1726 el sarampión volvió a esparcirse entre la población. De la mano del hambre, se calcula que esta calamidad restó, por muerte o por migración, cerca de 17,000 indios. Esta crisis llegó en medio de una tribulación política y, en muchos sentidos, fue derivación de la misma: un sector del poder colonial insistía en la necesidad de compeler a los indios a trabajar para obtener los alimentos indispensables para la subsistencia, además de los recursos y las ganancias que sostenían al sistema en su conjunto; los indios se negaban a seguir trabajando para otros por medio de la coacción.

El *continuum* de vulnerabilidad. Escasez y epidemias en 1758

El embate al funcionamiento del sistema colonial que significaron las calamidades sucesivas que se vivieron en 1726 y 1731 no logró revertirse en pocos años.[128] En 1750 se nombraron dos oficiales reales en Mérida cuya tarea principal fue poner al día el cobro de tributos adeudados desde el año

[128] Para Robert Patch (1993: 132) esta crisis, al haber sucedido después de la abolición de los repartimientos, llevó a un declive económico a Yucatán.

del hambre. Pero la miseria, el abandono de los pueblos y la renuencia de los indios para regresar a sus lugares de origen, aunada con la crisis económica que arrastraba Yucatán desde la caída en el precio de sus principales productos comerciales, hicieron prácticamente imposible a los contadores cumplir con la tarea que les había sido encomendada.

Además, no se habían obtenido las cosechas abundantes que los funcionarios coloniales esperaron por más de dos décadas. En la documentación promovida por los contadores reales de las cajas de Mérida se refiere que entre 1726 y 1760 hubo varios ciclos agrícolas pobres, "pérdidas repetidas" de cosechas y algunos episodios de hambre, al parecer estacionales. No obstante, para 1757 el problema con la recolección de granos fue más severo y devino en otro año de carestía, aunque no de proporciones semejantes a su antecedente de 1726. Por otra parte, entre 1758 y 1759, sobre una población diezmada, nuevamente regresaron brotes epidémicos de viruela y sarampión, los cuales generaron, según reportes oficiales, "mortandad mucha de tributarios".[129] Esta crisis se prolongó con más dificultades en la agricultura hasta el año de 1760.

Para explicar este momento en la historia colonial yucateca es indispensable mirarlo como parte de un largo proceso en el que distintos fenómenos sociales, demográficos, económicos y políticos intervinieron con efectos negativos en el campo y, por supuesto, consecuencias en los distintos sectores que componían a la sociedad, particularmente entre los indios quienes, como se vio en el apartado anterior, resentían de manera más severa las derivaciones de cualquier calamidad. Como en 1726, se apeló de nuevo al trabajo de los indios, de quienes se decía eran "por naturaleza flojos y desidiosos", para explicar los motivos de esta nueva "calamidad". Los funcionarios reales manifestaron al Consejo que dadas las dificultades experimentadas en el terreno comercial, en especial por la disminución del precio de la cera y las mantas de algodón, los indios se habían vuelto todavía más ociosos, al punto que "para que tengan qué comer se les precisa que hagan sus sementeras de maíz".[130]

Los registros vitales de la época muestran que los alcances de esta crisis fueron más limitados que los que resultaron con los años de hambre y epidemias de 1726 y 1731, sobre todo, porque la población adulta se vio todavía menos afectada por la sobremortalidad. Esto se puede observar, por ejemplo, en los datos relativos a las segundas nupcias: cuando fallecen mu-

[129] AGI, México 3118, carta del Intérprete General de Indios al Contador Juez Oficial Real a nombre de los indios tributarios del barrio de San Francisco de Campeche, f. 373r.

[130] AGI, México 3118, representación de Pedro de Urriola y Joseph de Araos, oficiales reales de las cajas de Mérida y Campeche. Agosto 31 de 1759, ff. 152v-153r.

chos adultos, al año siguiente incrementan de forma considerable los enlaces entre viudos. En contraste, entre 1757 y 1760 en Acanceh la proporción entre primeras y segundas nupcias no varió mucho (ver gráfica 14), lo mismo en Halachó, donde incluso los matrimonios entre viudos descendieron hacia 1760 (ver gráficas 14 y 15).

GRÁFICA 14
MATRIMONIOS DE INDIOS EN PRIMERAS Y SEGUNDAS NUPCIAS REGISTRADOS EN ACANCEH, 1750-1760

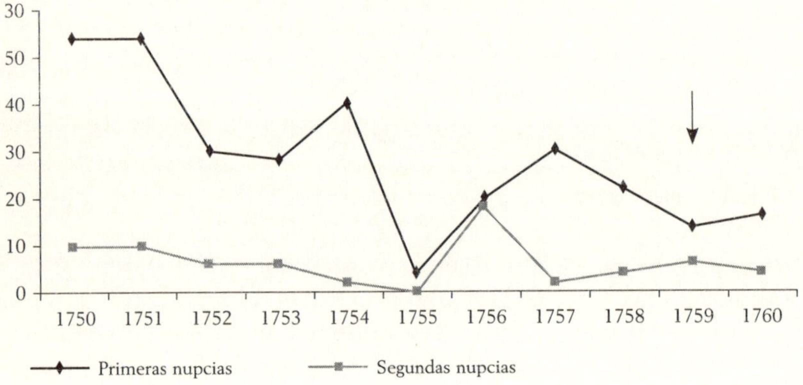

AAY, Libro de matrimonios de Acanceh, CHF, Rollo 641983.

GRÁFICA 15
MATRIMONIOS DE INDIOS EN PRIMERAS Y SEGUNDAS NUPCIAS REGISTRADOS EN HALACHÓ, 1750-1760

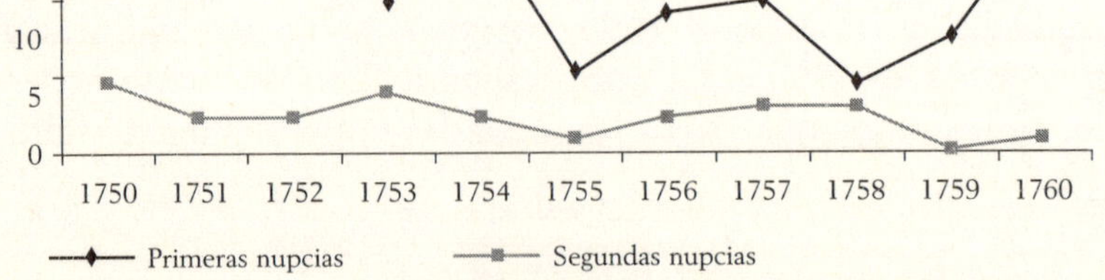

AAY, Libro de matrimonios de Halachó, CHF, Rollo 708460.

En lo que toca a las defunciones, lamentablemente el Libro de entierros de Acanceh arranca justamente en el año de 1759, por lo que es imposible analizar la mortandad de los indios de este pueblo en los años anteriores. Sin embargo, se cuenta con la información de los registros de defunciones de su visita, Timucuy. Ambos libros ya incluyen el dato sobre la condición de adulto o párvulo del fallecido, lo cual es de gran ayuda para indagar respecto al impacto diferencial de las epidemias reportadas y al análisis de esta escasez (ver gráficas 17 y 18).

GRÁFICA 16
ENTIERROS DE INDIOS EN ACANCEH
Y EN SU VISITA TIMUCUY, 1718-1806

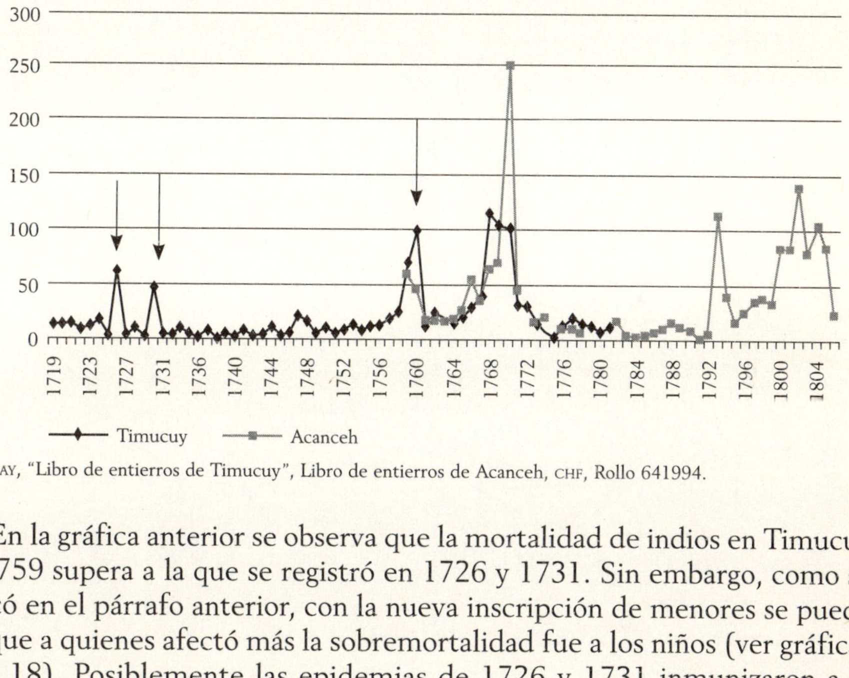

AAY, "Libro de entierros de Timucuy", Libro de entierros de Acanceh, CHF, Rollo 641994.

En la gráfica anterior se observa que la mortalidad de indios en Timucuy en 1759 supera a la que se registró en 1726 y 1731. Sin embargo, como se indicó en el párrafo anterior, con la nueva inscripción de menores se puede ver que a quienes afectó más la sobremortalidad fue a los niños (ver gráficas 17 y 18). Posiblemente las epidemias de 1726 y 1731 inmunizaron a la población volviéndola resistente a los brotes que se registraron entre 1758 y 1759.

GRÁFICA 17
MORTALIDAD DIFERENCIAL ENTRE ADULTOS
Y PÁRVULOS, TIMUCUY, 1756-1766

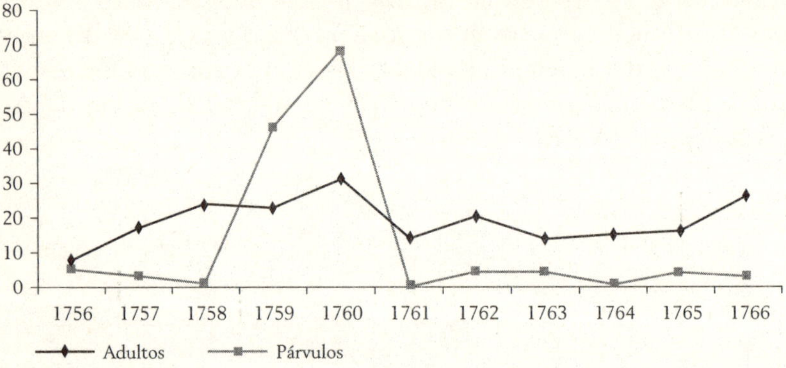

AAY, "Libro de entierros de Timucuy", CHF, Rollo 641994.

GRÁFICA 18
MORTALIDAD DIFERENCIAL ENTRE ADULTOS
Y PÁRVULOS, ACANCEH, 1756-1766

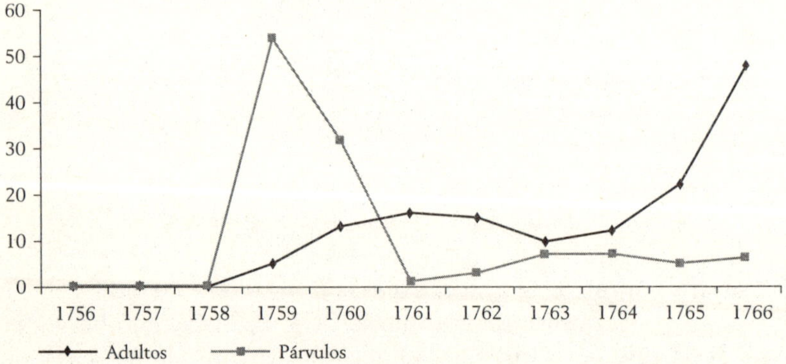

AAY, "Libro de entierros de Timucuy", CHF, Rollo 641994.

En ambos casos, los fallecimientos de los menores superan con mucho a los de los adultos. Entre 1759 y 1760 en Timucuy la mortalidad global se elevó 2.6 veces respecto al promedio del periodo seleccionado, en Acanceh el incremento fue de 1.6 veces. Al hacer el desglose diferencial, se tiene como resultado que las defunciones de adultos en el primer pueblo aumentaron apenas 1.4 veces; en tanto que las de niños lo hicieron en 4.4. Lo mismo en

Acanceh, pues la mortalidad de adultos ni siquiera alcanzó el promedio anual; mientras que la de los menores se elevó 2.9 veces.

Las referencias que existen a esta crisis en la documentación de la época son muy escasas, acaso porque no hubo una consternación social y económica semejante a las décadas vividas atrás, quizá también porque la población más afectada, como se mostró, fue la infantil. Con una sobremortalidad de adultos tan baja, es factible suponer que las epidemias no causaron mayor afectación en la actividad agrícola inmediata, y que el hambre reportada para esos años se haya debido más a problemas acumulados en la producción y haya sido estacional.

Lo cierto es que esta crisis sumada a las anteriores de 1726 y 1731 obligaron al gobierno colonial a ordenar una nueva tasación de tributarios en 1760. La lista del conteo previo a este año incluye 155 encomiendas, de las cuales siete estaban adjudicadas a la Corona, 14 correspondían a las decomisadas a Francisco de Montejo y las 134 restantes pertenecían a particulares, 105 de la jurisdicción de Valladolid y 29 de la de Campeche. Ahí se detallan las deudas de tributos de cada una de ellas desde 1726 hasta 1759. La retasación de 1760 contempla exactamente las mismas encomiendas que la anterior; sin embargo, no es factible hacer un seguimiento de la modificación de tributarios sufrida en todas ellas, pues en el registro previo solamente 33 encomiendas tienen datos de población (número de mantas y piernas que la componen).

Puesto que estos cálculos contemplan más de tres décadas en las que se experimentaron diferentes calamidades y problemas agrícolas en dos regiones con dinámicas económicas, políticas y sociales distintas, es difícil explicar por qué motivo las encomiendas de Valladolid sufrieron semejante embate en el nuevo conteo de tributarios en comparación con las de Campeche. Tal vez las condiciones de una zona fueron menos favorables para mitigar los efectos de las calamidades experimentadas, acaso la organización laboral de los indios resultó más efectiva en un lugar que en otro, quizá las medidas adoptadas por los funcionarios locales no fueron las mismas o no surtieron el mismo efecto, o posiblemente la mortandad y la migración vividas por los indios en ambas regiones fueron muy diferentes. Lo cierto es que este intento del gobierno colonial de retomar el control fiscal de su población sujeta surgió como resultado de una serie de calamidades que afectaron a la sociedad en su conjunto, especialmente a los indios, quienes proveían del trabajo necesario para el funcionamiento del sistema colonial.

CAPÍTULO IV

Al filo de la hambruna: las calamidades de 1765-1774

A PESAR DE las dificultades experimentadas en el campo yucateco en los últimos años de la sexta década del siglo, desde 1760 la península parece haberse encaminado hacia una pronta aunque temporal recuperación. Las autoridades coloniales orientaron gran parte de sus esfuerzos en restablecer la productividad y el trabajo de los naturales al orden que les convenía, pues como se vio en los apartados anteriores la muerte y la migración de una parte importante de los indios vulneró los sistemas agrícola y tributario en los que se sustentaba el sistema colonial. En lo demográfico, esta recuperación se refleja tanto por una drástica disminución en la mortalidad como también por un repoblamiento parcial de los asentamientos coloniales abandonados durante los años de epidemias y hambres. En consecuencia, entre 1760 y 1765 se anotó un importante incremento en los bautizos y una caída en los entierros (ergo nacimientos y defunciones). En el pueblo de Acanceh, por ejemplo, entre 1760 y 1763 se registró un "crecimiento natural" relativo sostenido con el punto más alto en más de una década.[131]

Pero en 1765 comenzó un nuevo retroceso motivado por lo que ha sido calificado por algunos historiadores como la crisis de subsistencia más severa en la historia colonial de la región (Patch, 1993: 218; Farriss, 1992: 433). La interacción entre diversos fenómenos naturales peligrosos y una sociedad que se encontraba en proceso de transición conformaron en la segunda mitad del siglo XVIII un medio ambiente amenazador, en especial para la población maya que se encontraba en la base de la escala social y económica del sistema. El impacto de casi una década de "calamidades" sucesivas fue estimado en una pérdida de 40 por ciento de la población contribuyente. Los contadores de las cajas de Mérida calcularon la mortandad de 13,869 indios varones en edad de tributar (entre 14 y 60 años) en un periodo de siete años.

[131] La estimación anual está calculada con base en la población total del año antecedente. El "crecimiento natural" se refiere a la suma del número de nacimientos y resta del número de fallecimientos en una población base de 822. Esta cifra se calculó a partir de la matrícula de 1760 que registró en Acanceh 34 mantas y 1 pierna, esto es, 274 adultos, más un estimado de 3 hijos por pareja, que da el total de 822.

Las tribulaciones del medio ambiente. Naturaleza y sociedad

Esta crisis se originó y desarrolló a partir de una compleja interacción entre fenómenos sociales y naturales que dieron lugar a años de escasez, hambre, enfermedad y muerte. Entre las variables naturales destaca la presencia de una voraz plaga de langosta que migró por todo el territorio comprendido entre Veracruz y Costa Rica, recorriendo los actuales estados de Chiapas, Tabasco, Campeche, Yucatán, Quintana Roo, además de Guatemala, El Salvador, Honduras y Nicaragua (Fonseca *et al.*, 1969: 157; Ruiz, 2005: 143; Espinosa y Beldarraís, 2005: 136; Smith, 1975: 183; Navarro, 1983: 551; García Acosta *et al.*, 2003: 289-3003; Patch, 1993: 219). En todos estos territorios la plaga causó graves daños en los cultivos y trajo consigo ráfagas de escasez, especulación, epidemias, inanición y sobremortalidad. Investigaciones recientes han sugerido que los insectos arribaron a Chiapas por los causes del río Grijalva, afectando primero los pueblos zoques y luego toda la gobernación, para luego extenderse hacia Tabasco, Campeche y Yucatán (Ruiz, 2005: 142). Sin embargo, los reportes sobre los estragos que causaban las grandes mangas de langosta coinciden con las mismas fechas, por lo que supongo que la propagación de la plaga fue bastante rápida. La documentación referente a Yucatán da cuenta de que una vez en la península los insectos se reprodujeron y por años causaron severos daños a los cultivos. La langosta, se lamentaban las autoridades coloniales, pasaba por las milpas de los indios "destruyendo y arrasando no bien nacían las siembras de maíces y frijoles, principal alimento de sus naturales y habitantes".[132]

Si bien por las fuentes es difícil precisar la especie de la que se pudiera haber tratado, es muy probable que fuera la *schistocerca piceifrons*, mejor conocida como langosta centroamericana. Estos insectos hacen grandes recorridos migratorios cuando abandonan su estado individual y adoptan otro gregario. Este fenómeno, conocido como el "cambio de fase", es una particularidad de esta especie y se caracteriza por una mutación de un estado solitario e inofensivo a otro en el que los insectos se agrupan en cantidades muy abundantes y se vuelven totalmente destructivos. Transformación que va acompañada de otras variaciones físicas como el crecimiento de las alas y alteraciones en la coloración: son verde claro en su fase solitaria, amarillo en la fase intermedia y rojizo en su fase gregaria (Garza, 2003: 5). La langosta *schistocerca piceifrons* es una especie polífaga que ataca principalmente los cultivos

[132] AGI, México 3052, Carta del Contador Oficial Real Pedro de Urriola al rey. Mérida, 14 de marzo de 1771, f. 33r.

de maíz, frijoles, sorgo, algodón, caña de azúcar, plátano, diferentes frutales y ocasionalmente arroz. Cuando las infestaciones son severas, las mangas provocan una defoliación total, quedando apenas los tallos en sembradíos de maíz, caña de azúcar y frutales. Se calcula que una manga grande alcanza una densidad de 80 millones de insectos por kilómetro cuadrado, los cuales consumen alrededor de 100 toneladas de alimento verde por día (Retana, 2000: 73).

FIGURA 2
MANGA DE LANGOSTA CENTROAMERICANA

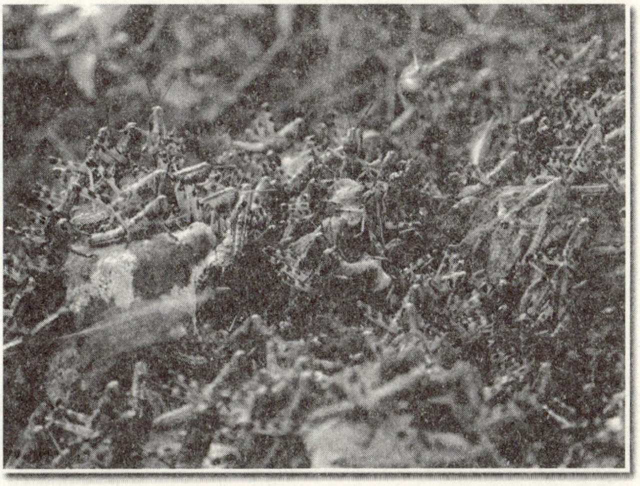

En su fase gregaria pueden llegar a establecer áreas de reproducción permanente en lugares con una altitud menor a los 100 m.s.n.m, temperaturas anuales medias entre los 28° y los 32°C, precipitaciones pluviales por debajo de los 1,000 mm al año y terrenos descubiertos o con poca cobertura vegetal y cercanos a las zonas cultivadas. En la temporada seca (entre diciembre y mayo) los insectos permanecen como imagos, es decir, como adultos que no han alcanzado una madurez sexual, la cual inicia hasta la temporada de lluvia (entre mayo y junio) lo que trae consigo la copula y la oviposición. Los adultos de la primera generación maduran sexualmente en un periodo de 25 a 35 días, son muy voraces y forman grandes mangas que ocasionan los mayores daños a los cultivos. Estos adultos depositan sus huevos en septiembre y octubre y dan origen a las ninfas de la segunda generación durante los meses de septiembre a diciembre (ver tabla 11).

TABLA 11
FASES DE DESARROLLO DE LA LANGOSTA
EN RELACIÓN CON EL CICLO AGRÍCOLA

Mes	*Lluvias*	*Fase agrícola*	*Fase de desarrollo de la langosta*
Enero		Cosecha	Imago
Febrero		Cosecha	Imago
Marzo		Quema	Imago
Abril		Quema	Imago
Mayo		Siembra	Madurez sexual/cópula/gregarización/alto poder destructivo
Junio	√		Madurez sexual/cópula/gregarización/alto poder destructivo
Julio	√		Madurez sexual/cópula/gregarización/alto poder destructivo
Agosto	√		Madurez sexual/cópula/gregarización/alto poder destructivo
Septiembre	√		Oviposición/gregarización/alto poder destructivo
Octubre	√		Oviposición/gregarización/alto poder destructivo/ninfas de segunda generación
Noviembre	√	Cosecha	Oviposición/gregarización/alto poder destructivo/ninfas de segunda generación
Diciembre		Cosecha	Imagos/ninfas de segunda generación

En suma, Yucatán reunía, como lo hace hoy día, las características climatológicas y orográficas óptimas para la reproducción y gregarización de la langosta centroamericana. Adicionalmente, en las décadas séptima y octava del siglo XVIII se registraron condiciones meteorológicas que contribuyeron para que la plaga potenciara su capacidad de multiplicarse y ocasionara grandes daños a los sembradíos. A nivel mundial, los años alrededor de 1770 se identifican como un periodo en el que ocurrieron importantes variaciones climáticas, mismas que generaron afectaciones variables en distintos puntos del globo terráqueo. Estudios sobre climatología histórica señalan que estas fechas coinciden con una de las pulsaciones más crudas de la Pequeña Edad del Hielo en Europa, que en México y otras partes de América coincidieron con acusadas sequías (Fagan, 2001). Las tres máximas registradas en este periodo sucedieron en 1650, 1770 y 1850.[133]

Paralelamente, investigaciones entomológicas recientes han mostrado que las bajas presiones estacionarias asociadas con vientos bajos han tenido históricamente una fuerte asociación con las plagas de langosta (Retana, 2000:

[133] NASA Earth Observatory Glossary, en http://eobglossary.gsfc.nasa.gov

74). Al parecer, se trata de cuadros climáticos en los que de manera simultánea se registran incrementos considerables en la temperatura y las condiciones de humedad se vuelven óptimas para la oviposición de la *schistocerca* (Retana, 2003: 31). En efecto, con base en las fuentes históricas es factible presumir que en las décadas de 1760 y 1770 se hayan registrado periodos consecutivos de depresiones que habrían favorecido, además de la reproducción de langostas, la formación de huracanes. En agosto 1767 uno de éstos impactó la región noreste de la península, cuyos vientos y lluvia arrasaron con buena parte de las milpas de maíz y algodón que se habían sembrado apenas tres meses atrás y surtirían de víveres al año siguiente.[134]

En 1768 hubo una dura sequía que estimuló la oviposición durante los meses de septiembre, octubre y noviembre, misma que eclosionó una generación de locustas que causó daños totales a los cultivos de los ciclos agrícolas de 1768-1769 y 1769-1770,[135] años que coinciden con la cúspide de la crisis que vivió Yucatán por casi una década. En este periodo, se afirma en numerosos escritos, el hambre se volvió endémica y generó muerte y desolación.[136] Desde mayo de 1769 hasta septiembre de 1771 la plaga recrudeció como no se había visto antes, los insectos "poblaban los campos y caminos, obscureciendo al sol y dando terror a los vivientes"[137] El teniente del partido de La Sierra describía que:

> Las crecidas parvadas caían en poblados, obscureciendo el sol tanto y en tal manera que en las casas se entraban, hasta que en el todo destruyeron no solamente las milpas y patios, sino también los huertos de hortalizas.[138]

En 1769 hubo otra sequía, la cual se describió entonces como un castigo divino de "soles ardientes" que terminó por destruir la cosecha que se esperaba recoger a más tardar en enero de 1770.[139] Las langostas comenzaron fortalecidas un nuevo ciclo reproductivo y los cultivos no reunían las condiciones mínimas necesarias para lograrse. Se frustraron las milpas además de los víveres del traspatio y los pastos que servían para alimentar al ganado vacuno. Así comenzó 1770, el peor año de hambre en todo un siglo.

[134] AGI, México 3054, carta del gobernador de Yucatán Cristóbal de Zayas al rey. Mérida, 11 de agosto de 1767.

[135] AGI, México 3052, 6 de septiembre de 1770, ff. 11r-11v; 20 de septiembre de 1770, f. 19v.

[136] *Ibidem.*

[137] AGI, México 3052, interrogatorio presentado por el contador juez oficial real Pedro de Urriola. Mérida, 4 de diciembre de 1770, ff. 1r-2r; carta del gobernador de Yucatán Antonio Olivier al rey, Mérida, 1 de marzo de 1774, ff. 42v-46v.

[138] AGI, México 3052, 3 de septiembre de 1770, f. 21r.

[139] AGI, México 3052, carta del gobernador de Yucatán Antonio Olivier al rey, Mérida, 1 de marzo de 1774, f. 44r.

El año de 1771 se presentó más esperanzador gracias a una copiosa temporada de lluvias que, además de permitir el crecimiento de los cultivos, inhibió la eclosión de gran parte de los huevos que habían depositado las langostas. Al parecer hubo un cese temporal de la plaga de langosta en buena parte de los territorios de Centroamérica que eran dañados por los insectos pues, por ejemplo, en Tuxtla Gutiérrez y en Tabasco, como en Yucatán, se reportaron en ese año cosechas abundantes (García Acosta *et al.*, 2003: 298). En ese año, el gobernador entrante de la provincia repartió semillas de maíz en los pueblos para que por mayo se comenzara la resiembra. Gracias a estos factores, desde agosto, cuando inicia la recolección del maíz de ciclo corto (90 días), hasta enero del año siguiente cuando finaliza el año agrícola con la cosecha del maíz de ciclo largo (6 meses), se obtuvo gran cantidad de granos que permitió acopiar cereal para surtir las necesidades de 1772 y almacenar un sobrante para 1773.[140] De no ser por esta recuperación temporal de la producción agrícola que hizo factible una reserva de maíz, 1772 y 1773 hubieran sido tan calamitosos como 1770. El ciclo agrícola que comenzó en mayo de 1772 finalizó con una cosecha casi nula debido a un incremento en la temperatura, acompañado de condiciones meteorológicas adicionales que dieron lugar a otro huracán que azotó la parte norte de la península y arrasó con las milpas el 4 de septiembre, es decir, cuando las mazorcas se encontraban en plena maduración. Estas circunstancias favorecieron una nueva infestación de langostas que terminaron con cuanto verde encontraron.[141] El Ayuntamiento de Mérida y el gobernador Antonio Olivier calcularon que apenas había sido posible recolectar la sexta parte de lo sembrado, "y de grano tan menudo" que era preciso su consumo inmediato e imposible su venta en la alhóndiga de Mérida por la baja calidad de los granos.[142]

El año siguiente, de 1773, se reportó otra inclemente sequía que, como en años anteriores, vino de la mano de gigantescas mangas de langostas que devoraron lo que se esperaba pudiera surtir las necesidades de 1774.[143] Los rezagos de 1771 se agotaron entre 1772 y 1773 y el hambre recrudeció debido a que mucho del maíz existente fue utilizado por estancieros y vecinos para cebar a sus cerdos. Según estimaciones del Ayuntamiento de

[140] AGI, México 3052, carta del nuevo contador real de las Cajas de Mérida Manuel Esteban de la Peña al rey. Mérida, 24 de marzo de 1774, f. 47r.

[141] AGI, México 3052, 4 de marzo de 1774, s/fol; 1 de marzo de 1774, f. 43v.

[142] AGI, México 3052, testimonio presentado por el Ayuntamiento de la ciudad de Mérida sobre los efectos provocados por la escasez de alimentos. Mérida, 4 de marzo de 1774, s/fol; carta del gobernador de Yucatán Antonio Olivier al rey. Mérida, 1 de marzo de 1774, f. 43v.

[143] AGI, México 3052, carta del gobernador de Yucatán Antonio Olivier al rey. Mérida, 1 de marzo de 1774, f. 44r.

Mérida, el cereal empleado para sustentar porcinos hubiera sido suficiente para alimentar a 40,000 personas.[144] Para evitar que esto causara mayor estrago entre la población menos favorecida y que se repitiera al año siguiente, el gobernador ordenó que todos los vecinos mataran sus cerdos, solamente a los indios permitió conservar hasta dos animales.

Al parecer, 1775 marcó el fin de una década de calamidades sucesivas (ver tabla 12). La cosecha de ese año se reportó como "abundantísima" y en los años subsiguientes no se volvió a informar sobre la persistencia de la langosta, aunque el historiador Robert Patch (1993: 219) ha encontrado datos que indicarían que la sequía y el hambre se prolongaron hasta 1777.

TABLA 12
FENÓMENOS NATURALES Y "CALAMIDADES"
SUCEDIDAS EN YUCATÁN, 1766-1774

Año	*Fenómeno*
1766	Plaga de langosta
1767	Langosta/Huracán
1768	Langosta/Sequía
1769	La langosta se intensificó/Sequía
1770	Langosta /Sequía/Hambre
1771	Cesó temporalmente la langosta y hubo lluvia
1772	Regresó la langosta/Huracán
1773	Langosta/Sequía
1774	Hambre

En suma, entre 1765 y 1774 en la península de Yucatán se registró una cadena de fenómenos naturales adversos que coadyuvaron para generar la crisis que asoló la península la segunda mitad del siglo XVIII. El principal actor fue una plaga de langosta que, como se dijo, cubrió todo el territorio comprendido entre Veracruz y Costa Rica. Aparentemente se trataba de la langosta centroamericana que en Yucatán encontró condiciones óptimas para su reproducción y gregarización; pero esta infestación se vio favorecida por alteraciones climáticas que dieron lugar a temperaturas más elevadas y bajas presiones atmosféricas que tornaron el medio natural más amenazador para la sociedad.

[144] AGI, México 3052, carta del nuevo contador real de las Cajas de Mérida Manuel Esteban de la Peña al rey, Mérida, 24 de marzo de 1774, f. 47r.

Sin embargo, desde el principio he insistido en la necesidad de analizar la interacción entre naturaleza y sociedad para comprender cómo ambas esferas construyen un medio ambiente con riesgos particulares. Como se vio en la primera parte de este estudio, en la segunda mitad del siglo XVIII la sociedad Yucateca había iniciado un importante proceso de transformación que, de manera intrínseca, generó peligros específicos que volvieron a la población vulnerable a la falta de alimentos y al hambre. En cierto sentido, el sistema no generaba las condiciones necesarias para producir y distribuir de forma efectiva alimentos para la población, y cualquier inconveniente con las cosechas, traía consigo escasez y hambre.

El significativo incremento de la población yucateca registrado en el siglo XVIII devino en una mayor demanda de alimentos que la producción campesina apenas lograba abastecer. Cuánto más si se subraya el hecho de que no aumentaron tanto los mayas, quienes trabajaban directamente la tierra, como la población no productora que en la segunda mitad del siglo se multiplicó en 400 por ciento. Así, la necesidad de generar excedentes se habría elevado con la misma proporción. Para sostener estos requerimientos hubiera sido preciso un cabal rendimiento agrícola e incluso un sostenido crecimiento. Pero las condiciones que imperaban iban en sentido opuesto: por un lado, el trabajo socialmente organizado de los indios, que siglos atrás había sido la base para la producción y circulación de excedentes, se debilitaba ante el avance acelerado de las fincas privadas de los españoles, las cuales ante los periodos de carestía especulaban con las cosechas medianamente logradas. Los mayas de las estancias que producían estos granos no eran dueños ni de la tierra que trabajaban ni de los productos que obtenían. Entre tanto, la apropiación de tierras por parte de españoles y la invasión que el ganado hacía en las milpas de los indios representó una significativa reducción de tierra útil, ya de por sí sujeta a las limitantes del clima y la orografía de la península. Ello, al mismo tiempo, constituyó un escollo para los requerimientos que imponía la itinerancia en la agricultura. Por otro lado, los mecanismos que antaño habían servido al sistema colonial para apropiarse de la producción indígena se encontraban en decadencia. Así, la configuración social enfrentaba serios problemas con dos acciones cardinales para garantizar la subsistencia del conjunto de la sociedad: producción y distribución de alimentos. Con este panorama, es fácil comprender los estragos que causaron años consecutivos de fenómenos naturales aciagos, pues el sistema colonial no tuvo la capacidad para enfrentar las amenazas de la naturaleza y, además, generó sus propios riesgos que hicieron a la población vulnerable al hambre y, en los años más críticos, a la inanición.

Esta compleja interacción entre fenómenos naturales y sociales tuvo como primera consecuencia la escasez de alimentos que año con año se volvía más "estrecha":[145] desde 1765 se reportó una reducción importante en los guarismos de cereal cosechado y a partir de 1766 el hambre con sus efectos colaterales embistió con apremio, particularmente, a la población rural.[146] Pero ¿por qué a la población rural si ésta era la que con su trabajo obtenía los pocos víveres que el clima permitía? Ante los problemas para la recolección de granos los especuladores, que entonces eran conocidos como "logreros",[147] deambularon por toda la península para abalanzarse sobre el maíz que encontraban, lo escondían y así, lo que fue detonado por variables naturales, con la distribución desigual de alimentos devino en una crisis generalizada.

La afectación causada por la langosta y la sequía alcanzó todos los partidos de la provincia. Los encomenderos y curas de Los Beneficios, La Costa, Valladolid, La Sierra y Mérida coincidieron en dolerse por la frustración total de las cosechas de maíz, frijol y "otras legumbres", y la consecuente falta absoluta de víveres en sus respectivas jurisdicciones.[148] Sin embargo, los informes oficiales aseguraron que el oriente, especialmente el partido de Valladolid, fue la zona más dañada por la plaga de langosta, así como la sequía y sus efectos inmediatos de escasez y hambre.[149] Recordemos que esta zona también en la crisis de 1726 consignó una significativa reducción en sus cosechas. En otros partidos, como en el Camino Real, las dificultades en el campo no fueron, al parecer, tan graves. Aunque las prácticas de acaparamiento provocaron ahí la misma hambre y miseria que en los demás. El cura de Maxcanú, por ejemplo, relató en 1770 que a pesar de que la cosecha de su pueblo se había logrado medianamente, sus feligreses quedaron reducidos a la misma escasez que los de otros partidos, dada la voraci-

[145] AGI, México 3052, petición de los encomenderos al Contador Oficial Real Pedro de Urriola para que sean exentos de la paga de tributos del año de 1769, 11 de septiembre de 1770, f. 6r.

[146] AGI, México 3052, 11 de septiembre de 1770, f. 6r.

[147] Logrero: "El que da dinero a logro y lo mismo que usurero. Dícese también del que compra o guarda o retiene los frutos para venderlos después a precio excesivo". *Diccionario de Autoridades*, t. II, p. 430.

[148] AGI, México 3052, petición de los encomenderos a Pedro de Urriola, Contador Oficial Real, para que sean exentos de la paga de tributos del año de 1769, 11 de septiembre de 1770, f. 6r; certificación del Br. don Francisco Ancona, cura beneficiado de Octún, jurisdicción del partido de Los Beneficios. Mérida, 27 de agosto de 1770, f. 9r; Certificación del Br. don Santiago Domínguez, cura propio del partido de Temax, jurisdicción de La Costa, Mérida, 29 de agosto de 1770, f. 9v; certificación del Br. don Joseph Ambrosio de Iguala, cura beneficiado del partido de Chemax, jurisdicción de la Villa de Valladolid, Mérida, 27 de agosto de 1770, f. 10v; certificación del Br. don Matías de la Cámara, cura beneficiado de Muna, jurisdicción de La Sierra, Mérida, 6 de septiembre de 1770, ff. 11r-11v; certificación de Diego Antonio de Loria, cura beneficiado de la iglesia parroquial de Nuestra Señora de Guadalupe, cita en el barrio de San Cristóbal en la ciudad de Mérida, Mérida, 20 de septiembre de 1770, f. 11v.

[149] AGI, México 3052, carta del contador real Pedro de Urriola al rey. Mérida, 14 de marzo de 1771, f. 33v.

dad con la que los compradores les habían arrebatado el maíz a cambio de pocos pesos.[150]

MAPA 6
PARTIDOS DE LA PROVINCIA AFECTADOS
POR LA PLAGA DE LANGOSTA, YUCATÁN, SIGLO XVIII

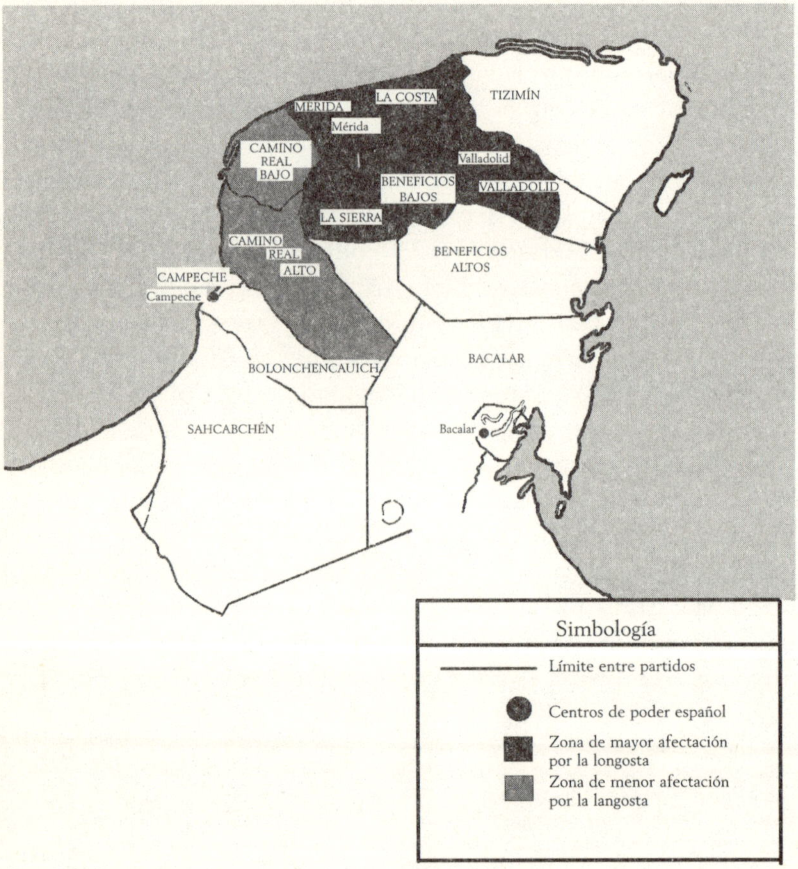

Fuente: AGI, México 3052; Peter Gerhard, La frontera sureste, 46.

Como era de esperarse, la especulación y el acaparamiento incrementaron exponencialmente el precio del cereal que se expendía en la alhóndiga y en algunos pueblos cabecera, más allá de las variaciones estacionales propias

[150] AGI, México 3052, 27 de agosto de 1770, f. 8v.

de un ciclo agrícola. Antes de la carestía de 1758, el precio de la carga de maíz que se expendía en la alhóndiga de Mérida era de entre dos y cuatro reales. No se registraban variaciones relacionadas con el ciclo agrícola, sino que la tasación diferenciada dependía de otros factores como la calidad de los granos o la distancia desde la que se hubiera tenido que transportar. El precio de una carga de maíz en óptimas condiciones y adquirida directamente con el productor era de dos reales. La alhóndiga sumaba a este monto los costos del transporte y lo expendía a cuatro reales. Si el cereal estaba dañado, "viejo", "picado" o "mojado" el precio de venta al público podía descender hasta dos reales (ver tabla 13).

TABLA 13
MAÍZ VENDIDO POR LA ALHÓNDIGA DE MÉRIDA EN 1754

Maíz	*Cargas vendidas*	*Porcentaje del total vendido*	*Precio por carga*	*Total*
"Viejo y mojado"	400	7.4	2 reales	100 pesos
"Nuevo y mojado"	100	1.8	3 reales	37 pesos 4 reales
"Nuevo"	4,907	90.8	4 reales	2,453 pesos 4 reales

CAIHY, I-1513-019. Año de 1754. Cuentas presentadas por don Lázaro Martín Negroe del pósito de la ciudad de Mérida.

Pero a partir de la sexta década del siglo, el precio del maíz comenzó a sufrir los vaivenes periódicos relacionados con las fases del ciclo agrícola. Estas oscilaciones, como ha mostrado el estudio de Florescano (1986: 18) sobre la ciudad de México, dependían de la realidad de una cosecha ya levantada y las presunciones que se hacían sobre la futura. Aunque también son indicativas del nuevo papel que adquirió este cereal en la segunda mitad del siglo XVIII en el circuito comercial de los mercados locales. La demanda incrementó y con ella la especulación. La dependencia de los cultivos del régimen de lluvias y los estragos que la meteorología pudiera causarles fueron factores que comenzaron a influir cada vez más en las fluctuaciones de los precios. De tal suerte, en 1757 se identifican distintas etapas en la tasación del maíz en las cuentas de la alhóndiga de Mérida: entre diciembre y febrero, meses en los que se llevaba a cabo la cosecha, la carga de maíz se vendió en dos reales, el precio más bajo a lo largo de todo el ciclo; entre marzo y abril, cuando se comenzaban a consumir los granos recolectados y en el campo se iniciaban las tareas de quema, el precio subió a tres reales; después, entre mayo y junio, con menos reservas en las trojes y cuando se procedía con la siembra aún sin la seguridad sobre qué tan benevolente sería la entrante temporada pluvial, el precio del maíz alcanzó su punto más alto, en cuatro reales por carga; llegando las aguas con cosechas intermedias de maíz de ciclo corto, entre julio y noviembre, la carga de maíz descendió nuevamente a tres reales. Poco más de 80 por ciento del maíz que vendió la alhóndiga fue precisamente durante los periodos en que la carga costaba tres reales, es decir, entre marzo y abril y entre julio y noviembre. Ello podría significar que cuando el resultado de las cosechas no estaba sujeto a la incertidumbre se llevaban a cabo los aprovisionamientos de víveres más importantes.[151]

Sin embargo, a partir de 1766 cuando la langosta empezó a dañar los cultivos y siguieron años de sequías y huracanes, estos precios comenzaron a sufrir variaciones considerables:

> Esta felicidad *[de buenas cosechas]* la turbó la langosta que se dejó ver hace ocho años, y aunque por si sola no hacia el mayor estrago y únicamente causaba alguna alteración en el precio del maíz, que subió a seis reales la carga en el año de sesenta y nueve, por habiéndose entonces juntado la falta de lluvias, se perdió del todo aquella cosecha y se empezó a experimentar total falta de alimentos en principios del año subsecuente, que siguió hasta el de setenta y uno.[152]

Se tenía claro que desde que la langosta comenzó a perturbar los campos el precio del maíz incrementaba paulatinamente más allá de las variaciones estacionales propias del año agrícola.[153] Si bien las cuentas de alhóndiga relativas a esos años no se encuentran disponibles, son numerosos los testimonios que aseguran que a partir de 1766 los precios comenzaron una escalada que alcanzó niveles no conocidos en 1769, cuando la cosecha se malogró por completo. En el mes de noviembre la carga se disparó a siete reales, en enero de 1770 llegó a valer 10 reales, mientras que en mayo alcanzó el precio de 36 reales. Pero, como ya se ha dicho, el incremento en los precios del cereal básico no obedecía únicamente a factores naturales, sino principalmente a las prácticas de retención y especulación que llevaron a cabo los medianos y grandes hacendados y otros individuos que se dedicaban a la compra de maíz en los pueblos y su reventa en las ciudades. En los años durante los cuales las cosechas eran abundantes, el maíz producido en las fincas rurales era almacenado en sus trojes; mientras que en los pueblos, los "trajineros"[154] obtenían cargas a precios muy bajos. Cuando la recolección

[151] CAIHY, Libro I, Año de 1765, cuentas de la alhóndiga de Mérida presentadas por don Diego de Figueroa.

[152] AGI, México 3052, testimonio presentado por el Ayuntamiento de la ciudad de Mérida sobre los efectos provocados por la escasez de alimentos, Mérida, 4 de marzo de 1774, s/fol.

[153] AGI, México 3052, carta del nuevo contador real de las Cajas de Mérida Manuel Esteban de la Peña al rey, Mérida, 24 de marzo de 1774, ff. 46v-50v.

[154] Se llamaban así a los pequeños comerciantes que acarreaban o llevaban géneros de un lugar a otro.

de granos se veía amenazada, se agotaban las reservas y apremiaba la escasez, se abrían los depósitos y el cereal fluía hacia los pueblos y las ciudades a precios altos, generando grandes ganancias para los vendedores (Florescano, 1986: 22-23). Hubo denuncias que afirmaron que en 1770, por culpa de "algunas tiranas y ocultas manos", la carga de maíz se llegó a cotizar hasta en 12 pesos, es decir, 96 reales. Al parecer, la actuación de las autoridades coloniales al respecto fue todavía de protección al consumidor, pero sin estar todavía influidos por los principios liberales de la libre circulación de granos. Estudios realizados sobre las carestías de trigo en la Europa del siglo XVIII han mostrado que cuando se pasó de la política tradicionalista, que amparaba al consumidor, a otra que miraba por los intereses del productor y decretaba la libre circulación de trigo, la ocurrencia de crisis agrícolas y de subsistencia devenían en violencia y revueltas populares (Palop, 1977: 9). Este juego calculado contribuía agravando las crisis, pues difícilmente los más necesitados, particularmente los indios, podían comprar alimentos, excepto los pocos que tenían caballos y colmenas, y que tuvieron que vender para sustentar su vida. Incluso, muchos vecinos y encomenderos que integraban las "familias honradas" de las ciudades de Mérida y Campeche perdieron su dinero, alhajas y vestidos a cambio de alimentos que se vendían a precios "nunca vistos".[155]

Como efecto de la escasez, cuando subía el maíz se incrementaba también el precio de otros productos como el chile, los frijoles y la sal, todos ellos, se dice, "pasto de los indios", productos básicos de su dieta cotidiana sin los cuales "desfallecen y mueren" En 1768 la media carga de sal se vendía en 24 reales, cuando su precio regular aun "en tiempos de carestía" era de ocho reales. Lo mismo con el chile, que se vendía en 18 reales la media carga, cuando su costo no debería rebasar los 12 reales.[156] Según las cuentas de la alhóndiga relativas al año de 1772, el almud de frijoles se vendía al doble de lo que regularmente valía.[157]

La falta de alimentos básicos llevó también a la escasez de otros que servían para complementar la dieta diaria de los no indios, como la carne de vaca o de cerdo. Ante el hambre fueron comunes los casos de abigeato. Además, a los animales que quedaron en los ranchos o en solares no había con qué cebarles luego que la sequía quemó los pastos que sustentaban al ganado vacuno; en tanto que al porcino se le mantenía precisamente con lo que más

[155] AGI, México 3052, petición de los encomenderos a Pedro de Urriola, Contador Oficial Real, para que sean exentos de la paga de tributos del año de 1769. 11 de septiembre de 1770, ff. 5v-7v.

[156] AGI, México 3052, 20 de septiembre de 1770, ff. 11v-12v.

[157] CAIHY, Cuentas de la alhóndiga entregadas por Enrique de Los Reyes, libro III, año de 1772.

faltaba: maíz.[158] De manera paralela, el robo y la muerte de caballos y mulas repercutieron en el incremento del precio de los productos básicos de alimentación, sobre todo en los mercados de las ciudades de Mérida, Valladolid y Campeche, pues se dificultaba todavía más el transporte para su acopio, tráfico y comercio.[159] Sólo hasta que intervino el gobernador Antonio de Olivier, en 1771 se comenzó a regular la venta del maíz. A su llegada al gobierno, en febrero de ese año, la carga de maíz tenía un precio de 18 reales; ese mismo año ordenó que se bajara a 12, en 1772 el grano que se expendía en la alhóndiga se vendió a ocho reales, y ya en 1773 a seis y a cuatro reales la carga de las 25,000 que se importaron de Veracruz. Para subvencionar tales importaciones el gobernador dispuso que se recargaran los impuestos de productos de "consumo vicioso y voluntario", como tabaco y licores. Volveré sobre ello.

Desde enero hasta septiembre de 1773, la alhóndiga se abrió cuatro días a la semana, de enero a abril, tres almudes por un real (4 reales la carga); y de mayo a septiembre dos almudes por un real (6.25 reales la carga). Para evitar el acaparamiento, cuatro regidores y cuatro oficiales de milicias empadronaron el vecindario de la ciudad de Mérida y sus barrios, registrando cada casa con nombre de los jefes de familia y número de personas que la formaban. Con base en esa información se repartió un boletín por casa con asignación del número de almudes que podía comprar. El padrón se subdividió en cuatro cuarteles, y cada uno de ellos tenía un día señalado para ir a buscar maíz con el fin de evitar aglomeraciones.[160] Pero también las autoridades coloniales tenían otro motivo de preocupación, pues la adversidad de la naturaleza había dañado los comestibles tanto como los comerciables, como el algodón. En 1770, la pérdida de las cosechas de algodón parecía ser una preocupación central para la Corona, puesto que se trataba de uno de los principales rubros económicos de la provincia.[161]

Hacia 1769 el hambre rayó los filos de la hambruna.[162] Desde los años anteriores la carestía de alimentos debilitó gran parte de la población indígena y otra fracción importante se desplazó por todo el territorio peninsu-

[158] AGI, México 3052, certificación del gobernador de Yucatán Cristóbal de Zayas, 10 de diciembre de 1770, ff. 31r-32r.

[159] AGI, México 3052, carta del gobernador de Yucatán Antonio Olivier al rey. Mérida, 1 de marzo de 1774, f. 45v.

[160] AGI, México 3052, carta del gobernador de Yucatán Antonio Olivier al rey. Mérida, 1 de marzo de 1774, ff. 42v-43r.

[161] AGI, México 3052, testimonio de una carta del rey al gobernador de Yucatán. San Idelfonso, 11 de agosto de 1770. El testimonio de la carta fue sacado y dado a conocer en 31 de diciembre del mismo año, f. 34v.

[162] AGI, México 3052, certificación del Br. don Matías de la Cámara, cura beneficiado de Muna, jurisdicción de La Sierra. Mérida, 6 de septiembre de 1770, f. 11r.

lar.[163] En la parte sur de la provincia se reportaron brotes epidémicos de sarampión y "peste de calenturas y fríos", que desde noviembre de 1767 habían causado la muerte de muchos indios.[164] Los contagios corrieron de la mano de grandes oleadas migratorias,[165] fenómenos que dificultaron la tarea de recuperar la producción agrícola ya tan lastimada. Y en éste y el siguiente año de 1770 la crisis alcanzó su cenit: las cosechas se frustraron por completo, los resguardos se agotaron y la inanición alcanzó a un gran número de indios.

En efecto, la consecuencia inmediata más devastadora para el sistema colonial a corto y mediano plazo fue la sobremortalidad de quienes sostenían con su trabajo al sistema colonial, especialmente de los hombres, de quienes se esperaba que con su trabajo pudieran revertir la falta de alimentos (ver gráficas 19 y 20). En la tercera parte de esta investigación se profundizará sobre este fenómeno. Posiblemente la elevada mortalidad de varones se haya debido, en parte, a que eran éstos quienes salían de sus hogares para recorrer grandes distancias en busca de alimentos para sus familias. Con hambre, lejos de sus lugares de residencia, sin agua durante grandes recorridos, habrían sido más vulnerables a la falta de nutrientes y a la muerte por inanición. En las fuentes son comunes los relatos que dicen que a un gran número de indios los encontraba la muerte por los caminos en un intento por conseguir alimentos.

GRÁFICA 19
MORTALIDAD DIFERENCIAL, ACANCEH, 1759-1779

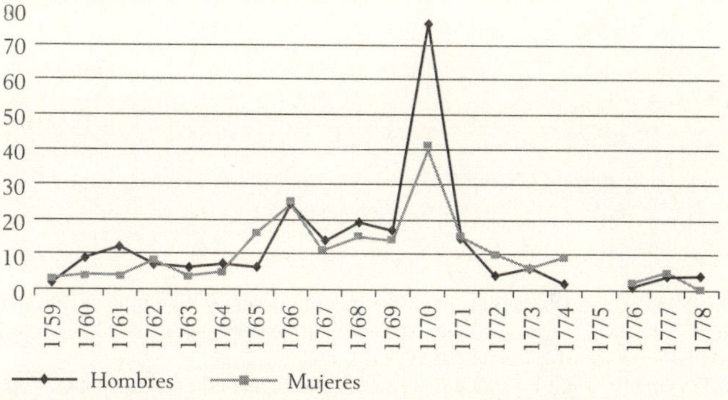

Fuente: AAY, Libro de defunciones del pueblo de Acanceh, CHF, Rollo 641994.

[163] AGI, México 3052, 6 de septiembre de 1770, f. 11r.

[164] AGI, México 3052, certificación del Br. Matías de la Cámara, cura beneficiado de Muna. Mérida, 6 de septiembre de 1770, ff. 11r-11v; certificación de Lorenzo de Mendicutti, cura propio de Bolonchenticul, Bolonchenticul, 20 de septiembre de 1770, f. 19v.

[165] AGI, México 3052, 6 de septiembre de 1770, ff. 11r-11v; 20 de septiembre de 1770, f. 19v.

GRÁFICA 20

MORTALIDAD DIFERENCIAL, TIMUCUY, 1759-1780

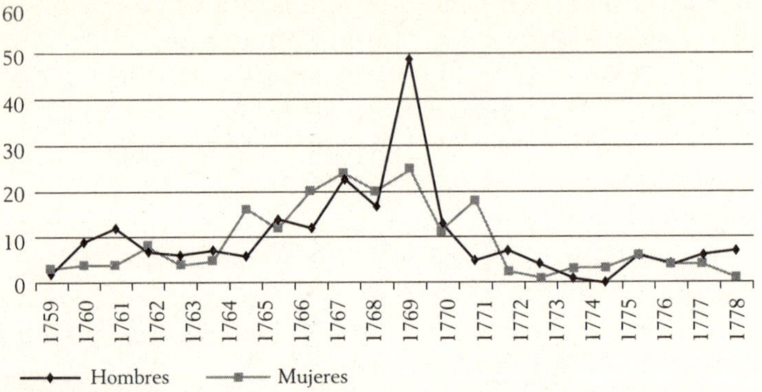

Fuente: AAY, Libro de defunciones del pueblo de Timucuy, CHF, Rollo 641994.

Con base en la matrícula de tributarios de 1765, las autoridades calcularon que faltaban 70,000 personas a causa del hambre en un lapso de seis años (1766-1772).[166] Estos cálculos se realizaron con base en las matrículas de indios tributaros que consignaron una reducción de 57,381 a 43,512 indios varones de entre 14 y 60 años, lo cual significaba una baja de casi 40 por ciento (ver tabla 14).[167] Sobre esta cifra los funcionarios coloniales estimaron el número de mujeres y niños que proporcionalmente faltaría. De ahí la cifra de 70,000 indios.[168]

[166] Cada quinquenio se actualizaban los padrones de tributarios, hubo uno en 1765, pero el que debió hacerse en 1770 no se hizo por la situación que atravesaba la provincia y se pospuso hasta 1773. AGI, México 3052, Contador de las cajas de Mérida, marzo 1774. f. 49v.

[167] En teoría cada manta son 2 piernas y cada pierna dos cabezas de varón dado que desde 1761 las indias habían sido relevadas de pagar tributo, sin embargo, las cuentas del contador real de las Cajas de Mérida toman cada manta como compuesta por 8 tributarios, como se hacía antes de 1761, de manera que es posible que los cálculos incluyan a mujeres.

[168] Aparentemente se multiplicó el número de tributarios varones mayores de 14 años faltantes por 3, presumiblemente el tamaño promedio de una familia nuclear era de 4 integrantes incluyendo al esposo, lo que da como resultado una cifra de 68,607. Acaso los 1,393 faltantes representan una estimación que redondea la cifra a 70,000.

TABLA 14
COMPARACIÓN ENTRE LAS MATRÍCULAS DE 1765 Y 1772

Adjudicación	*Contrib. p/manta*	*Mantas*	*Tributarios*	*Total*
		Matrícula de 1765		
Encomenderos	14 pesos	5,811 m. 3 p.	46,494	81,364 pesos
Rey	14 pesos	639 m. 3 p.	5,118	8,956.5 pesos
Corona	6 pesos	721 m. 5 p.	5,769	4,214.3 pesos
Total		*7,171 m, 6.5 p.*	*57,381*	*94,534.8 pesos*
		Matrícula de 1772		
Encomenderos	14 pesos	3,373 m 1 p.	26,986	47,225 pesos
Rey	14 pesos	453 m 2.5 p.	3,629	6,350.8 pesos
Corona	6 pesos	487 m .5 p.	3,897	468 pesos
Total		*4,313m 4 p.*	*34,512*	*54,043.8 pesos*
		Bajas		
Encomenderos	14 pesos	2,438 m. 2 p.	19,508	34,139 pesos
Rey	14 pesos	186 m .5 p.	1,489	2,605.7 pesos
Corona	6 pesos	234 m .5 p.	1,872	3,746.3 pesos
Total		*2,858 m 3 p.*	*22,869*	*40,491 pesos*

m.= mantas = 4 piernas, p.= piernas = 4 hombres tributarios entre 14 y 60 años y sus esposas.
Fuente: AGI, México 3052, ff. 46v-50v.

Sin embargo, en 1774 la Audiencia de México midió la magnitud de la catástrofe solamente en términos de pérdida de tributarios, pues en su informe al rey le notificó sobre la muerte de 23,652 indios. Es obvio, pues, que se tomó como referencia el número de mantas que restaban en la matrícula de 1772, sin mencionar que se trataba únicamente de indios varones de entre 14 y 60 años.[169] En el pueblo de Acanceh, por ejemplo, en 1770 la mortalidad se incrementó siete veces el promedio anual de un periodo de 26 años (1759-1785) (ver gráfica 21). En 1766 las defunciones aumentaron ligeramente, pero en 1770 la sobremortalidad alcanzó niveles no conocidos. Entre 1772 y 1773 hubo una inflexión considerable, aunque posiblemente esto se deba más a un subregistro que a una disminución efectiva en los fallecimientos. De hecho, hay algunos vacíos como el de 1775. Aparentemente en Timucuy la mortalidad fue menos severa, puesto que en 1770 se incrementó tres veces el promedio anual.

[169] AGI, México 3052, carta del fiscal de la Audiencia de la Nueva España al rey. México, 15 de septiembre de 1774, ff. 51v-54r.

GRÁFICA 21
ENTIERROS DE INDIOS POR AÑO, ACANCEH, 1759-1805
Y TIMUCUY, 1759-1785

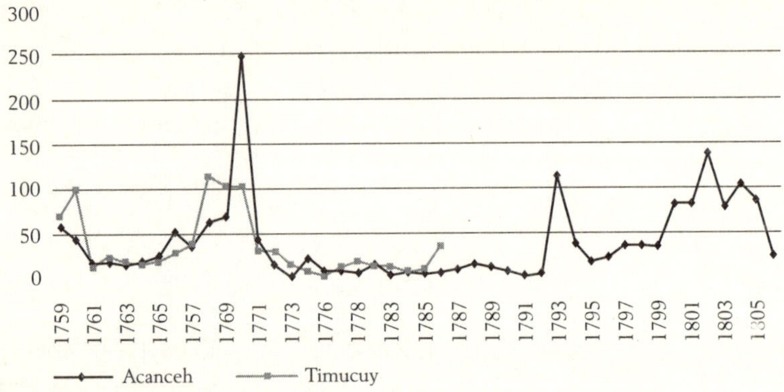

AAY, "Libro de entierros de Timucuy", Libro de entierros de Acanceh, CHF, Rollo 641994.

Si se contrasta la variación relativa respecto al promedio anual, se observa que el registro de defunciones en 1770 fue mucho más alto en Acanceh que en Timucuy. Es factible que esta diferencia tan pronunciada, de más de 300 por ciento, se encuentre en el carácter de un pueblo como cabecera y el otro como visita: por un lado, en el año más crítico del hambre Acanceh, siendo cabecera, habría recibido el influjo de gran cantidad de indios migrantes que llegaron en busca de ayuda, y en caso que fallecieran serían anotados ahí y no en sus pueblos de origen, lo cual incrementaría considerablemente la inscripción de defunciones; por otro lado, también es posible que en la temporada más difícil del hambre se asentaran menos los fallecidos en las visitas que aquellos que perecían en las cabeceras donde permanecía el párroco.

Como en las crisis de 1726 y 1758, una fracción importante del número total de fallecidos era de párvulos (ver gráficas 22 y 23). La diferencia con 1770 estriba en que murieron mucho más adultos. Por ejemplo, en 1759 la distancia entre la mortalidad de párvulos y la de adultos en Acanceh es de 83 por ciento, mientras que se calcula que para 1770 es de apenas 5 por ciento. En Timucuy la diferencia entre una y otra en 1759 es de 33 por ciento; en tanto que en el segundo el fallecimiento de adultos superó al de niños.

GRÁFICA 22
MORTALIDAD DE INDIOS DIFERENCIAL EN AÑOS DE CRISIS, ACANCEH, 1759, 1760, 1769, 1770

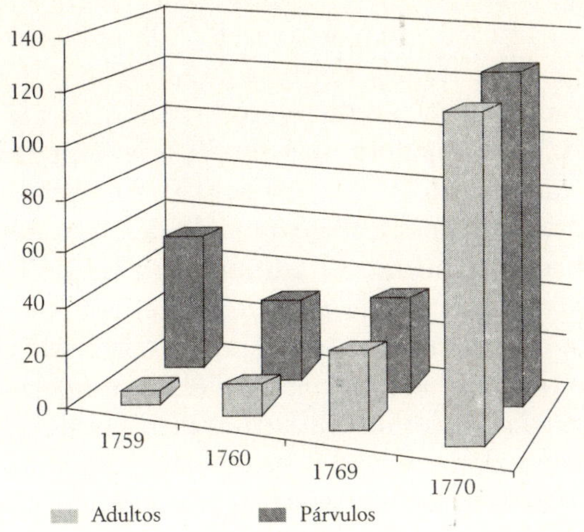

AAY, Libro de entierros de Acanceh, CHF, Rollo 641994.

GRÁFICA 23
MORTALIDAD DE INDIOS DIFERENCIAL EN AÑOS DE CRISIS, TIMUCUY, 1759, 1760, 1769, 1770

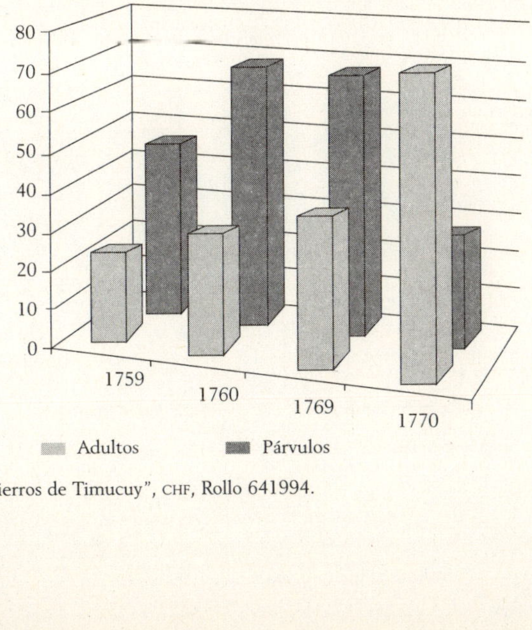

AAY, "Libro de entierros de Timucuy", CHF, Rollo 641994.

En años normales, la proporción entre niños bautizados y enterrados era de 50 por ciento, es decir, que por 100 bautizos inscritos en un año perecían 50 menores. Con base en esa información, se magnifica la mortalidad de adultos en las calamidades de 1770, pues el incremento relativo de defunciones de adultos es mucho mayor que el de la población infantil que de por sí presenta índices más altos de mortalidad. Como se indicó respecto a la crisis alimentaria de 1726, en términos estructurales la sobremortalidad de adultos impactaba de manera más severa a la sociedad, puesto que de este sector dependían las formas y capacidad de respuesta ante la crisis, pues se restaban brazos para el trabajo agrícola, o se resquebrajaban las redes de cooperación y ayuda mutua. El aumento en las defunciones de niños afectaba a largo plazo, sobre todo porque las generaciones huecas incidían en la recuperación demográfica años después de la crisis. Así, por ejemplo, el punto más bajo de nacimientos en Acanceh en un periodo de 39 años se puede explicar por la sobremortalidad infantil padecida en 1770: entre 1784 y 1786 la generación en edad reproductiva (entre 14 y 16 años) había sido menoscabada 14 años antes y por tanto se redujeron de manera importante los nacimientos (ver gráfica 24). Aquí se observa una generación diezmada por las catástrofes experimentadas en la península entre la sexta y la séptima década del siglo XVIII.

Gráfica 24

BAUTIZOS DE INDIOS EN ACANCEH, 1754-1793

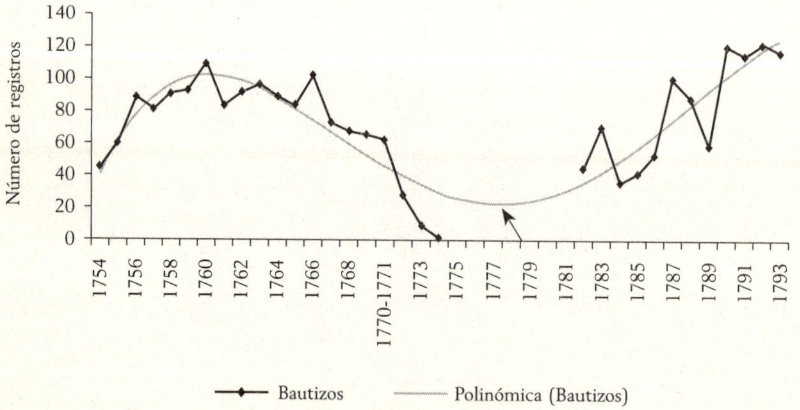

Fuente: AAY, Libro de bautizos de Acanceh, CHF, Rollo 641969.

Las descripciones acerca del clima de hambre y muerte que había en los pueblos y en las ciudades son dantescas: indios "traspasados de hambre" que quedaban muertos por las calles, en los montes, en sus casas, "todos conducidos de la ansia y fatiga de encontrar su conservación".[170] Muchos, se dice con insistencia, quedaban tendidos por los caminos, donde los encontraba la muerte en un intento por buscar alimentos, otros en sus casas:

> Después de haberse valido de cuantas industrias les prevenía el estado funesto de su desdicha, y muchísimos en esta Ciudad, cuyas calles y plazas se ven pobladas de todo genero de gentes, solicitando con tristes alaridos el remedio de la necesidad que padecen.[171]

Encomenderos, tenientes, curas y demás funcionarios coloniales que rindieron sus testimonios, aseguraron que los indios que morían en la vía pública se quedaban ahí por tres o cuatro días hasta que se los comían los perros, pues no había nadie que los sepultara, "porque aún los que viven no tienen fuerzas para enterrar a sus compañeros".[172] Si acaso, ya en estado de putrefacción, alguien se apiadaba y los llevaba a las zanjas que se habían cavado *ex profeso* en los patios de las iglesias y otros terrenos, pues se afirmaba que dentro de los templos no cabía ni un cuerpo más.[173] Además, no era un asunto únicamente de piedad, pues la preocupación por enterrar a los muertos era también la necesidad de evitar la propagación y contagio de enfermedades. El teniente del partido de La Sierra, por ejemplo, aseguró que en su pueblo él mismo, su hijo y los sirvientes de su casa habían inhumado cadáveres en estado de descomposición, en parte "por ejercitar la caridad", pero sobre todo por "libertarse de alguna peste que pueda resultar".[174] Al parecer, en las ciudades la mortandad de indios fue peor que en los pueblos, pues ahí dependían exclusivamente de la mendicidad para sobrevivir:

> Innumerable multitud de indios, indias, muchachos y otras gentes... pueblan las calles y plazas de esta ciudad solicitando con llantos y gemidos el sustento de su necesidad, y si no sufragando de su conservación las limosnas que se le dan, mueren infelizmente en las calles y plazas y son conducidos en carre-

[170] AGI, México 3052, petición de los encomenderos a Pedro de Urriola, Contador Oficial Real, para que sean exentos de la paga de tributos del año de 1769. 11 de septiembre de 1770, ff. 5v-7v.

[171] AGI, México 3052, certificación del Br. don Francisco Ancona, cura beneficiado de Octún, jurisdicción del partido de Los Beneficios. Mérida, 27 de agosto de 1770, f. 9v.

[172] AGI, México 3052, certificación del Br. don Matías de la Cámara, cura beneficiado de Muna, jurisdicción de La Sierra. Mérida, 6 de septiembre de 1770, ff. 11r-11v.

[173] AGI, México 3052, certificación de don Francisco Nari en Dias del Valle y Patrón, teniente de capitán a guerra del partido de Maní, ff. 17r-17v.

[174] AGI, México 3052, certificación de Pedro Joseph de Lizarraga y Ruiz, teniente del partido de La Sierra, Oxbizcub, 3 de septiembre de 1770, f. 21r.

tones para darles sepultura en las zanjas que a este fin se han hecho por no caber en las iglesias ni cementerios.[175]

El párroco de Temax abandonó su pueblo y se fue a refugiar a Mérida, donde aseguró que causaba "horror" la multitud de cadáveres que se encontraban tapizando calles y plazas.[176] Entre el 3 de junio y el 20 de septiembre de 1770, el cura del barrio de San Cristóbal en Mérida contabilizó en su iglesia 1,207 indios sepultados, de los cuales apenas 92 eran mujeres y los 1,115 restantes eran hombres, entre párvulos y adultos. Muchos más, aseguró el cura, se habían enterrado en los sitios y haciendas anexas al curato, así como en los campos y caminos de las inmediaciones. Tan sólo en el curato de San Cristóbal el cálculo total excedía los 2,500 indios fallecidos en cuatro meses. Este religioso, con base en los libros de bautizo de los pueblos de su curato, se tomó el trabajo de comparar la magnitud del desastre vivido en 1726 con el que se estaba sufriendo en 1770. Según su examen este último era mucho peor, pues en el anterior los sacramentos se restablecieron tres años después del hambre y en el de 1770 parecía imposible que eso sucediera hasta pasados 10 o 12 años. A decir del cura, de 5,000 muchachos –desde bebés de pecho hasta solteros de 13 años– no quedaban 500 vivos.[177] En suma, se estimó que en la ciudad de Mérida, incluyendo a todos sus barrios, perecían diariamente entre 50 y 70 personas.[178]

Situaciones semejantes se vivían en los pueblos. Cadáveres comidos por animales, postrados en las casas y tirados por las calles sin que nadie los sepultara.[179] Repúblicas que se quedaron sin cabildo porque todos sus integrantes sucumbieron ante el hambre. En Tixhualahtún, por ejemplo, solamente sobrevivieron el cacique y el escribano,[180] en Tekom únicamente quedó el cacique,[181] lo mismo en Yalcoba.[182] De acuerdo con el contador real Pedro de Urriola, la mayor afectación se vivió en la jurisdicción del

[175] AGI, México 3052, Interrogatorio para tomar testimonio a diversos individuos acerca de las consecuencias padecidas por la escasez y el hambre, f. 13v.

[176] AGI, México 3052, certificación del Br. don Santiago Domínguez, cura propio del partido de Temax, jurisdicción de La Costa. Mérida, 29 de agosto de 1770, ff. 9v-10v.

[177] AGI, México 3052, certificación de Diego Antonio de Loria, cura beneficiado de la iglesia parroquial de Nuestra Señora de Guadalupe, cita en el barrio de San Cristóbal en la ciudad de Mérida. Mérida, 20 de septiembre de 1770, f. 12r.

[178] AGI, México 3052, carta del contador real Pedro de Urriola al rey. Mérida, 14 de marzo de 1771, f. 33v.

[179] AGI, México 3052, Interrogatorio para tomar testimonio a diversos individuos acerca de las consecuencias padecidas por la escasez y el hambre, f. 13v.

[180] AGI, México 3052, declaración de Nicolás Poot, escribano del pueblo de Tixhualactún. Valladolid, 15 de octubre de 1770, f. 29r-v.

[181] AGI, México 3052, Declaración de Mateo Batún, cacique del pueblo de Tekom. Valladolid, 16 de octubre de 1770, ff. 29v-30r.

[182] AGI, México 3052, Auto emitido por el coronel Joseph Méndez, comisionado de Urriola, para que se remita como prueba que no se pudo conseguir la comparecencia de las justicias de Yalcoba. Valladolid, 22 de octubre de 1770, f. 30r.

partido de Valladolid, donde no había "ya quién sacase los cuerpos de las casas, se encontraban unos corruptos y otros secos en las camas y lechos de sus habitaciones".[183] En esa zona hubo pueblos que se reportaron completamente deshabitados a causa de la mortalidad, como Pixoy [184] o el barrio de Sisal donde apenas sobrevivieron el cacique y ocho mujeres. El cura de este lugar describió que:

> Los pueblos están hechos una montaña, hasta los patios de las iglesias, las casas de los muertos y ausentes sirven de leña a los vivos, ni se halla otra qué comprar, porque no hay indio fuerte que represente ni ofrezca al trabajo.[185]

Según los testimonios de la época, peor aún era la situación en los pueblos de visita, donde no había manera de conseguir ningún tipo de alimento o ayuda. Al menos, en las cabeceras daban asistencia algunos párrocos y encomenderos.[186] De ahí que los indios que no fallecieron de hambre pronto se mudaron a las cabeceras, a las ciudades, a los montes o a las fincas privadas. En efecto, habrán sido muchas las localidades que quedaron yermas.[187] Para el recaudador de tributos del partido de La Sierra, eran tantos los indios que se habían dispersado huyendo de la muerte, que se necesitarían tres o cuatro años de buenas cosechas para congregarlos nuevamente.[188]

A diferencia del hambre padecida en 1726, los detonadores de la catástrofe en los primeros años de la década de 1770 fueron calificados como ajenos a los actores sociales de la época: langosta, sequía, huracanes. En esta ocasión, los españoles no culparon a los indios por el hambre, sino que reforzaron el antiguo pensamiento religioso según el cual los fenómenos inclementes del entorno eran castigos que dios enviaba a los mortales por sus múltiples pecados. Para los españoles las manifestaciones adversas de la naturaleza eran muestra del "rigor de la justicia divina" que los castigaba:

> Como nuestras culpas no han cesado, tampoco ha cesado el castigo de ellas, estrechándonos a la general hambre que se experimenta con la pérdida de la pasada cosecha.[189]

[183] AGI, México 3052, carta del contador real Pedro de Urriola al rey. Mérida, 14 de marzo de 1771, f. 33v.

[184] AGI, México 3052, diligencias entre el oficial de Urriola y encomenderos para la aportación de pruebas. Valladolid, 22 de octubre de 1770, f. 31r.

[185] AGI, México 3052, carta de Juan Crisóstomo de Salas al provisor del obispado, Valladolid a 16 de octubre de 1770, ff. 32v-34v.

[186] AGI, México 3052, certificación del Br. don Santiago Domínguez, cura propio del partido de Temax, jurisdicción de La Costa. Mérida, 29 de agosto de 1770, ff. 9v-10v.

[187] AGI, México 3052, certificación del gobernador de Yucatán Cristóbal de Zayas, 10 de diciembre de 1770, ff. 31r-32r.

[188] AGI, México 3052, declaración de Pablo de Castro, recaudador del partido de La Sierra, 1770, ff. 2v-3r.

[189] AGI, México 3052, certificación del cura de Maxcanú Br. Manuel Correa, jurisdicción del Camino Real. Mérida, 27 de agosto de 1770, f. 8v.

No es difícil suponer que ése fue el mensaje que los religiosos católicos trataron de transmitir a sus feligreses indios. Sin embargo, a partir del tipo de fuentes oficiales que aquí se emplean no es posible conocer la manera en que los mayas acogieron ese discurso y menos aún la forma en que ellos mismos interpretaron la cadena de catástrofes que vivieron en carne propia. Sin embargo, las calamidades sucesivas de esta década tuvieron causas más profundas y efectos más amplios que aquellos reflejados por la simple fórmula: fenómeno natural → cosecha dañada → escasez de alimentos → hambre.

Resumiendo, después de la crisis de 1758 el campo yucateco parecía recuperarse, y los efectos acumulados de las calamidades padecidas desde 1726 comenzaban a revertirse. Al menos, con las nuevas tasaciones de 1760 y 1765 se puso al día la mengua de tributarios generada por la mortandad y la huida, se relevó del pago de tributos a las indias y, con algunas enmiendas, se pretendió seguir en marcha con el antiguo sistema que hacía circular excedentes de la esfera indígena a la española. Aparentemente, en los pueblos la producción milpera se rehabilitó y siguieron algunos años de relativa estabilidad. Sin embargo, este impase duraría poco, pues desde 1765 la naturaleza hizo tambalear un sistema que presentaba síntomas de decadencia y, paralelamente, gestaba importantes cambios. Fenómenos naturales como huracanes, sequías y plagas de langosta dañaron severamente el campo yucateco y redundaron en una escasez de alimentos que derivó en años de hambre. La cima de la crisis se alcanzó en 1770, cuando las reservas de maíz se habían agotado, las cosechas fueron nulas y el hambre provocó los índices más altos de mortandad y migración. La población más afectada fue la de indios, de quienes dependía el sistema para la producción de riquezas y para obtener los recursos básicos de subsistencia. De forma que el hambre padecida por un sector de la población significaba un desastre para la sociedad en su conjunto. Al parecer la devastación fue más cruda en la jurisdicción de Valladolid, pero los efectos del hambre se sintieron de forma severa en toda la provincia: sobremortalidad, migración, fuga, abandono, robo, alza de precios, parálisis económica y productiva. Respecto a todas estas variables, en las páginas anteriores se ha insistido en el hecho de que, si bien fueron consecuencia inmediata de los problemas agrícolas, contribuyeron a agravar la crisis en el campo y en la sociedad y a desencadenar un verdadero desastre.

Acciones para revertir la crisis

Los nueve años que abarcó esta crisis de subsistencia vieron pasar dos gobernadores, Cristóbal de Zayas (1765-1771) y Antonio Olivier (1771-1777), quienes pusieron en marcha acciones de corto y mediano plazo encaminadas en los mismos sentidos: aliviar la carestía inmediata por medio de importaciones de alimentos, asegurar el abastecimiento de los siguientes años fomentando la producción interna, y controlar el mercado local que por el ocultamiento y el alza desmedida de precios agravaban la falta de maíz. Todas estas acciones, no obstante la urgencia que clamaban las autoridades, se vieron constreñidas en todos los casos por las limitantes que imponía el propio sistema, tales como las leyes de comercio interno y externo o el cobro de derechos arancelarios.

Desde 1767, cuando la langosta tenía un año destrozando el verde de las milpas y un huracán dañó mucho de lo que quedaba en pie, se emprendieron los primeros esfuerzos por reabastecer los depósitos de la alhóndiga que estaban ya casi vacíos. El intento inicial promovido por Cristóbal de Zayas se enfocó en la producción interna. Mediante un intermediario de nombre Cayetano Cárdenas, el gobernador pretendió recaudar las casi 900 cargas que se le adeudaban a la alhóndiga, pero no pudo reunir ni una porque los productores aseguraron que gran parte de la cosecha de ese año se había malogrado, mientras que los revendedores se adelantaron para comprar lo poco que había sido posible cosechar. Fue entonces que el gobernador envió una embarcación destino a Veracruz y una letra de 3,000 pesos para que, con sólo la licencia suya, se consiguiera maíz para llevar a Yucatán. Pero el comercio aún entre puertos bajo el dominio español requería cuando menos del permiso del virrey. Por ello, cuando el comisionado del gobernador llegó a Alvarado fue aprehendido y recluido en San Juan de Ulúa, pues se le acusó de navegar y comerciar sin registro formal. Ese incidente obligó al gobernador a solicitar formalmente al rey la libertad de comerciar, en caso de necesidad, con cualquier puerto español requiriendo para ello sólo la licencia suya y de los oficiales reales. Además, para sufragar la compra de maíz, Cristóbal de Zayas gestionó una reducción en los derechos arancelarios que pagaban por su exportación a La Habana algunos productos yucatecos como carne salada, sebo, manteca y henequén (ver tabla 15). Esta solicitud fue denegada porque contravenía los esfuerzos centralizadores que la administración borbónica trataba de fortalecer.[190] La libertad de derechos llegaría años más tarde por otros caminos, cuando por real cédula de 16 de julio de 1770 se concedió ampliación y extensión del libre comercio de la provincia de Yucatán y Campeche con las islas de Cuba, Santo Domingo, Puerto Rico, Margarita y Trinidad.

[190] AGI, México 3054, resumen del fiscal del Consejo acerca de las providencias tomadas por el gobernador de Yucatán don Cristóbal de Zayas para remediar la escasez de alimentos. Año de 1770, s/f; carta del intendente de La Habana Miguel de Altarriba. La Habana, 10 de abril de 1770, s/f.

TABLA 15
IMPUESTOS POR PRODUCTOS EXPORTADOS
A LA HABANA, 1770

Productos	*Impuesto*
Fardo o caja de cualquier género	8 reales
Quintal de palo de tinte	1 real
Una fanega de sal o maíz	½ real
100 gallinas	20 reales
Una caja de sebo de 8 arrobas	46 reales
Fardo de henequén de 8 arrobas	46 reales
Almojarifazgo	5% del valor total de la mercadería
Alcabala	6% del valor total de la mercadería
Por cada curtido	1 real para el Ramo de armada

Fuente: AGI, México 3054, carta del intendente de La Habana Miguel de Altarriba. La Habana, 10 de abril de 1770.

La fallida importación de granos de Cristóbal de Zayas no fue el último intento de este tipo, pues la necesidad de recurrir a la producción foránea se acentuó conforme se incrementaban los problemas con la recolección y distribución efectiva de alimentos. En 1770 se consiguió la aprobación del virrey de la Nueva España para que el Cabildo de la ciudad de Mérida enviara comisarios a Veracruz, Tuxpan, Nueva Orleans y La Luisiana para recoger todos los víveres que les fuera posible. En su análisis sobre el comercio en la región circuncaribeña, Von Grafenstein (2003: 3, 4) refiere que mientras en los siglos XVII y primera mitad del XVIII el abasto de harinas se hacía mediante un nutrido intercambio con la Nueva España, en los últimos 50 años de la época colonial los envíos novohispanos fueron sustituidos por un creciente abasto desde Estados Unidos.

En 1770 el obispo de Yucatán intervino para solicitar permiso de enviar una embarcación a Nueva Inglaterra con los mismos fines.[191] Aunque el fiscal del Consejo respondió que se podrían mandar barcos a puertos extranjeros sólo en caso de que el hambre fuera "extrema" y que no se pudiera remediar con frutos recogidos en tierras del reino.[192] El 26 de mayo de 1771, por órdenes del entrante gobernador Antonio Olivier, llegó al puerto de Campeche un bergantín con 500 cargas de maíz y varios comestibles, conduciendo también 25,000 pesos a cuenta de 60,000 que el virrey de la Nueva España

[191] AGI, México 3054, resumen del Consejo del expediente de las acciones implementadas para el auxilio de la provincia por la escasez de alimentos y el hambre. Año de 1771, s/f.

[192] AGI, México 3054, respuesta del fiscal del Consejo de Indias. Madrid, 3 de enero de 1771, s/f.

había autorizado para reforzar las Reales Cajas de Mérida. La autorización otorgada a Olivier sumaba un total de 13,500 fanegas, que se esperaban completar con 7,000 del puerto de Veracruz, 2,000 que se comprarían en Tuxpan y Tampico, 2,000 que se esperaban de La Habana y 2,500 más que había en trojes.[193]

Otra medida implementada por las autoridades coloniales para revertir la crisis de subsistencia fue impulsar la producción interna, aunque en gran medida mediante la coacción. Cuando en 1767 la carestía comenzaba a adquirir dimensiones más serias, Cristóbal de Zayas aseguró que tras obligar a todos los campesinos de la provincia a intensificar los cultivos había logrado que se sembraran tan sólo en cuatro partidos cerca de dos millones de mecates, sin contar los solares, "expresando también no habían visto los nacidos semejante siembra". Para llevar un mayor control sobre estos campos cultivados, el gobernador propuso que los Capitanes a Guerra se hicieran cargo de llevar la cuenta en sus respectivas jurisdicciones.[194] Sin embargo, lo que Zayas presumía como una nutrida siembra no se tradujo en una abundante cosecha, pues como ya se vio siguieron temporadas extremadamente secas aparejadas de grandes mangas de langosta que terminaron con todo cuanto se había sembrado, además de los huracanes que arrasaron con importantes extensiones de milpas de maíz y algodón en la parte oriental de la península, en el área circundante a Valladolid. De tal suerte se acentuaba cada vez más la dependencia de la importación de maíz.

No obstante, los empeños por superar la crisis mediante un fortalecimiento de la producción interna no cesaron. En 1771 Antonio Olivier dispuso que, "sin distinción de colores", fuera obligación de todos los indios, negros, mulatos y mestizos labrar al menos 60 mecates de milpa. Quien no lo cumpliera sería exiliado de la provincia por considerarse "vagante y gravoso a su república".[195] El entrante gobernador temía que por lo que consideraba como "la desidia" de indios y no indios, se perdiera la oportunidad de sacar provecho de la buena temporada de lluvias que se había vivido ese año y del cese momentáneo que había en la plaga de langosta. Pero también, el gobernador estaba consiente de la merma considerable de agricultores mayas que habían dejado los años antecedentes de hambre, muerte y migración.

[193] AGI, México 3054, carta del gobernador de Yucatán don Antonio Olivier. Mérida, 29 de mayo de 1771, s/f; carta del gobernador de Yucatán Antonio Olivier al rey. Mérida, 28 de septiembre de 1771, s/f.

[194] AGI, México 3054, resumen del fiscal del Consejo. Año de 1770, s/f; carta del gobernador de Yucatán Cristóbal de Zayas al rey. Mérida, 11 de agosto de 1767, s/f.

[195] AGI, México 3052, carta del gobernador de Yucatán Antonio Olivier al rey. Mérida, 1 de marzo de 1774, ff. 42v-46v.

De ahí su insistencia en abrir el abanico e incluir a negros, mulatos y mestizos. En una misiva dirigida al rey Olivier apuntó que:

> La escasez de indios (sin cuyas manos nada se hace) exige la aplicación de las que son más gravosas que útiles a la república, y la desidia es contagio entre estas gentes si no los aviva la espuela del gobierno.[196]

Además, como parte de estas disposiciones era obligación vender el maíz obtenido en las milpas, ya fuera en los mismos pueblos a dos reales la carga, en las ciudades de Mérida y Valladolid a cuatro reales, o en Campeche a cinco, de lo contrario tendrían que pagar el saldo de las deudas tributarias.[197] Como su antecesor, el nuevo gobernador responsabilizó a los capitanes a guerra de vigilar estrictamente las labores en el campo, aunque en esta ocasión también se incluyó a los tenientes y a los caciques de los pueblos. Estos funcionarios debían "distinguir y fomentar" a los agricultores aplicados y "castigar y exterminar al perezoso".[198] Por otra parte, para impulsar el cultivo, por el mes de marzo en la alhóndiga se repartieron semillas a "precio cómodo" para quienes podían pagarlas de contado y a crédito para aquellos que no tenían dinero. Olivier aseguró que estas medidas y la ventura de una copiosa temporada de lluvias contribuyeron para que la cosecha correspondiente al ciclo agrícola de 1770-1771 fuera tan próspera al punto de abastecer de cereal los dos años siguientes.[199] A pesar de que se intentaron repetir las mismas disposiciones en 1772, 1773 y 1774, no se obtuvieron los mismos resultados, pues la naturaleza volvió a causar estragos en los maizales, primero con un huracán, luego con el regreso de la plaga de langosta y finalmente con una dura sequía.

A la par que se recurrió al mercado externo y se procuró con tropiezos controlar la producción doméstica, en los años más críticos de la escasez se puso especial cuidado en controlar el mercado local. Se tenía claro, pues, que la falta de alimentos no se debía únicamente a una inclemente naturaleza que no permitía levantar cosechas suficientes, sino también a las prácticas de ocultamiento, retención y especulación que llevaban a cabo muchos particulares. Si bien desde 1767 se refería ya en los escritos oficiales la nece-

[196] AGI, México 3054, carta del gobernador de Yucatán don Antonio Olivier al rey. Mérida, 29 de mayo de 1771, s/f.

[197] AGI, México 3052, carta del fiscal de la Audiencia de la Nueva España al rey. México, 15 de septiembre de 1774, ff. 51v-54r.

[198] AGI, México 3054, carta del gobernador de Yucatán don Antonio Olivier al rey. Mérida, 27 de abril de 1771, s/f.

[199] AGI, México 3052, carta del gobernador de Yucatán Antonio Olivier al rey. Mérida, 1 de marzo de 1774, ff. 42v-46v.

sidad de controlar a los "logreros",[200] fue con la llegada de Antonio de Olivier en 1771 que las medidas para detener estas prácticas se volvieron más estrechas, al punto que en menos de un año, por estos delitos, dos personas habían sido enviadas a la horca, mientras que 200 más merecieron azotes y corte de orejas.[201] Y es que el comercio furtivo de víveres se vigorizaba con la misma intensidad que lo hacía la crisis de subsistencia que se sufría en Yucatán y en las gobernaciones vecinas de Chiapas y Tabasco. En 1769, por ejemplo, hubo denuncias de que una parte "considerable" del poco maíz que se había podido cosechar un año atrás había sido acaparado por algunos individuos que "llevados de su codicia y ambición" lo condujeron hasta la Laguna de Términos y Tabasco para venderlo a precios que todavía no alcanzaba en Yucatán. Del puerto de Campeche no sólo se fletaba clandestinamente maíz, sino también otros productos como manteca, aves, frijoles y cerdos.[202] Pero, sin contar los castigos corporales ordenados por Olivier, impedir la retención y el ocultamiento de bastimentos presentaba para los funcionarios serias dificultades. El registro de trojes "por medios violentos" provocaba que los dueños del maíz lo escondieran incluso debajo de la tierra, "temerosos del despojo o venta involuntaria a bajo precio".[203] Debido entonces a esta complicación para atajar el ocultamiento, las autoridades coloniales se enfocaron en la regulación de la venta y los precios del maíz importado. Así fue como en 1773 se creó un padrón de la ciudad de Mérida y sus barrios anexos con un registro puntual de cada casa con el nombre de su respectivo jefe de familia y el número de personas que la formaban. Con base en esa información se repartió un boletín por unidad con asignación del número de almudes que se les autorizaba comprar. El padrón se subdivido en cuatro cuarteles, y cada uno de ellos tenía un día señalado para ir a buscar maíz. De esta forma se distribuyeron las 25,000 cargas de maíz que llegaron de puertos foráneos a la alhóndiga de Mérida en tiempos de Olivier.[204] El cereal procedente de Veracruz y Nueva Orleans se vendió a cuatro pesos la carga (32 reales) y el de La Habana no excedería los 17 reales (2 pesos ¼ real). Pero, como se abundará con más detalle en las siguientes páginas, el gober-

[200] AGI, México 3054, carta del gobernador de Yucatán Cristóbal de Zayas al rey. Mérida, 11 de agosto de 1767, s/f.

[201] AGI, México 3054, carta del gobernador de Yucatán Antonio Olivier al rey. Mérida, 28 de septiembre de 1771, s/f.

[202] AGI, México 3054, auto del gobernador de Yucatán Cristóbal de Zayas. Mérida, 15 de diciembre de 1769, ff. 17v-20r.

[203] AGI, México 3054, carta del gobernador de Yucatán Antonio Olivier al rey, Mérida, 28 de septiembre de 1771, s/f.

[204] AGI, México 3052, carta del gobernador de Yucatán Antonio Olivier al rey. Mérida, 1 de marzo de 1774, ff. 42v-46v.

nador ideó una estrategia fiscal para subvencionar estos granos y venderlos a 18 reales por carga.[205]

Para resumir, las principales acciones a corto plazo ejecutadas por los representantes del gobierno español en la provincia de Yucatán muestran que la producción interna no fue suficiente para sortear la escasez de alimentos, por lo que fue necesario recurrir a su importación. Aunque es fundamental destacar que estas medidas no fueron resueltas unilateralmente por un individuo que ocupaba una posición particular en la estructura general del poder político colonial (el gobernador), sino que fueron estrategias configuradas y perfiladas en el marco de cinco juntas generales que se celebraron, año tras año, entre 1767 y 1771, en las que participaron distintos representantes de esta estructura general de poder. Y así debía ser, pues las aprobaciones requeridas del rey de España, el Consejo de Indias o el virrey de la Nueva España, en cada caso, exigían pruebas de que estas consultas se hubieran efectuado.[206]

La junta de 1767

El 29 de septiembre de 1767 el gobernador de Yucatán, Cristóbal de Zayas, convocó a junta general a algunos de los principales estancieros de la provincia con la participación de Domingo de la Rocha, abogado de la Real Audiencia de México y Santo Domingo y Pedro de Urriola, juez oficial de las Cajas Reales de Hacienda en Yucatán. El motivo era discutir acerca de la solicitud entonces hecha por el primer intendente de La Habana Miguel de Altarriba para que se auxiliara a la jurisdicción a su cargo con provisiones de carne salada y otros comestibles, necesarios para la alimentación de los operarios y demás personas empleadas en las distintas obras que en ese momento se estaban llevando a cabo en aquella ciudad.[207]

Desde la firma del Tratado de Paz entre Francia, España e Inglaterra en 1763, la isla vecina ahora recuperada por los españoles[208] organizó la construcción de castillos, murallas y fortificaciones para defender la plaza habanera de la intromisión de corsarios ingleses. En 1767 concluyó la edificación del Castillo de Atarés, en 1774 la del de San Carlos de La Cabaña y en 1779 la del Castillo de El Príncipe. Además, La Habana era considerada un impor-

[205] AGI, México 3054, carta del gobernador de Yucatán don Antonio Olivier al rey. Mérida, 29 de mayo de 1771, s/f; resumen del Consejo. Año de 1771, s/f.

[206] También Campos Goenaga (2003) describe estas juntas con base en el mismo ramo del AGI.

[207] AGI, México 3054, carta del gobernador de Yucatán don Cristóbal de Zayas al rey. Mérida, 29 de septiembre de 1767, ff. 1r-2r.

[208] La Habana estuvo bajo control británico entre 1762 y 1763.

tante bastión militar en la región circuncaribeña. Surtirla de alimentos se trataba de un asunto de Estado que rebasaba con mucho los intereses específicos de esa intendencia en particular. Desde distintos puntos del Golfo como Veracruz, Campeche, Tabasco, Yucatán y Tampico, llegaban a Cuba pertrechos navales, madera de construcción, brea, alquitrán, henequén, armas y municiones y alimentos diversos como harina de trigo y sus derivados, productos de carne y granos secos llamados menestras (Von Grafenstein, 2000: 2-4). Recordemos la reducción de impuestos sobre los productos que los yucatecos comerciaban en Cuba que fallidamente pretendió Zayas en 1767. Dos años antes, en 1765, el mismo intendente Miguel de Altarriba solicitó a Campeche 2,800 arrobas de carne de tasajo sin hueso, 40 piezas de jarcia de henequén, 100 cántaros de manteca, arroz, maíz y menestras (Von Grafenstein, 2000: 11-12). Desde ese puerto se envió todo excepto la carne que sería solicitada en Mérida para que, en caso de que se consiguiera, se embarcara en Sisal, pero: "la carne de vaca de tasajo no fue posible conseguirla en aquella estación por ser el principio de las lluvias en las que los ganados están tan de mala calidad que no se consigue trabajar dicho tasajo a proporción de que dure, sobre ser sus costos inmensos" (*apud* Von Grafenstein, 2000: 12).

Al tratarse, en efecto, de un objetivo de Estado, este aprovisionamiento se financiaba con recursos públicos que llegaban desde las Cajas Reales de la Nueva España. Aunque en adición a las remisiones hechas por cuenta del rey, comerciantes particulares enviaban productos para venderlos por su cuenta en la isla. En este sentido, Von Grafenstein (2000: 3, 4) apunta que La Habana era un punto nodal en el espacio geoestratégico circuncaribeño, sobre todo el siglo XVIII, cuando España puso en práctica costosos planes de defensa que contemplaban la manutención de plazas militares terrestres y fuerzas navales en la región. En efecto, las peticiones hechas a Yucatán en 1767 eran de suyo complicadas, ya que, como se ha visto, apremiaba cada vez con mayor fuerza una carestía general de alimentos y la naturaleza no permitía la esperanza de futuros avituallamientos. En la junta convocada por el gobernador los empresarios ganaderos debían informar si las matanzas que tendrían que hacer para acudir a la solicitud del intendente de La Habana podrían disminuir el abasto de la provincia. Su negativa fue rotunda porque en ese año, argumentaron, la langosta había aumentado tanto que prácticamente había "devorado todas sus cosechas", de modo que tenían pocas esperanzas de la inmediata colecta. Además, las sequías habían terminado con los pastos que sostenían a los animales y en consecuencia la producción de carne había reducido cuantiosamente. Por si ello fuera poco, también notificaron una carestía de sal, indispensable para obtener el producto final de la carne salada que se pedía en la isla. La resolución desprendida de esta primera junta fue que: "teniendo presente el deplorable estado en que se halla esta provincia, por las miserias que la aquejan, resultó no ser factible los socorros que se solicitaban por las causas y motivos que se consideraron y tuvieron presentes".[209]

La junta de 1768

La negativa de Yucatán de enviar bastimentos a La Habana llegó casi al mismo tiempo que un huracán que impactó la isla el 15 de octubre de 1767. En esta ocasión el gobernador Antonio María de Bucareli hizo una nueva solicitud de víveres, mucho más urgente, pues aseguró que el meteoro había sido "tan furioso" que:

> Son pocos los edificios, embarcaciones y campos que no hayan padecido considerable daño. De los partidos de la jurisdicción van llegando noticias igualmente lamentables, por que además de los estragos que causo en las fabricas de ingenios, deja pocas esperanzas de cosechas de azúcar –principal renglón de La Habana– y la destrucción de arroces, maíces y platanales, que son los frutos con que se mantienen sus negros y los que sirven generalmente a los pobres labradores, una dificultad no pequeña, para acudir a su alimento, sino se traen víveres ultramarinos.[210]

Este huracán quedó en la memoria escrita como la "tormenta de Santa Teresa" y existe registro de que causó cerca de un millar de muertes y la pérdida de 12,000 cabezas de ganado (Ramos, 1999). Dada la magnitud del desastre, la petición del gobernador de Cuba se hizo extensiva a Veracruz, Campeche y Cumaná, ofreciendo como incentivo, ahora sí, libertad de derechos de importación. Todos los barcos, se lamentaba Bucareli, se habían averiado, por lo que proponía que el envío se hiciera en la famosa fragata del rey La Juno.[211] A cuatro meses de haber celebrado la primera junta, Cristóbal de Zayas convocó a una nueva que tuvo lugar el 23 de enero de 1768.[212] Esta reunión estuvo más concurrida que la anterior pues participaron todos los integrantes del cabildo de la ciudad de Mérida, además del

[209] AGI, México 3054, carta del gobernador de Yucatán don Cristóbal de Zayas al rey. Mérida, 29 de septiembre de 1767, ff. 1r-2r.

[210] AGI, México 3054, carta del gobernador de Cuba don Antonio Bucareli al gobernador de Yucatán don Cristóbal de Zayas. La Habana, 8 de noviembre de 1768, ff. 3r-4v.

[211] *Ibidem.*

[212] AGI, México 3054, auto del gobernador de Yucatán don Cristóbal de Zayas. Mérida, 23 de noviembre de 1769, ff. 15v-17v.

alcalde mayor de Tabasco y el juez oficial de las cajas reales de Hacienda. Los empresarios privados también fueron requeridos.

El contador de las Cajas de Mérida fue del parecer que debido a la urgencia por la que atravesaba la isla vecina, sería factible remitir algo de arroz para ayudar a La Habana por "no ser tan gastable [este género] como los otros granos de maíz y frijoles". De carne se autorizó la remisión de 20,000 arrobas. Pero el pleno determinó que no era factible el envío de otros productos como maíz, frijol, cerdos, manteca y aves, dada la escasez en la que se hallaba sumida la provincia de Yucatán.[213] El gobernador consideró la dificultad de atender la petición de Bucarelli por:

> las secas experimentadas en los años antecedentes, no siendo de poca consideración la que actualmente se espera con la escasez de lluvias, y que la hierba y demás comestibles que el ganado de esta provincia pasta, la ha arrasado la langosta grande y menuda que la infesta hasta hoy juntamente con las legumbres o menestras que fructifica.[214]

En cuanto a la libertad de impuestos que prometía el gobernador de Cuba para incentivar el envío de víveres, el ofrecimiento fue rechazado porque, según se estimó, suscitaría a que muchos productores arrasaran con todo el ganado para obtener jugosas ganancias, con el riesgo de provocar un total desabasto en la provincia. Como prevención se giraron instrucciones a los vigías de los puertos de Sisal, Chuburna, El Cuyo, Ixil, Telchac, Santa Clara, Dzilam y Río Lagartos para que por ningún motivo permitieran la extracción de estos víveres.[215]

La junta de 1769

Una tercera junta se llevó a cabo el 11 de junio de 1769, a más de un año de haberse efectuado la segunda. El objetivo de esta reunión fue discutir la viabilidad de la solicitud hecha por el obispo de Yucatán, fray Antonio Alcalde, de socorrer a la provincia de Tabasco con algunas cargas de maíz, pues los estragos causados por la plaga de langosta en estos territorios habían provocado, como en Yucatán, desabasto, hambre y muerte.[216]

[213] AGI, México 3054, carta de Pedro de Urriola al gobernador de Yucatán don Cristóbal de Zayas. Campeche, 27 de diciembre de 1768, ff.1r-3r.

[214] AGI, México, 3054, relación de la junta celebrada entre el gobernador de Yucatán don Cristóbal de Zayas y el cabildo de la ciudad de Mérida. Mérida, 23 de enero de 1768, ff. 4v-8r.

[215] AGI, México 3054, despacho del gobernador de Yucatán Cristobal de Zayas a los vigías de los puertos de Yucatán. Mérida, 6 de febrero de 1769, ff. 8r-9r.

[216] AGI, México 3054, auto del gobernador de Yucatán don Cristóbal de Zayas. Mérida, 23 de noviembre de 1769, ff. 15v-17v.

La asamblea estuvo conformada por el gobernador Cristóbal de Sayas, el teniente de gobernador, los integrantes del cabildo de la ciudad de Mérida, el tesorero real de las Cajas de Mérida y, por la iglesia, el maestre de la escuela catedral y el rector del sagrario de españoles. En pleno, un representante del cabildo expuso que para surtir a la alhóndiga de la ciudad se habían encargado cuatro mil cargas de maíz al teniente del partido de La Sierra, quien sólo había podido conseguir mil, "siendo este partido la llave principal del socorro de víveres de esta ciudad y su jurisdicción". De acuerdo con este funcionario, ello era argumento suficiente para mostrar la incapacidad de la provincia de Yucatán para auxiliar a Tabasco, pues "aún no se había podido congregar en el pósito el número preciso a soportar cualquier estrecho en que se hallase la provincia, como también los fatales avisos comunicados por los referidos capitanes de la antedicha langosta".[217]

La junta de 1770

La cuarta reunión convocada por el gobernador fue en la práctica una interesante discusión respecto a la libertad de comercio entre puertos del reino español y otros de dominios extranjeros. Como la tercera junta, ésta también fue motivada por una representación del obispo Alcalde en la que, preocupado por el sustento del clero y de los integrantes del cabildo, solicitó licencia para despachar una o dos embarcaciones a la Nueva Inglaterra en busca de harina, maíz y otros bastimentos. Según su proyecto, los alimentos que se pudieran conseguir serían primero repartidos entre los funcionarios civiles y religiosos y sus familias, y lo sobrante se suministraría al público al costo. Además, en caso de que hubiera alguna utilidad, ésta se aplicaría en beneficio del pósito. Para subvencionar los costos del transporte, el prelado ofreció empeñar los vasos sagrados y otros utensilios de la Catedral, pero sobre todo propuso que los navíos fueran cargados de palo de Campeche, "pues de este modo se evitarían dobles los fletes, podrían volver no sólo con maíz, harina y arroz, sino también con frijol, jamones, manteca y otros víveres que hallarían baratos". Para facilitar el descargue y su pronto envío a la ciudad de Mérida, el obispo ideó que los barcos arribaran al puerto de Sisal y no al de Campeche, donde había muchas posibilidades de que se toparan con intermediarios y revendedores que actuaban fuera de la ley. Finalmente, Alcalde contempló la necesidad de que las especies fueran declaradas libres de todo derecho respectivo a la Real Hacienda.[218]

[217] AGI, México 3054, junta convocada por el gobernador de Yucatán don Cristóbal de Zayas. Mérida, 11 de junio de 1769, ff. 12v-15r.

[218] AGI, México 3054, carta del obispo de Yucatán fray Antonio Alcalde al gobernador de Yucatán. Palacio Episcopal, 18 de mayo de 1770, ff. 1r-3r.

La junta fue celebrada el 30 de mayo de 1770, justo en medio de los momentos más críticos por los que atravesaba Yucatán por la falta de alimentos. La convocatoria fue más reducida que las anteriores; asistieron el gobernador Cristóbal de Zayas, el teniente de gobernador Domingo de la Rocha, el contador real Pedro de Urriola y los síndicos Francisco de Anguas, Manuel Bolio y Pantaleón Solís. Ningún productor particular asistió.

La gravedad de la escasez que afectaba a Yucatán no dio lugar a dudas entre los participantes de la asamblea respecto a la urgente necesidad de buscar en otros territorios lo que en los propios no era factible encontrar. El propio obispo había apelado en su carta al ejemplo que hacía cuatro años se había suscitado en Cartagena, donde por una severa escasez el virrey de Santa Fe, Pedro de la Zerda, había permitido que esta ciudad se surtiera de bastimentos procedentes de La Habana.[219] Pero navegar a puertos extranjeros sin motivo imperioso estaba todavía prohibido por las leyes de comercio. En caso de que la necesidad fuera extrema, argumentaban los miembros del cabildo de Mérida, cesaba la disposición de la ley, "pues la salud del pueblo es la suprema, y a éste deben ceder todas las demás disposiciones, como sus subordinadas y subalternas".[220] Recordemos que la libertad de comercio fue concedida a Yucatán un mes y medio después de celebrada esta junta, el 16 de julio de 1770, y sólo permitía el intercambio de productos de Yucatán y Campeche con las islas de Cuba, Santo Domingo, Puerto Rico, Margarita y Trinidad. El primer acuerdo fue recurrir a puertos españoles en busca de ayuda. En concreto, enviar solicitudes de maíz y frijoles a Veracruz, Tuxpan y Tampico, pero se sabía que en aquellos puertos también había carestía de víveres, por lo que se adelantó que eventualmente sería preciso pedir auxilio a "puertos amigos" como Nueva Orleans, Nueva Inglaterra y Cumaná; para ello sería necesaria la licencia del rey.[221]

La idea de subvencionar los gastos de la compra de alimentos con la exportación de palo de Campeche estaba absolutamente fuera del marco de la ley. Después de los acuerdos establecidos entre España, Francia e Inglaterra en 1763, el comercio de este producto quedó prohibido aún entre puertos españoles, con excepción de Veracruz y La Habana, y eso con la caución de 4,000 pesos de fianza. Por lo anterior se consideraba muy deli-

[219] AGI, México 3054, carta del obispo de Yucatán fray Antonio Alcalde al gobernador de Yucatán. Palacio Episcopal, 18 de mayo de 1770, ff. 1r-3r. En 1766 el corregidor de Cartagena denunció una escasez general de víveres debida a "continuos veranos". Jurado, 2004: 9.

[220] AGI, México 3054, minuta de la junta celebrada entre el gobernador de Yucatán Cristóbal de Zayas, el Cabildo y los oficiales reales. Mérida, 30 de mayo de 1770, ff. 9r-13r.

[221] AGI, México 3054, decreto del gobernador de la provincia de Yucatán Cristóbal de Zayas. Mérida, 26 de mayo de 1770, ff. 7r-9r.

cado contravenir con esta disposición "si no le es lícito al vasallo comerciar este palo con su compatriota, tampoco se podrá permitir el que ejecute este trato con el extraño". Los participantes de la cuarta junta estimaron respecto a este punto que "aunque a la primera vista parece ventajoso este pensamiento a la causa pública", al final resultaría más perjudicial porque eran estrictas las leyes que prohibían este comercio. Para embarcar los víveres requeridos se debía llevar dinero y no Palo, "pues la moneda fue inventada para excusar contiendas, desterrar dificultades y hacer más expedito y pronto el comercio para la mayor facilidad en su manejo".[222] Los barcos sólo podrían ir lastrados con piedra de zahorra o arena de vacío.[223]

Los integrantes de la junta aprobaron las gestiones para importar maíz de puertos españoles y, si ahí no se conseguía, se podría acudir a los extranjeros. Pero la posible compra de harina de trigo se consideró negativa con el argumento de que se fomentaría el consumo de harinas "extrañas a las nativas, decreciendo la estimación de éstas y aumentándose de valor de aquéllas, resultando de igual procedimiento el menoscabo de la patria, y la conveniencia del extranjero, la que no se debe fomentar".[224] Lo mismo con el jamón y la manteca, pues se juzgaba que no eran el alimento común de la gente ordinaria. En todo caso, estos productos se podrían traer de Veracruz, que era puerto dentro de los dominios de España.

El desembarque en Sisal fue considerado como una buena estrategia que permitiría llegar los productos de manera más eficiente a su destino final. La principal preocupación era evitar el contrabando, que crecía conforme la carestía se intensificaba. Así lo estimó el pleno de la reunión convocada por Zayas, como el Consejo de Indias cuando emitió las licencias requeridas para importar maíz de puertos de otros dominios. En tiempos de "normalidad" este puerto no estaba autorizado para recibir cargamentos foráneos, porque no contaba con los burócratas necesarios que controlaran los impuestos y autorizaciones obligadas.[225]

Cuando le fueron notificadas las resoluciones al obispo Alcalde, éste se apresuró a conseguir las navegaciones que zarparían de Campeche en el transcurso de una semana.[226] De los cuatro barcos que había aparejados en

[222] AGI, México 3054, minuta de la junta celebrada entre el gobernador de Yucatán Cristóbal de Zayas, el Cabildo y los oficiales reales. Mérida, 30 de mayo de 1770, ff. 9r-13r.

[223] AGI, México 3054, carta de los oficiales de Real Hacienda Pedro de Urriola y Juan Esteban de la Peña al gobernador de Yucatán Cristóbal de Zayas. Campeche, 20 de mayo de 1770, ff. 3v-7r.

[224] AGI, México 3054, minuta de la junta celebrada entre el gobernador de Yucatán Cristóbal de Zayas, el Cabildo y los oficiales reales. Mérida, 30 de mayo de 1770, ff. 10r-v.

[225] AGI, México 3054, minuta de la junta celebrada entre el gobernador de Yucatán Cristóbal de Zayas, el Cabildo y los oficiales reales. Mérida, 30 de mayo de 1770, ff.9r-13r.

[226] AGI, México 3054, carta del obispo de Yucatán fray Antonio Alcalde al gobernador de Yucatán don Cristóbal de Zayas. Mérida, 1 de junio de 1770, ff. 13v-14v.

este puerto, sólo había uno disponible: uno, debía ir en esos días a Veracruz a satisfacer unos créditos; el segundo, se disponía a conducir al obispo también al puerto de Veracruz; el tercero, solicitaba sólo por el riesgo 2,500 pesos y el obispo por su cuenta debía pagar además soldados y otros costos "lo que es totalmente inadmisible"; el cuarto, el único bergantín disponible se llamaba "Señor San Joseph y las Ánimas" y era propiedad de un particular de nombre Salvador Gómez.[227]

La junta de 1771

La última reunión que se llevó a cabo por funcionarios del gobierno colonial para discutir y resolver asuntos relativos a esta crisis de subsistencia se llevó a cabo en 1771 y estuvo a cargo del nuevo gobernador Antonio de Olivier. Según le increpó posteriormente el Consejo de Indias, se generó muy poca documentación como resultado de esta asamblea, y las pruebas de que en efecto se haya celebrado son pocas. No existe testimonio de la fecha exacta en la que supuestamente habría sido la junta, ni de los asistentes que habrían asistido. En todo caso, el gobernador estaba obligado a efectuar esta sesión para respaldar las acciones que posteriormente puso en marcha.

A decir del gobernador, esta "junta extraordinaria" había sido para discutir los medios más convenientes para sufragar los costos del maíz conducido desde Veracruz y La Luisiana que llegó en tiempos de su antecesor (Cristóbal de Zayas) y estaba almacenado en la alhóndiga. Según su testimonio, en la supuesta junta se había acordado aumentar un real sobre los cuatro a los que se vendía en Yucatán la libra de tabaco en el estanco, ocho reales en cada barril de vino, cuatro reales en cada botellón de aguardiente, un real y medio por cada docena de botellas. Olivier esperaba que de ahí se cubrieran los altos costos del maíz para venderlo a los pobres a un precio moderado. Argumentó que los géneros recargados con impuestos eran "de consumo vicioso" en favor de "una semilla de común alimento".[228] De hecho, con la subvención obtenida del impuesto al tabaco y licor se vendió el maíz a real y medio el almud, con lo que, aseveró el gobernador, se logró sortear la inanición de muchos pobres.[229]

[227] AGI, México 3054, carta del obispo de Yucatán fray Antonio Alcalde al gobernador de la provincia don Cristóbal de Zayas. Mérida, 8 de junio de 1770, ff. 16r-17r.

[228] AGI, México 3054, carta del gobernador de Yucatán don Antonio de Olivier al rey. Mérida, 27 de abril de 1771, s/f.

[229] AGI, México 3054, resumen sobre el contenido de la carta de don Antonio Olivier, gobernador de Yucatán, dirigida al rey, Mérida. 29 de mayo de 1771, s/f.

Si bien estas modificaciones fiscales contaron con la aprobación del virrey de la Nueva España, el fiscal del Consejo de Indias acusó posteriormente algunas informalidades cometidas por el gobernador. Reprochó que no se explicaba a las personas que asistieron a la junta extraordinaria, los fundamentos que motivaron a tomar esas medidas, las sumas a que podían ascender anualmente los arbitrios que se acordaron, el tiempo a que se limitaba su imposición, la cantidad a la que se había resuelto vender el maíz, el precio a que subía, las semillas que se hallaban almacenadas, ni las razones que habían estimulado a que se incluyera el vino entre los géneros y especies de "vicioso consumo". A pesar de ello, el gravamen sobre estos productos estuvo vigente en 1771 y 1772 y sufragó las importaciones de maíz que se efectuaron durante esos años.[230]

Las cinco juntas celebradas en el transcurso de esta calamidad muestran el abanico de burócratas coloniales y de instituciones que se involucraron en la toma de acuerdos y la puesta en marcha de acciones para contener la severa crisis por la que atravesaba la provincia yucateca: el gobernador de la provincia, los capitanes a guerra de los partidos, el Cabildo de la ciudad de Mérida, el virrey de la Nueva España, la Real Audiencia de México, el Consejo de Indias y la Real Hacienda. Por su parte, la iglesia y sus representantes hicieron lo propio para encarar y aminorar la devastación generada por el hambre. En la ciudad de Mérida desempeñaron un papel importante en el ámbito sanitario, pues los párrocos procuraron que se enterraran los cadáveres que quedaban tendidos en la vía pública y así, además de cumplir con darles cristiana sepultura, evitaban la propagación de una posible peste. En los patios de las iglesias de los barrios de San Cristóbal, Santiago, Santa Ana y San Sebastián hicieron cavar zanjas donde se inhumaban los cuerpos que se trasladaban diariamente en carretones. Pero cuando su capacidad se vio rebasada, intervino el Ayuntamiento de Mérida y dispuso algunos solares donde se colocaban los muertos, de 12 en 12, en fosas que se abrían de un día para otro. Luego, cuando ya no cupieron, los cuerpos se llevaron al barrio de Santa Catarina al poniente de la ciudad.[231]

En el terreno meramente religioso, como se había practicado desde siglos atrás, bajo la directriz de la Iglesia, se organizaron peregrinaciones, plegarias y ruegos como una forma de pedir el cese de las calamidades y detener la crisis. Para el pensamiento cristiano de la época, la inclemencia con que la

[230] AGI, México 3054, respuesta del fiscal a la carta que el gobernador de Yucatán dirigió al rey. Madrid, 9 de noviembre de 1771, s/f.

[231] AGI, México 3052, solicitud del contador juez oficial real Pedro de Urriola para que sean examinados los cobradores de tributos. Mérida, 4 de diciembre de 1770, ff. 1r-2r.

naturaleza había azotado la provincia era obra de dios en respuesta al comportamiento pecaminoso de los hombres. Estudios sobre climatología histórica han apuntado que estas manifestaciones constituyeron una importante iniciativa cultural institucionalizada de las sociedades coloniales para adaptarse a un medio climático con constantes variaciones. De hecho, el registro sistematizado de rogativas y procesiones que en algunas partes de la Nueva España cobró vigor en el siglo XVIII ha servido a estas investigaciones como un instrumento para reconstruir los cambios climáticos acaecidos en tiempos pasados (Garza y Barriendos, 1998; y Garza, 2002; Garza, 2007).

Para Yucatán no se conoce aún una inscripción regular de estas prácticas. Sin embargo hay suficientes datos que muestran que, ciertamente, en años en los que el régimen pluvial se alteraba y había escasez de alimentos y/o alguna enfermedad epidémica, los religiosos organizaban rogativas y procesiones. Y así sucedió en esta calamidad. Desde 1769 el obispo publicó una rogativa general a la Virgen María, la cual no surtió el efecto esperado pues, según el cura de San Cristóbal, el "óbice de nuestras culpas" era tan grande que la plaga de langosta recrecía incesantemente. Así, "se imploró a la piedad divina para aplacar su enojo", pero nada bastaba para remediar la necesidad y la mortandad que cada día iban en aumento. En la iglesia de Santa Ana, por ejemplo, se organizó una procesión del Santísimo Cristo de Consolación que, como nunca antes, se llevó por las calles de la ciudad, más allá de las propias del barrio. De acuerdo con el párroco responsable, esta imagen era muy venerada especialmente por los indios, quienes recorrían más de veinte leguas para acudir a las celebraciones que se hacían en su honor. No obstante, en el año más crítico del hambre fueron muy pocos los que se presentaron a la procesión.[232]

En 1769, también el obispo fray Antonio Alcalde dio licencia para que fuera en procesión a Mérida la efigie de la Inmaculada Concepción de la Virgen de Izamal. Salió a principios de mayo y, después de un viaje de cerca de 50 días, volvió a su santuario hacia el 15 de junio.[233] Antes, el cabildo religioso de la Catedral de Mérida ordenó y costeó los gastos de la reproducción en un lienzo del retrato de esta virgen. En el reverso, según los escritos de Carrillo y Ancona, constaba una leyenda en latín que daba cuenta que las facultades de esta imagen para frenar calamidades le fueron atribuidas desde el azote de la fiebre amarilla en 1648:

[232] AGI, México 3052, certificación de Diego Antonio de Loria, cura beneficiado de la iglesia parroquial de Nuestra Señora de Guadalupe en el barrio de San Cristóbal en la ciudad de Mérida. Mérida, 20 de septiembre de 1770, ff. 11v-13v.

[233] Carrillo y Ancona, 1895: t. 2, p. 860.

> En el año del Señor 1648, el día 23 de agosto, con motivo de haberse extendido una gran peste en esta ciudad de manera que muchas casas quedaron desiertas porque sus moradores murieron, impulsado por tales calamidades el M. I. y V. Cabildo de aquel tiempo, celebró acuerdo y devotamente para consuelo de los fieles diocesanos y el pueblo en general, y también para establecer más la fe católica, se propuso elegir por especial patrona contra la peste contagiosa a la bienaventurada siempre Virgen María en la milagrosa imagen que con grandes prodigios y acendrada devoción del pueblo se venera en Izamal.[234]

En el ámbito de la asistencia pública, los párrocos junto con algunos encomenderos y otros vecinos españoles desempeñaron un papel central pues, al menos en Yucatán, el gobierno no había fundado aún ninguna institución específica, como fueron en otras partes los hospitales de indios. Acaso buscando una compensación, varios religiosos afirmaron que de su peculio compraron alimentos para dar de comer a sus feligreses, especialmente a niños, ancianos y enfermos.[235] Así el cura de Muna como el de Tecoh, quien incluso se lamentó de que sus esfuerzos no fueran suficientes para retener a algunos indios en su pueblo, "sin haber siquiera un indio que traiga en el día un poco de leña para la cocción de comida".[236] El provisor del obispado en Valladolid relató en una carta al obispo que en su casa había amparado a varios feligreses y a los criados que le servían, sanos y enfermos, a quienes podía dar de comer gracias a que tenía una estancia.[237] Lo mismo aseguraban los encomenderos, quienes atribuyeron a su gremio y a los párrocos la manutención de los pocos indios que quedaban en los pueblos.[238]

Pero fue en la ciudad de Mérida donde más se registró este fenómeno. La asistencia se hacía mediante la repartición de limosnas y alimentos a los indios y demás pobres que las solicitaban con "llantos y gemidos" por las calles. De hecho, es factible que la posibilidad de paliar el hambre de esta manera haya sido uno de los factores que animó la oleada migratoria

[234] Carrillo y Ancona, 1895: t. 2, p. 861.

[235] AGI, México 3052, certificación de Diego Antonio de Loria, cura beneficiado de la iglesia parroquial de Nuestra Señora de Guadalupe en el barrio de San Cristóbal en la ciudad de Mérida. Mérida, 20 de septiembre de 1770, ff. 11v-13v; certificación del cura de Maxcanú Br. Manuel Correa sobre el estado de su pueblo, jurisdicción del Camino Real. Mérida, 27 de agosto de 1770, ff. 8v-9r.

[236] AGI, México 3052, certificación del Br. don Matías de la Cámara, cura beneficiado de Muna, jurisdicción de La Sierra. Mérida, 6 de septiembre de 1770, ff. 11r-11v; certificación de Lorenzo Mateo Caldera, cura de Tecoh, 11 de julio de 1770, ff. 22r-22v.

[237] AGI, México 3052, carta de Juan Crisóstomo de Salas al provisor del obispado, Valladolid a 16 de octubre de 1770, ff. 32v-34v.

[238] AGI, México 3052, interrogatorio para tomar testimonio a diversos individuos acerca de las consecuencias padecidas por la escasez y el hambre. Presentado por Juan Díaz de Castro, juez oficial real y encomendero de Cacalchen, Manuel Bolio, regidor y encomendero de Mocochа y Santa Catarina, y Andrés Cepeda, encomendero de Baca. ff. 13v-14r.

de indios hacia la capital, pues numerosos reportes informaron que la mayoría de los que ahí mendigaban provenían de otros lugares. Para el protector de indios las continuas limosnas que se repartían en Mérida eran la causa de "haberse juntado en esta ciudad no sólo los indios de los pueblos inmediatos, sino también los de los remotos".[239]

El análisis de las medidas de mitigación puestas en marcha por la sociedad colonial yucateca para afrontar el desastre agrícola, vivido entre 1765 y 1774, permite distinguir tres actores principales: el poder civil y el gobierno colonial, la Iglesia y la sociedad indígena. Interesa destacar que cada una de estas instancias llevó a cabo acciones y prácticas específicas de acuerdo con la posición estructural que ocupaban en el sistema colonial y al marco cultural que las definía. En los siguientes capítulos se verá que en esta calamidad los mayas, como lo hicieron en 1726 y lo habían hecho siglos atrás, salieron en diáspora. De manera individual o por grupos familiares, muchos indios migraron en busca de recursos alimenticios. Estas acciones estuvieron ancladas en el propio bagaje cultural de la sociedad indígena, aunque en ocasiones fuera del marco permitido por el sistema colonial, llegando a atentar contra su estabilidad y a la postre a modificarlo. En la tercera parte de esta investigación se profundizará en ésta que quizá haya sido una de las respuestas más importantes de los indios ante las crisis de subsistencia: la migración y el abandono de los pueblos. Este fenómeno permitió a muchos mayas acceder a recursos alternativos para superar el hambre, pero también acendró la crisis del sistema colonial, pues los pueblos de indios constituían el eje a partir del cual funcionaba la imposición del colonialismo y sus instituciones para con la población nativa.

El quebranto del sistema tributario

En el capítulo tercero se apuntó que en la segunda mitad del siglo XVIII, el sistema colonial en Yucatán experimentaba importantes transformaciones que lo hacían ir de una estructura basada en la exacción económica directa de la población indígena hacia una economía marcada por los principios liberales de la producción y el comercio. Sin embargo, buena parte del sistema aun descansaba en la producción de excedentes de los mayas que circulaban al mundo español mediante los tributos entregados a particulares o a la Corona. De ahí que la cadena de catástrofes que se vivió alrededor de 1770 haya significado un serio problema económico, como lo fue el ham-

[239] AGI, México 3052, declaración del protector general de los naturales Joseph Loucel. Mérida, 7 de diciembre de 1770.

bre y epidemias padecidas décadas atrás en 1726, pues la muerte y la movilidad de los indios menguaron considerablemente la recaudación fiscal.

Contra las cosechas medianas que se obtuvieron desde 1766, los particulares estuvieron al corriente de sus pagos hasta 1768, pero manifestaron que al año siguiente había sido imposible recaudar impuesto alguno por la escasez, el hambre y la fuga de los indios, que "ni en los montes ni en los sepulcros" era posible cobrarles los tributos atrasados. De ahí que desde 1769 hayan suspendido el pago de sus contribuciones a las arcas de la Corona y solicitado que se les dispensara a ellos y a los indios de la liquidación de sus deudas:

> ¿Pero de quiénes, señor contador, hemos de exigir estos tributos? de un poco de indios vagantes en los montes, rascando raíces y buscando frutas silvestres con que conservan la vida. ¿De los cadáveres y animados esqueletos que pueblan los caminos? ¿De los muy raros que habitan los pueblos ayudados de los curas y encomenderos, o porque tenían caballos y colmenas que han vendido para comprar los mantenimientos a los precios tan subidos a que corren? Ya se ve que de los primeros se hace difícil sino imposible la cobranza por su residencia incierta, y porque no teniendo qué comer ¡menos tendrán con qué pagar! de los segundos, ya los unos pagaron con la vida y los otros están inmediatos a seguir la misma desgracia traspasados de hambre, de los últimos fuera pasar los términos de lo único afligirlos con cobranzas, constándonos con total evidencia el extremo de necesidad a que se ven reducidos.[240]

El problema del cobro de tributos en medio de las catástrofes padecidas debe ser visto como consecuencia del hambre, pero también como una variable que acendró los conflictos que para el sistema colonial generó la escasez de alimentos, principalmente la migración de los indios. La insistencia en recaudar los impuestos atrasados en una situación de carestía animó todavía más el abandono de los pueblos y dificultó enormemente los intentos de algunos funcionarios coloniales de congregar a los indios que habían escapado. Por este motivo fueron reiteradas las solicitudes para que no se exigiera el saldo de las cuentas atrasadas a los indios, pues la experiencia había mostrado que si se les presionaba, quienes quedaban en sus pueblos huirían, y quienes ya se habían ido no volverían.

Los funcionarios coloniales que vivían en Yucatán lo sabían bien, pues ése fue un mecanismo de resistencia común que los mayas practicaron desde el primer siglo colonial. Para el ayuntamiento de Mérida la variable deter-

[240] AGI, México 3052, petición de los encomenderos a Pedro de Urriola, contador Oficial Real, para que sean exentos de la paga de tributos del año de 1769. 11 de septiembre de 1770, f. 6r.

minante era el estado de las cosechas, ya que si éstas eran buenas los indios aseguraban con ellas su manutención y el pago de sus contribuciones, pero si eran escasas o se perdían, se veían en la necesidad de salir de sus localidades para buscar alimentos. En tanto que el precio del maíz subía a montos impagables, los indios abandonaban su vecindad y en muchas ocasiones salían de su territorio, por largo tiempo y dejaban de trabajar el campo. Como consecuencia, era muy difícil recuperar la producción agrícola y, todavía más, cobrar tributos, ya que se carecía de lo esencial para la vida. La situación se tornaba más complicada si se acumulaba la deuda de dos o tres años, pues aunque las cosechas se hubieran restablecido, por evadir la imposición se negaban a volver a sus pueblos de origen.[241]

Ya en 1770 las Cajas Reales reconocían en el ramo de reales tributos y derechos de encomiendas una "notable decadencia". Es factible que la inestabilidad provocada por las calamidades haya coadyuvado en el fin del sistema de encomiendas, institución que permitió la integración de la población indígena al mundo colonial y que en Yucatán pervivió hasta finales del siglo XVIII. Para el fiscal real la escasez de alimentos, la sobremortalidad, la huida, la dificultad para congregar a los indios y el quebranto en la recaudación de impuestos eran signos claros del fin de los privilegios de los que por largo tiempo habían gozado los encomenderos y, por consiguiente, de "la decadencia de estos amos".[242]

La actualización de matrículas que se hacía cada quinquenio se pospuso algunos años en espera de lograr la reducción de buena parte de los indios que abandonaron sus pueblos a causa del hambre.[243] Aunque para ello era necesario, según las autoridades, lograr dos o tres años seguidos de cosechas abundantes, porque de otra forma no había cómo estimular a los indios a volver, pues temían a la escasez de víveres y a las deudas acumuladas de tributos.[244]

La Corona pretendió resolver el problema de la dispersión de los indios instituyendo la figura de "recaudadores de indios dispersos", que era un funcionario que debía andar por montes, estancias y rancherías en busca de los indios que ya no habitaban en sus pueblos de adscripción para cobrarles los tributos atrasados. A cambio, estos comisionados recibirían 8 por ciento

[241] AGI, México 3052, testimonio presentado por el Ayuntamiento de la ciudad de Mérida sobre los efectos provocados por la escasez de alimentos. Mérida, 4 de marzo de 1774. ff. 3r-v.

[242] AGI, México 3052, representación del Real Tribunal de Cuentas. México, 7 de diciembre de 1772, ff. 36r-37v.

[243] AGI, México 3052, representación de la Audiencia de México al rey. México, 3 de julio de 1773, f. 37v.

[244] AGI, México 3052, representación del Real Tribunal de Cuentas. México, 7 de diciembre de 1772, ff. 36r-37v.

de lo recaudado.[245] Se asignó uno para cada partido: Pablo de Castro para el partido de La Sierra, Manuel Badillo para el de Los Beneficios, Joseph Bolio al Camino Real, Joseph González para Valladolid y Gabriel Correa al de La Costa.[246]

No obstante, sus esfuerzos fueron infructuosos. En conjunto, entre 1769 y 1770 se recolectaron 7,790 pesos en dos años cuando la tasa anual era de 12,921pesos,[247] esto es, 30 por ciento de lo esperado: en los pueblos administrados por la Corona se percibieron 3,586 pesos (13.8 por ciento), los encomenderos particulares recaudaron 3,936 (15.2 por ciento); mientras que los cobradores de indios dispersos recaudaron apenas 268 pesos, 2 tomines y 6 granos (1 por ciento).[248] Con esas cifras, los recaudadores de indios dispersos consiguieron como estipendio escasos 6 pesos, 7 tomines y 6 granos para todos, con lo cual no alcanzaban a sufragar ni siquiera sus viáticos. Las cuentas de los gastos erogados durante su trabajo sumaban 230 pesos: el de La Sierra 66 pesos, el de Los Beneficios 75, el del Camino Real 48 pesos y 41 el de La Costa.[249] Los funcionarios relataron que después de recorrer cada uno su respectiva jurisdicción, encontraron toda la provincia asolada a causa de que gran parte de los contribuyentes había perecido víctima del hambre, y otros se habían fugado sin saberse su paradero. Aseguraron que los pocos que quedaban vivos en sus pueblos se hallaban "tan destituidos y sumergidos en la miseria" que iban de puerta en puerta pidiendo limosna. De ahí que haya sido imposible recaudar lo suficiente para subvencionar, al menos, su trabajo.

El fracaso en la recaudación de tributos atrasados desde 1769 obligó a las autoridades coloniales a considerar la propuesta inicial planteada por los encomenderos: relevar a los indios de sus obligaciones fiscales en los años del hambre. En 1773 la Audiencia de México solicitó al rey considerase la necesidad de hacer un indulto general de tributos a los indios hasta que pasaran las "necesidades". Y es que la legislación contemplaba la posibilidad de que en casos de epidemias, hambres y "otras necesidades" que solían aquejar a los indios, se les exentara de contribuciones fiscales.[250] En la Recopilación de Indias estaba consignado que:

[245] *Ibidem.*

[246] AGI, México 3052, solicitud del contador juez oficial real Pedro de Urriola para que sean examinados los cobradores de tributos. Mérida, 4 de diciembre de 1770, ff. 1r-2r.

[247] AGI, México 3052, carta de Pedro de Urriola al rey. Mérida, 14 de marzo de 1771, ff. 33v-34r.

[248] AGI, México 3052, representación del Real Tribunal de Cuentas. México, 7 de diciembre de 1772, ff. 36r-37v.

[249] AGI, México 3052, relación de gastos erogados durante la recaudación de tributos de los dispersos presentada por los oficiales cobradores ante Pedro de Urriola. Mérida, 6 de diciembre de 1770, ff. 35r-v.

[250] AGI, México 3052, representación de la Audiencia de México al rey. México, 3 de julio de 1773, ff. 37v-38v.

no se compela al indio a que satisfaga el tributo por el muerto o ausente: que no se le obligue a que entregue el que debe relativo a el año estéril o tempestuoso en que no coja pan; y que se le modere o liberte de su pago ínterin subsista la peste.[251]

Con el firme apoyo de la Audiencia de México, en 1774 el entonces gobernador de Yucatán Antonio Olivier ratificó la solicitud de la dispensa. Para él era preciso aliviar a los indios con sus cargas tributarias, pues no sería posible que la provincia se recuperara si no se restablecían primero los naturales, quienes "con su trabajo personal o su abandono hacen feliz o miserable la fuente de todas las demás clases que sostienen".[252] Sin embargo, para el gobernador se trataba de un problema más complejo que la simple condona de deudas atrasadas, pues el tributo se entendía también como un medio para hacer trabajar a los indios, evitar la ociosidad a la que se creía eran propensos y, con ello, prevenir una futura escasez de alimentos. Es decir, se tenía la idea de que, posiblemente, al relevar de la obligación de tributar a los indios, éstos automáticamente dejarían de labrar la tierra, limitándose a conseguir apenas lo necesario para su sustento, lo que generaría más años de carestías. Así lo explicaba Olivier al rey:

> El indefinible carácter de esta gente puede hacer titubear al entendimiento más lince en la elección de los medios de aliviarlos: pues el indulto general de los tributos, adeudados por la esterilidad de las cosechas, puede acostumbrarlos a que –fiados en que se entiendan con igual motivo a los años siguientes que puedan ser estériles– esta piadosa providencia aflojen en su aplicación a la siembra y cultivo de sus frutos, limitándolas a lo que baste para ellos.[253]

Su propuesta fue hacer un indulto parcial dependiendo del estado de las cosechas de cada año. De 1769 a 1771, años en que la recolección de maíz fue casi nula, la escasez de alimentos general y devastadora el hambre entre los indios, el gobernador sugirió que la condona fuera del cien por ciento. Aconsejó que 1772 se cobrara completo, dada la abundante cosecha del año antecedente. Respecto a los periodos siguientes de 1773 y 1774, en vista de los parvos ciclos agrícolas correspondientes, se recogería solamente la mitad del tributo. El pago de la otra mitad lo podría evitar todo indio que culti-

[251] AGI, México 3052, informe de la Contaduría General. Madrid, 23 de septiembre de 1776.

[252] AGI, México 3052, carta del gobernador de Yucatán Antonio Olivier al rey. Mérida, 1 de marzo de 1774, ff. 42v-46v.

[253] AGI, México 3052, carta del gobernador de Yucatán Antonio Olivier al rey. Mérida, 1 de marzo de 1774, ff. 42v-46v.

vara 60 mecates de milpa y vendiera la carga de maíz a cinco reales en Campeche, cuatro en Mérida y Valladolid y dos en su pueblo.[254]

El presidente y oidores de la Audiencia de la Nueva España aprobaron el proyecto de Antonio de Olivier respecto a la manera en que debía hacerse la relevación de tributos. Con ello se esperaba restablecer el quebranto de las Cajas Reales de Mérida, restituir la actividad agrícola y congregar a la multitud de indios dispersos.[255] Sin embargo, este último objetivo no se pudo cumplir, por lo que la Audiencia se vio en la necesidad de hacer extensiva la condona hasta 1776, buscando convencer a los indios que habían migrado para que regresaran a sus pueblos.[256] Pero además instó al gobernador para que vigilara que los funcionarios coloniales civiles y eclesiásticos que operaban en su jurisdicción no insistieran en cobrar deudas atrasadas a los indios que apenas trataban de recuperarse de los efectos de la calamidad padecida, pues se temía que también abandonaran sus localidades.[257]

El Bando por el cual el virrey y la Audiencia de la Nueva España eximieron del pago de tributos atrasados a los indios de Yucatán se publicó hasta 1775, de la forma en que lo había planteado el gobernador un año atrás.[258] Su contenido debía ser dado a conocer en toda la provincia para exhortar a los naturales de regresar a sus pueblos, incluso se enviaron oficios al gobernador del Petén y al alcalde de Tabasco para que en sus jurisdicciones se anunciara el indulto y se enteraran los indios que hasta esos territorios habían llegado. No obstante, fueron repetidas las quejas de "vejación y maltrato" que curas, caciques y encomenderos hacían contra los indios sin hacer caso a lo dispuesto por la Audiencia, particularmente después de la buena cosecha de 1771. Con su actitud suscitaban aún más la fuga.[259]

Para reducir a los indios que se dispersaron a causa del hambre el gobierno provincial procuró, además de no agobiarlos con el cobro de sus deudas, asegurarles la provisión de alimentos en sus pueblos, lo cual no fue posible al menos hasta 1774. Por otro lado, después del año más crítico del hambre muchos indios sembraron terrenos ajenos que se encontraban lejos

[254] AGI, México 3052, carta del gobernador de Yucatán Antonio Olivier al rey. Mérida, 1 de marzo de 1774, ff. 42v-46v.

[255] AGI, México 3052, carta del fiscal de la Audiencia de la Nueva España al rey. México, 15 de septiembre de 1774, ff. 51v-54r.

[256] AGI, México 3052, auto de la Audiencia Real de la Nueva España. México, 1 de junio de 1775, ff. 62v-64r.

[257] AGI, México 3052, acuerdo de la Audiencia de México. México, 27 de julio de 1775.

[258] AGI, México 3052, bando publicado por el gobernador de Yucatán Antonio Olivier por el cual informa de la exención de tributos aprobada por la Real Audiencia de la Nueva España. Mérida, 28 de enero de 1775, ff. 57v-58r.

[259] AGI, México 3052, carta del gobernador de Yucatán Antonio Olivier al rey. Mérida, 1 de marzo de 1774, ff. 42v-46v.

de sus pueblos, por lo que las autoridades tuvieron que tolerar la movilidad espacial de los indios.[260] A pesar de que en 1775 la langosta se había ido del campo yucateco, los efectos colaterales del desastre seguían tan presentes como en años anteriores: la provincia se había despoblado a causa del hambre y aún no se conseguía recuperar, en buena medida, por el fracaso de la pretendida reducción de los indios. Una vez congregados se volvían a ir, pues según acusaba el gobernador se habían acostumbrado a estar "de vagantes y acomodádose a andar mendigando el sustento", por lo que cualquier leve trabajo les parecía duro, aunque fuera el preciso para conseguir sus alimentos.[261]

Para recapitular, se ha hecho hincapié en que a pesar de los cambios que ya comenzaban a modificar el sistema colonial en Yucatán, éste todavía dependía de los excedentes indígenas que se extraían a título de tributos. El desastre agrícola de 1765-1774 irrumpió en la sociedad maya con hambre y muerte, al mismo tiempo que representó un duro golpe para una configuración social y económica en transición que estaba sujeta, casi en su totalidad, al trabajo de los indios. Incluso, algunos autores han sugerido que la crisis de 1770 finalmente convenció a la Corona de que la encomienda ya no era necesaria para el sistema colonial (Patch, 1993: 160).

El problema de la recaudación fiscal fue una consecuencia y una causa del desastre que asoló a Yucatán por casi una década. Consecuencia, porque el hambre provocó la muerte y la fuga de los contribuyentes, haciendo imposible la recaudación. Causa, porque la necesidad y la insistencia de las autoridades coloniales por poner al día las deudas de los indios en un contexto de crisis, generaron aún más migración, mayor necesidad, hambre y muerte entre los indios.

Las calamidades que se vivieron en el Yucatán del siglo XVIII fueron fiel espejo de su tiempo. Un tiempo marcado por una compleja transición entre distintos modelos económicos, políticos y sociales y un proceso profundo de cambio en el sistema colonial que preparó el terreno para el nuevo embate liberal decimonónico.

De manera general, las calamidades del último siglo colonial compartieron con aquellas que ocurrieron en los siglos anteriores de dominación española el hecho de que afectaban con mayor fuerza a la población nativa, que era la más vulnerable a la falta de alimentos y al contagio de enfermedades. Si bien más vulnerables, los mayas eran también quienes con su

[260] AGI, México 3052, carta del nuevo contador real de las Cajas de Mérida Manuel Esteban de la Peña al rey. Mérida, 24 de marzo de 1774, ff. 46v-50v.

[261] AGI, México 3052, carta del gobernador de Yucatán Antonio Olivier al rey. Mérida, 31 de enero de 1775, ff. 58v-61r.

trabajo permitían el funcionamiento de aparato colonial en prácticamente todos sus engranajes, pues lo dotaban de los recursos básicos de subsistencia y eventual prosperidad y de otros que eran fuentes de riqueza para muchos españoles. Por ello, una calamidad sufrida por la población indígena significaba una calamidad para el conjunto de la sociedad y un quebranto al funcionamiento de las redes sociales y económicas que entretejían la configuración colonial. Durante las crisis de subsistencia se generaban serios problemas con la producción y distribución de alimentos y se alteraban las normas y derechos regulares establecidos para acceder a la comida. El hambre en combinación con las enfermedades generaba sobremortalidad y grandes oleadas migratorias de muchos indios que buscaban su sobrevivencia material. Estos movimientos atentaron contra el patrón de asentamiento impuesto por los colonizadores desde la temprana época colonial para un control más efectivo de la población sujeta y, de ahí, contra el trabajo socialmente organizado de los indios sobre el cual descansaba la exacción económica.

De manera específica, las calamidades ocurridas hacia la primera mitad del siglo XVIII estuvieron marcadas por una compleja interdependencia entre hambre y enfermedades epidémicas que impactaban en maneras y grados distintos al conjunto de la sociedad colonial. Pero más de dos siglos de contacto con los agentes bióticos llegados de fuera paulatinamente hicieron a la población nativa más resistente a los contagios. A partir de la segunda mitad del siglo XVIII, el medio ambiente sufrió alteraciones importantes que hicieron a los indios más vulnerables a la falta de alimentos: confluyeron en espacio y tiempo variaciones climáticas, fenómenos naturales peligrosos y una sociedad en transición incapaz de proveer una seguridad alimentaria para sus miembros.

TERCERA PARTE

LOS MAYAS ANTE LAS CALAMIDADES
LA RESPUESTA SOCIAL

CAPÍTULO V

Migración y sobrevivencia

CUANDO EN 1772 las autoridades coloniales reportaron la falta de cerca de 70,000 tributarios a causa de la calamidad que había azotado a numerosos pueblos de la provincia, bien a bien no se tenía claro, de esos indios, cuántos habían en realidad perecido y cuántos otros habían migrado quedado fuera de su control. De hecho, muchos funcionarios aseguraban enfáticamente que eran más los huidos que los fallecidos.[262] Y es que ante la crisis, una de las principales preocupaciones de los funcionarios era recuperar la recaudación fiscal, lo cual era muy difícil si una fracción importante de los contribuyentes estaba fuera del alcance de los cobradores. En contraste, para los mayas migrar fue una forma de acceder a recursos alternativos y, así, sortear la inanición. Migrar, asimismo, permitió a muchos de estos indios evadir el contagio de las enfermedades que llegaron de la mano del hambre. Pero también desamparar sus lugares de residencia fue una estrategia –practicada desde antaño– para escapar de las exigencias tributarias y los abusos de los recolectores que recrudecían en tiempos de calamidad. Migrar, en suma, fue un mecanismo practicado por los mayas para oponerse a los efectos de las calamidades, defender su forma de vida y reintegrar su organización social en un contexto arduo marcado por la falta de recursos para la subsistencia, un clima en extremo adverso, el hambre, la enfermedad y la muerte.

La idea central que guía este capítulo es que en el Yucatán del siglo XVIII existió un vínculo entre migración y calamidad. El objetivo es mostrar y explicar los hilos que urdieron este vínculo y, a partir de ahí, abordar las estrategias variadas de sobrevivencia que pusieron en marcha los mayas ante las crisis. Estrategias que generalmente se soslayan en las fuentes oficiales que, aunque primarias, reflejan únicamente la visión de los observadores españoles en la que los indios aparecen como pobres víctimas contemplativas del hambre y las enfermedades, casi como bestias guiadas por el instinto dispues-

[262] AGI, México 891, carta del gobernador de Yucatán Antonio de Figueroa al rey. Mérida, 7 de marzo de 1729, s/f; AGI, México 3052, carta del gobernador de Yucatán Antonio Olivier al rey. Mérida, 1 de marzo de 1774, ff. 42v; testimonio presentado por el Ayuntamiento de la ciudad de Mérida sobre los efectos provocados por la escasez de alimentos. Mérida, 4 de marzo de 1774, s/fol.

tas a comer cualquier cosa o a vivir en cualquier lugar. Con base en fuentes de diversa índole, en este apartado muestro que la migración fue uno de los principales mecanismos mediante los cuales los indios de Yucatán reaccionaron ante situaciones de calamidad. De ahí la posibilidad de plantear que, lejos de actuar de manera desesperada y sin concierto alguno, los mayas defendieron su vida, su organización y su cultura mediante acciones ancladas en su propia dinámica social, pues la migración tenía una larga historia como un dispositivo de resistencia y sobrevivencia, tanto física como cultural.

También sugiero que puesto que ésta era una característica propia de la dinámica social de los mayas, que se intensificaba de manera considerable durante las calamidades, el vínculo calamidad-migración jugó un papel central en la historia del desarrollo de los pueblos de indios en el siglo XVIII, así como en la expansión de las fincas agrícolas ganaderas de los empresarios españoles; mientras que en un lugar (en los pueblos) restó tributarios, en el otro (en las fincas), de manera acelerada, sumó la mano de obra estable necesaria para su crecimiento económico y posterior transformación en haciendas.[263]

Se trata, pues, de la relación entre crisis y migración. Esta problemática ha sido abordada por la historiografía en otras regiones de la Nueva España y ha ofrecido interesantes ejemplos sobre la influencia que tuvieron las crisis agrícolas y las epidemias en los desplazamientos indígenas hacia distintos puntos migratorios. Para la zona de Metepec, por ejemplo, se ha demostrado la manera en que la propagación del *matlazahuatl* y la crisis agrícola concomitante que padeció la zona central entre 1737 y 1740 influyeron en un incremento de la huída de los indios de sus pueblos (Molina, 2001: 268, 267-277, 294). Mientras se padeció esta epidemia, los pueblos del área dejaron de ofrecer seguridad y protección, en tanto que las haciendas representaron una posibilidad de sobreviviencia, acaso la única (: 253-259). De ahí la conclusión de que epidemias como la sufrida en 1737 aceleraron un proceso general originado desde fines del siglo XVII: la descomposición de los pueblos y el reforzamiento de las haciendas como centros de poblamiento y producción (: 249, 296). Para el área de Toluca, Wood (1990: 102) observa que los indios sin acceso a las propiedades corporativas limitadas en sus

[263] Estudiosos sobre el tema migratorio en otras regiones de la Nueva España han advertido la importancia que cobró esta dimensión de la movilidad indígena en la época colonial. Juan Manuel Pérez Zevallos (1995: 153), por ejemplo, apunta la necesidad de considerar los efectos que ocasionaron los movimientos de población no sólo en el lugar de origen, sino también en los de destino, pues asegura que es notoria la participación activa de los que migraron en el desarrollo y evolución de nuevos centros, es decir, en la conformación de un nuevo espacio. Uno de los efectos de mayor trascendencia fue la rápida incorporación de la fuerza de trabajo indígena en las empresas españolas.

pueblos veían de forma favorable las parcelas de subsistencia ofrecidas por las haciendas, los salarios diarios, las raciones de comida y los préstamos de emergencia. Aunque no garantizaba el empleo todo el año, la propiedad española ofrecía una mayor seguridad que la precaria vida independiente llevada por aquellos excluidos de los beneficios comunales del pueblo, especialmente en tiempos de crisis agrícolas y/o epidemias. En otras provincias del Altiplano, como en Puebla, Ouwneel (1998) ha clasificado los desplazamientos entre pueblos de indios como movimientos de "migración primitiva" y los ha asociado con lo que denomina como "factores de rechazo", generados por la presión de malas cosechas y epidemias. En la misma línea, refiere que entre los años de 1785 y 1786, fueron años de hambre en varias provincias del Altiplano, muchos indios de la región de Puebla migraron hacia las faldas septentrionales y hacia el Valle de México en busca de recursos para la supervivencia (: 234, 240). El fenómeno migratorio indígena también ha sido asociado con otros procesos cardinales en la historia de los pueblos de indios, como su fragmentación política y territorial (García Martínez, 1987: 259; García Castro, 1997: 283-325) y la presión sobre los recursos, particularmente la tierra (Robinson, 1980: 3; Wood, 1990: 96, 102; Tutino, 1991: 162-177; García Bernal, 1994: 382; Menegus, 1994: 235; Grosso, 1999: 247). Otros estudios etnohistóricos apuntan que la migración de los indios contribuyó a la conformación del sistema colonial en su conjunto, al mismo tiempo que constituyó una estrategia de sobrevivencia de la población subordinada que buscaba adaptarse a un nuevo orden (Ryder, 1977: 191, 226-227; García Martínez, 1987: 259-268; Farriss, 1992: 320-348; Bracamonte, 1993: 23; García Bernal, 1994: 376-377). De manera semejante, para el caso andino se ha señalado que los movimientos migratorios de los indios fueron una forma "cotidiana y desgarradora" de resistencia que a la postre llevó a una transformación de la sociedad, al punto que se ha sugerido que la migración indígena fue el fenómeno social y económico más importante de la época colonial (Sánchez-Albornoz, 1982: 19; Glave, 1993: 241; Power, 1994: 385).

Sin embargo, para la etnohistoria ha sido un reto metodológico y conceptual abordar el fenómeno de la movilidad poblacional en la Nueva España, ya por la importancia que tuvo, como porque en muchas ocasiones la gente se desplazaba dentro de las fronteras de una misma jurisdicción y su registro escapaba a las fuentes de la época. En suma, ¿cuándo un movimiento se podía catalogar como migratorio?

David Robinson (1988: 171-174, 1990: 2), estudioso del tema de las migraciones en la época colonial, propone que para reconocer un movimiento poblacional como tal es preciso identificar las fronteras jurisdiccionales, civiles o eclesiásticas que el individuo y/o grupo cruzan en su movilización. Así, considerando tiempo de residencia y cambios de adscripción política y/o social, se podrá decir que hablamos de migración. Sin embargo, esta definición podría resultar restrictiva si se considera que en aquella época la gente se movía dentro de la misma jurisdicción (por ejemplo, de un pueblo a una hacienda de la misma demarcación). De acuerdo con Pérez Zevallos (1995: 156), es más importante definir no las fronteras sino las unidades tanto de orden eclesiástico como político, cultural o de otro tipo entre las que se registraban los movimientos.

Para Yucatán, las primeras explicaciones formales sobre el problema de estudio fueron aportadas por Nancy Farriss (1978: 205, 1992: 319), quien denomina las diferentes modalidades de desplazamiento como "huida", "deriva" o "dispersión", dependiendo del punto de destino. Sin embargo, considero que se trata de una problemática mucho más compleja que un patrón de asentamiento o la simple formación de nuevos centros de poblamiento. Por el contrario, y en la tónica referida por Pérez Zevallos, el fenómeno nos remite a espacios diferenciados donde el cambio de adscripción de los indios de uno a otro lugar traía consigo transformaciones importantes, aun cuando en muchas ocasiones los movimientos se hayan producido a corta distancia. De acuerdo con García Martínez (1987: 263), el abandono de los pueblos implicaba no sólo un desplazamiento espacial, sino también social y cultural en su más amplia expresión. Para el caso del Alto Perú, por ejemplo, Sánchez-Albornoz (1982: 11) reconoce que aunque los desplazamientos de la población ocurrieran a muy corta distancia y sin patrones aparentemente discernibles, la dispersión de los indios coloniales bien podría ser reconocida como migración, en tanto que el fenómeno no sólo implicó un desplazamiento en el espacio, sino que los indios altoperuanos pudieron optar entre varios destinos y ejercieron esa opción. El indio –afirma este autor– "con sus pies eligió su destino" (: 19).

En este sentido, coincido con América Molina (2001: 267-268) en la utilidad de reconocer más que fronteras, contextos o, como sugiere Pérez Zevallos, unidades (1995: 156). Para esta autora, algunos rasgos de los movimientos como el tiempo de residencia, el cambio de un contexto por otro, o la esperanza que animó a ciertos individuos a abandonar sus pueblos para mejorar sus condiciones de vida y trabajo sí pueden ser factores que nos ayuden a caracterizarlos como migrantes. Es un planteamiento semejante al que proponen algunos estudios sobre migraciones contemporáneas, los cuales señalan que para considerar un movimiento poblacional como fenómeno de migración, éste deberá suponer para el sujeto un cambio de entorno político-administrativo, social y/o cultural relativamente duradero; o, dicho de otro modo, cualquier cambio de residencia que implique la interrupción de actividades en un lugar y su reorganización en otro (Blanco, 2000: 17).

Todos los movimientos migratorios que aquí se abordan tuvieron como punto de partida al pueblo de indios. De ahí que abordar este fenómeno migratorio sea también tratar una parte importante de la historia y el desarrollo de la que acaso haya sido la unidad de organización territorial, social y política indígena más importante de la época colonial: el pueblo de indios.

Los apartados en que es dividido este capítulo siguen una lógica esquemática relacionada con los puntos de destino de los movimientos: migración entre pueblos de indios, migración a fincas rurales, migración a montes, ranchos independientes y playas, migración a centros urbanos. Consideré que ésa era la mejor manera de ordenar y analizar un universo empírico poliforme conformado por libros parroquiales, matrículas de tributarios, diccionarios maya-español coloniales y expedientes con diversos documentos escritos por españoles.

Migración entre pueblos de indios

El movimiento poblacional que se daba entre pueblos de indios, fueran cabecera o sujetos, fue un desplazamiento común a lo largo de los tres siglos de dominación española (Peniche, 2006: 290; Patch, 1993: 65; Farriss, 1978: 202 y 1992: 334-347; Robinson, 1980; Robinson y McGovern, 1980: 99-125).[264] La significativa persistencia de este fenómeno ha servido para que algunos historiadores cuestionen la caracterización que hiciera Eric Wolf (1957) de las comunidades mesoamericanas, las cuales calificó como aisladas social y culturalmente (modelo conocido como *closed coorporated comunities*).[265] A cambio de pagar las respectivas contribuciones tanto civiles como religiosas en su nuevo lugar de residencia, ofrecer sujeción a las autoridades locales, participar en los *tequios* y contribuir con la caja de comunidad, los recién avecindados se inscribían en las matrículas como *forasteros* y podían acceder a un pedazo de las tierras del pueblo que les era asignado por el cabildo local para hacer sus milpas, recolectar madera y otras actividades de subsistencia, así como gozar de muchos de los beneficios de la vida corporativa de los pueblos de indios. Estudios sobre la historia de su desarrollo

[264] Nancy Farriss (1978: 202) denomina este tipo específico de movimiento como "deriva".

[265] Aunque si bien la ausencia de contacto al exterior, aceptación de nuevos miembros y movilidad poblacional son tan sólo algunos de los elementos que caracterizan el modelo de las comunidades corporativas cerradas propuesto por Wolf, existen otros factores como el de tenencia de la tierra, la redistribución de excedentes, el ritual, la jerarquía al interior de las comunidades, las relaciones con la sociedad mayor, la territorialidad y el parentesco, y el aislamiento social y cultural que bien podrían ser analizados a la luz de las nuevas aportaciones etnohistóricas, como el mismo Wolf reconocería décadas más tarde. Wolf, 1976, pp. 325-329.

en el Altiplano Central, subrayan este poder unificador que tuvo la facultad de los caciques de asignar tierras del fondo comunal a aquellos que carecían de acceso a este recurso por otras vías (*vg*. privadas), como fue el caso de los *forasteros*, incluso como una forma de consolidar clientelas políticas (Ouweneel, 1998: 33, 38, 337).[266]

En apariencia, este movimiento no atentaba contra el sistema económico y político de los pueblos, pues quienes abandonaban uno, se adscribían a otro y participaban de su vida comunitaria y del cúmulo de derechos y obligaciones que importaba esta membresía. Ello permitía cierta continuidad de la estructura y el funcionamiento interno de los pueblos y las repúblicas de indios, pues las bajas poblacionales debidas a la emigración, se restablecían rápidamente con la llegada permanente de *forasteros* (Peniche, 2006: 300; Bracamonte y Solís, 1996: 125). Arij Ouweneel (1998: 234) sostiene que este tipo de movimiento fue característico del siglo XVIII, sobre todo de la primera mitad, y permitió cierta cohesión y continuidad para los pueblos de indios porque mantenía un equilibrio en el número de tributarios. Para él, la gente que por diversos factores (el autor privilegia las epidemias y las malas cosechas) se veía obligada a abandonar su lugar de residencia, prefería integrarse a otro pueblo donde se hablaba su lengua y se practicaba su cultura y organización social (: 241).

GRÁFICA 25
INDIOS TRIBUTARIOS LOCALES Y FORASTEROS
EN LAS MATRÍCULAS DE CONKAL Y SUS PUEBLOS SUJETOS, 1803

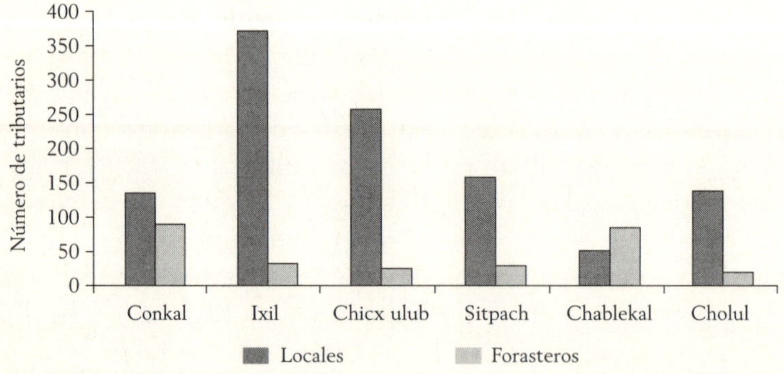

Fuente: AGN, Tributos, vol. 64.

[266] Es el tipo de vínculos que Arij Ouweneel denomina como *territorialverband* y que, explica, dominaron el escenario político indígena en el último siglo colonial; mientras que antes, sobre todo en el siglo XVI y previo a la llegada de los españoles, los vínculos de sujeción se basarían más en lazos personales, el *personenvervand* (Ouweneel, 1998: 29-53).

La presencia de *forasteros* en la configuración demográfica de los pueblos coloniales de Yucatán fue una característica importante hasta finales de la época colonial, cuando incluso ya competían con las estancias y las haciendas como puntos de atracción de migrantes (ver gráfica 25). En diferentes ritmos y a lo largo de todo el siglo XVIII, arribaron a los pueblos de La Costa y norte de La Sierra (zonas elegidas para este estudio) indios procedentes de prácticamente toda la provincia. Sin embargo, destacan como zonas expulsoras los partidos de la misma Costa, los Beneficios Bajos y los barrios de la ciudad de Mérida. En la jurisdicción del pueblo cabecera de Conkal y sus pueblos sujetos (partido de La Costa), por ejemplo, fueron principalmente indios procedentes del mismo partido quienes sumaron filas al conjunto de tributarios de la demarcación, de pueblos como Kiní, Kimbilá, Temax, Sinanché o Bokobá (ver gráfica 26).

GRÁFICA 26
COMPOSICIÓN RELATIVA SEGÚN PARTIDO
DE ORIGEN DE LA POBLACIÓN TRIBUTARIA
DEL PUEBLO CABECERA DE CONKAL, 1803

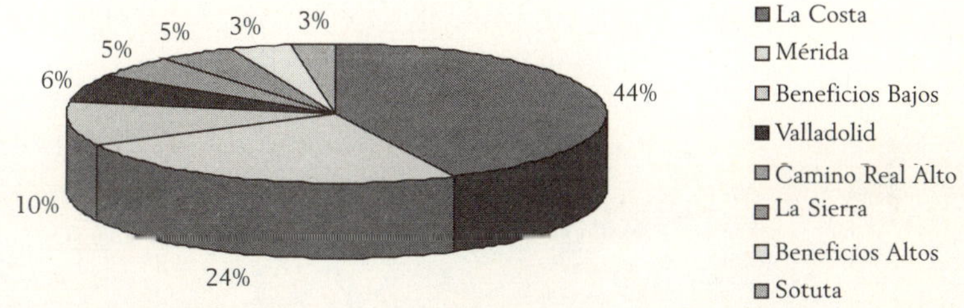

Universo = 443 varones mayores de 14 años y menores de 60.
Fuente: AGN, Tributos, vol. 64.

Pero también ocuparon un lugar importante los indios procedentes de los barrios de la ciudad de Mérida. De los barrios de indios de San Sebastián, San Cristóbal, Santiago y Mejorada, donde la presión demográfica y el despojo estrechaba los límites de las tierras utilizables para la subsistencia y obligaba a los naturales a vender su fuerza de trabajo, los indios salieron en diáspora durante prácticamente todo el siglo XVIII. Su presencia fue representativa no sólo en la migración que se registró hacia los pueblos de indios, sino también, como se verá más adelante, hacia las fincas agroganaderas. Esta preeminencia de La Costa y Mérida como zonas expulsoras de migrantes la encuentra también Robinson (1980: 9) en su estudio de los registros parroquiales de Conkal,

Sotuta, Tixkokob y Umán. Este historiador explica que a comienzos del siglo XVIII, los barrios de Mérida proporcionaban la mayoría de los migrantes que se desplazaban a Sotuta y a Umán, pero que a mediados del siglo la región de La Costa fue compartiendo cada vez más el número total de la corriente migratoria, que para 1770 excedió a Mérida. Sostiene que a fines del siglo se puede observar un movimiento desde tres puntos: Mérida, La Costa y a lo largo de la línea fronteriza del distrito de La Sierra Alta (Robinson, 1980: 14).

En el pueblo de Acanceh, ubicado al norte del partido de La Sierra, en los límites sureños del partido de La Costa, la panorámica general respecto a la procedencia de indios *forasteros* es muy semejante a la del pueblo de Conkal (partido de La Costa). Con base en los registros matrimoniales inscritos entre 1719 y 1781, vemos que los *forasteros* que contrajeron nupcias en Acanceh provenían primordialmente del partido de La Costa, seguido por los barrios de indios de la ciudad de Mérida, los partidos de Los Beneficios Bajos y El Camino Real (ver gráfica 27).

GRÁFICA 27
REPRESENTACIÓN RELATIVA DEL ORIGEN (SEGÚN PARTIDO) DE LOS DESPOSADOS EN EL PUEBLO DE ACANCEH, 1719-1781

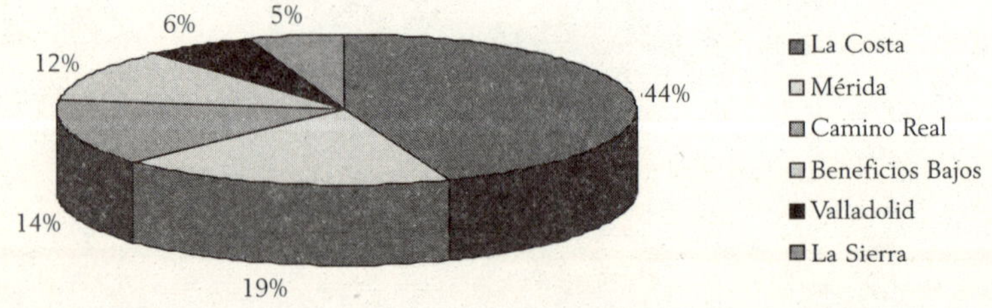

Universo = 1632 contrayentes hombres y mujeres.
Fuente: AAY, Archivo de la parroquia de Acanceh, Libro de matrimonios de Acanceh, 1719-1782; CHF, Rollo 641983.

Los registros de bautizos de la segunda mitad de siglo, de 1754 a 1787, arrojan datos semejantes: vuelven a distinguirse La Costa, Mérida y Los Beneficios Bajos como lugares expulsores de *forasteros* (ver gráfica 28).

GRÁFICA 28
REPRESENTACIÓN RELATIVA DEL ORIGEN (SEGÚN PARTIDO) DE LOS PADRES DE LOS MENORES BAUTIZADOS EN EL PUEBLO DE ACANCEH, 1754-1787

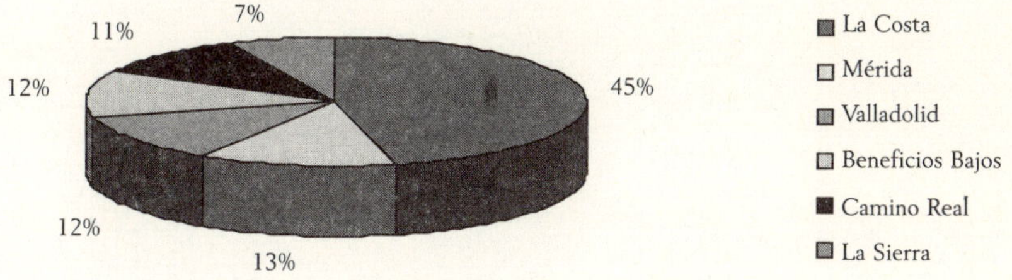

Universo = 1760 parejas bautizantes.
Fuente: AAY, Archivo de la parroquia de Acanceh, Libro de Bautizos de Acanceh 1754-1797; CHF, Rollo 641969.

Como primer resumen, podemos apuntar que en los pueblos elegidos para este análisis se registró a lo largo de todo el siglo XVIII la presencia de indios *forasteros* de prácticamente todos los rincones de la provincia yucateca. Sin embargo, sobresalen La Costa y los barrios de indios de Mérida como los principales lugares de procedencia de estos *forasteros*. Es posible que la movilidad espacial de los indios de estas jurisdicciones se haya visto influida por dos factores íntimamente vinculados entre sí: presión demográfica y recursos disponibles. Después de la crisis demográfica de mediados del siglo XVII, estas zonas en particular –Mérida y La Costa– repuntaron hacia un crecimiento poblacional que para la segunda mitad del siglo XVIII se volvió más acelerado, y no sólo de población indígena, sino también de españoles, mestizos y otras castas que competían con la población nativa por recursos, en especial por tierra y fuentes de agua (ver gráfica 29).

En estas demarcaciones se encuentra no sólo la capital provincial –Mérida–, sino también otros núcleos de población importantes como Izamal. Aquí, por ejemplo, 56.3 por ciento de su población fue clasificada en 1806 como no indios (43.7 por ciento de españoles y mestizos y 12.6 por ciento de pardos). La cercanía de esta zona con el principal centro urbano y la competencia por los recursos que ejercían los grupos no indios pudieron haber sido factores que sirvieron como acicate de la migración de los indios sin acceso a la tierra, los cuales salían de sus pueblos de residencia en busca, entre otras cosas, de los recursos necesarios para su subsistencia. Esta relación entre migración y falta de tierras en Yucatán ha sido advertida por Robinson (1980: 2) y Patch (1993), y en Toluca por Molina del Villar (2001: 248-249).

GRÁFICA 29
POBLACIÓN CONTADA EN EL PADRÓN DE *ALMAS* DE LA PROVINCIA DE YUCATÁN POR PARTIDO SEGÚN "CALIDAD", 1806

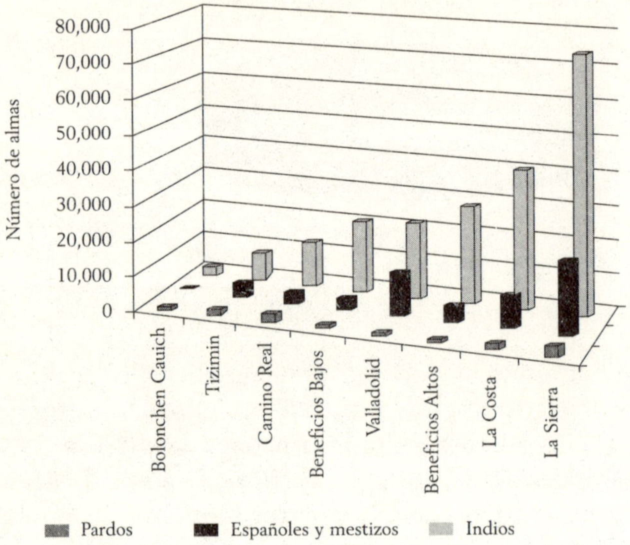

Fuente: Archives Division, Texas State Library, 76/141, Box. 36.

Esta presión se habría incrementado mucho más en tiempos de calamidad, pues a los factores antes referidos habría que añadir los climáticos y la propagación de enfermedades epidémicas, además del hambre. En las fuentes cualitativas que fueron redactadas por burócratas españoles hay muchas referencias al vínculo entre migración y crisis. Durante la calamidad de 1726, por ejemplo, varios reportes oficiales indicaron que tanto por la muerte como por la migración muchos pueblos sujetos habían quedado "con asolación entera".[267] Se argumentaba de manera reiterada que además de la crecida mortandad otro de los motivos que hacía quedar a los pueblos prácticamente desiertos era la movilidad espacial de sus integrantes, quienes ante la emergencia no vacilaban en trasladarse a otros lugares. Los oficiales reales y otros funcionarios del gobierno colonial no cejaban en lamentarse por:

> Haber desertado todos los indios sus pueblos, domicilios y casas; talando montes, buscando raíces sin dejar piedra por mover en su fragosidad, cazando animales infestozos [*sic*], que les dedujo [*sic*] tal fatalidad que no se encontraba

[267] AGI, México 3118. Carta al regente y contadores mayores de Pedro de Urriola y Joseph de Araos, contador y tesorero oficiales de la Real Hacienda, ff. 125r-v.

en los caminos ni en sombras de árboles otra cosa que alaridos [y] quejas. Y en esta ciudad más de clamores lamentables y cuerpos muertos.[268]

En medio de la crisis de la octava década del siglo XVIII, el gobernador Antonio de Olivier aseguró que los faltantes en la nueva matrícula de 1772 se debían más a los huidos que a los muertos;[269] lo mismo para los representantes del Ayuntamiento de Mérida, quienes además observaron que los que salían de sus pueblos lo hacían "para libertar la vida…, trasladándose ya a otros pueblos que no padecían tanto, ya a los montes en solicitud de fruta y raíces para alimentarse".[270] En consecuencia, los funcionarios religiosos se lamentaban por la ruptura de lo que ellos consideraban el orden social propio de la vida cristiana. Como resultado de las calamidades, aseguraban, se había "desconcertado el orden de la naturaleza" y los pueblos se hallaban totalmente "descuadernados": mujeres abandonadas por sus maridos, hijos olvidados por sus padres y madres, pueblos desiertos, párrocos sin saber de sus feligreses, muertos sin bendiciones.[271] Al parecer, las quejas reiteradas de muchos párrocos de que las mujeres eran abandonadas por sus maridos se debieron a la opción que tomaron muchas familias mayas de que migrara únicamente el varón para conseguir alimentos para su prole que lo esperaría en casa.[272]

Asimismo, muchas iglesias fueron cerradas. En particular las de los pueblos de visita, pues los ministros aseguraban que no había a qué quedarse en pueblos completamente desiertos, y se iban a las cabeceras con los ornamentos y vasos sagrados.[273] Si acaso en ciertas jurisdicciones, como en el curato de Sisal, cada 15 días viajaba un cura haciendo algunas visitas para oficiar misa. Excepciones fueron reportadas como el pueblo de Sisbicchén, ubicado cerca de la afectada zona de Valladolid, que conservó su iglesia abierta entretanto se vivió la catástrofe, porque muchos indios no sólo no migraron sino que además proveyeron de alimentos al párroco.[274] Pero pocos

[268] AGI, México 3118, carta del contador oficial de las Cajas Reales Diego de Anguas al Virrey de la Nueva España. Mérida, julio 13 de 1734, ff. 131v-132r.

[269] AGI, México 3052, carta del gobernador de Yucatán Antonio Olivier al rey. Mérida, 1 de marzo de 1774, f. 42v.

[270] AGI, México 3052, testimonio presentado por el Ayuntamiento de la ciudad de Mérida sobre los efectos provocados por la escasez de alimentos. Mérida, 4 de marzo de 1774, s/fol.

[271] AGI, México 3052, certificación del cura de Maxcanú Br. Manuel Correa, jurisdicción del Camino Real. Mérida, 27 de agosto de 1770, f. 9r.

[272] AGI, México 3052, certificación del Br. don Francisco Ancona, cura beneficiado de Octún, jurisdicción del partido de Los Beneficios. Mérida, 27 de agosto de 1770, ff. 9r-9v.

[273] AGI, México 3052, certificación del gobernador de Yucatán Cristóbal de Zayas, 10 de diciembre de 1770, ff. 31r-32r.

[274] AGI, México 3052, carta de Juan Crisóstomo de Salas al provisor del obispado, Valladolid a 16 de octubre de 1770, ff. 32v-34v.

pueblos corrieron con igual suerte: la misma sede de Sisbicchén, Nabalám, se quedó sin cura en abril de 1770 y su iglesia fue cerrada desde entonces. El padre de Maxcanú aseguró que ante la muerte y huida de sus feligreses, él había sido de los pocos que mantuvo abierta su iglesia.[275] Lo mismo en las ciudades: los cuatro barrios de Valladolid cerraron sus templos a lo largo de 1770,[276] así como también el de Santa Ana en Mérida.[277]

Y es que al parecer durante las calamidades, la migración fue principalmente entre pueblos sujetos y pueblos cabecera. De acuerdo con la documentación, esta movilización se vio estimulada, entre otras cosas, por algunas acciones de asistencia social que emprendieron curas y encomenderos,[278] pues si en las cabeceras con dificultades se conseguían bastimentos, en los sujetos era prácticamente imposible. En la calamidad de 1770 varios religiosos aseguraron que, en la medida de sus posibilidades, por un tiempo dieron de comer a los hambrientos que lo solicitaban, pero el abastecimiento era una traba para poder cubrir las necesidades, al menos de algunos pocos. Así lo hizo el cura de Muna como el de Tecoh, quien incluso se lamentó de que sus esfuerzos no fueran suficientes para retener a ningún indio en su pueblo, "sin haber siquiera un indio que traiga en el día un poco de leña para la cocción de comida".[279] El provisor del obispado en Valladolid relató en 1770, en una carta al obispo, que en su casa había amparado a varios feligreses y a los criados que le servían, sanos y enfermos, a quienes podía dar de comer gracias a que tenía una estancia.[280] Lo mismo aseguraban los encomenderos, quienes atribuyeron a su gremio y a los párrocos la manutención de los pocos indios que quedaban en los pueblos.[281]

[275] AGI, México 3052, certificación del cura de Maxcanú Br. Manuel Correa, jurisdicción del Camino Real. Mérida, 27 de agosto de 1770, f. 9r.

[276] AGI, México 3052, carta de Juan Crisóstomo de Salas al provisor del obispado, Valladolid a 16 de octubre de 1770, ff. 32v-34v.

[277] AGI, México 3052, certificación de Diego Antonio de Loria, cura beneficiado de la iglesia parroquial de Nuestra Señora de Guadalupe, cita en el barrio de San Cristóbal en la ciudad de Mérida. Mérida, 20 de septiembre de 1770, f. 12r.

[278] AGI, México 3052, certificación Francisco Solís, cura beneficiado de Hecelchakan, 19 de agosto de 1770, ff. 15r; certificación de don Francisco Nari en Días del Valle y Patrón, teniente de capitán a guerra del partido de Maní, ff. 17r-17v.

[279] AGI, México 3052, certificación del Br. don Matías de la Cámara, cura beneficiado de Muna, jurisdicción de La Sierra. Mérida, 6 de septiembre de 1770, ff. 11r-11v; certificación de Lorenzo Mateo Caldera, cura de Tecoh, 11 de julio de 1770, ff. 22r-22v.

[280] AGI, México 3052, carta de Juan Crisóstomo de Salas al provisor del obispado, Valladolid a 16 de octubre de 1770, ff. 32v-34v.

[281] AGI, México 3052, interrogatorio para tomar testimonio a diversos individuos acerca de las consecuencias padecidas por la escasez y la hambruna. Presentado por Juan Díaz de Castro, juez oficial real y encomendero de Cacalchen, Manuel Bolio, regidor y encomendero de Mococha y Santa Catarina, y Andrés Cepeda, encomendero de Baca. ff. 13v-14r.

En las series parroquiales también se observa esta migración entre pueblos vinculada con las calamidades. Durante casi todo el siglo XVIII, fue constante la presencia de indios *forasteros* en los libros sacramentales de los pueblos de Acanceh (1719-1781) y Halachó (1700-1781), pero esta presencia crecía en periodos de crisis. En el de matrimonios, por ejemplo, si bien los desposados procedentes de diversos lugares arribaron a lo largo de todo el siglo, se pueden identificar "oleadas" en estos arribos que coinciden con años de calamidades (ver gráfica 30).

GRÁFICA 30
DESPOSADOS LOCALES Y FORASTEROS
EN LAS ACTAS MATRIMONIALES DE ACANCEH, 1719-1781

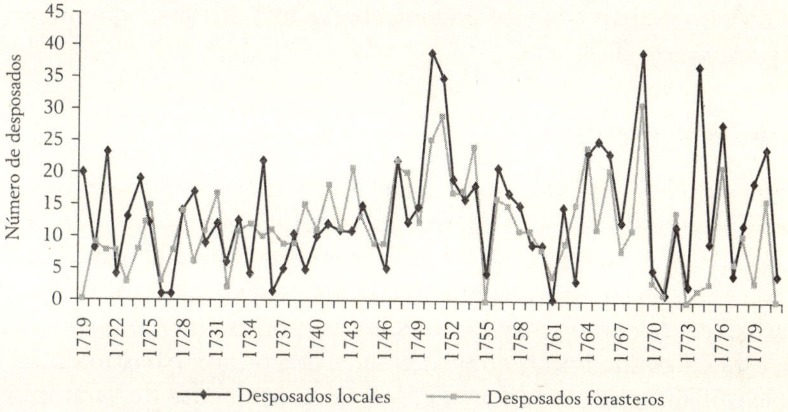

Universo = 1632 desposados hombres y mujeres.
Fuente: AAY, Archivo de la parroquia de Acanceh, Libro de matrimonios de Acanceh, 1719-1782; CHF, Rollo 641983.

El primer periodo reconocible corre entre 1725 y 1731 con un incremento importante de contrayentes *forasteros* que, incluso en algunos puntos, llega a superar a los desposados locales. Como se vio en la segunda parte de la investigación, este periodo corresponde con una calamidad suscitada por la convergencia de varios fenómenos entre los que destaca la propagación del sarampión (1726) y la viruela (1731), una crisis económica y política generada por la suspensión temporal de los repartimientos de géneros y una concomitante crisis agrícola que fue atribuida tanto a la enfermedad como a la mudanza en las labores de los indios.

El análisis de la procedencia de los desposados *forasteros* en Acanceh, entre 1725 y 1731, permite identificar las mismas zonas que se reconocen en el análisis a largo plazo: una dominancia de La Costa y Mérida como zonas de origen de los migrantes, aunque también despuntan los Beneficios Bajos y el Camino Real.

Pueblos del partido de La Costa

En conjunto, los pueblos que clasifiqué dentro de este grupo aportaron, en el periodo elegido, 33.3 por ciento de los contrayentes *forasteros* registrados en las actas sacramentales del pueblo cabecera de Acanceh. Como ya había referido anteriormente, es factible esperar que esta zona haya sido una de "natural" expulsión hacia el pueblo trabajado, además de los factores demográficos y de recursos, por la cercanía, pues todos los pueblos ubicados dentro de esta demarcación se encontraban a una distancia que no rebasaba las siete leguas de distancia.

Pueblos de Los Beneficios Bajos

Esta zona expulsora de migrantes hacia Acanceh en el periodo de crisis de 1725-1731 se conforma por cuatro pueblos ubicados dentro de la demarcación política conocida como Los Beneficios Bajos (Cuzamá, Homún, Seyé, Xocchel). Igual que con el anterior grupo, éste se conforma tanto por pueblos cabecera como por pueblos sujetos, por lo que me inclino a pensar que en esta calamidad no fue tanto la falta de comida y bastimentos lo que animó la movilización, como las epidemias combinadas de sarampión y viruela. Igual que el grupo anterior de pueblos de La Costa, éste se caracteriza por su relativa cercanía con el pueblo receptor: entre dos y siete leguas. En conjunto, estos pueblos aportaron 20.3 por ciento de desposados *forasteros* que contrajeron nupcias en Acanceh en el pico registrado entre 1725 y 1731. En este punto parece importante reducir el foco para mirar de cerca algunos de estos casos, pues parecen mostrarnos una de las formas en que las relaciones de parentesco coadyuvaron en estos procesos migratorios que cobraban fuerza y tomaban forma de cara a las calamidades. En este periodo se anotaron cinco contrayentes originarios del pueblo de Seye, ubicado a apenas 2.5 leguas de Acanceh. Llama la atención que a lo largo de casi un siglo, hayan sido 15 personas con este mismo origen las que contrajeron nupcias en Acanceh, y que tan sólo en cinco años se anotara una tercera parte de éstas. Con todo, resulta fundamental destacar que mediante el trazo de una genealogía es factible vincular a todos estos individuos a través de generaciones y, más aún, se puede dibujar una íntima conexión de parentesco cruzado entre este grupo y otro colectivo de migrantes proveniente de Tepakám (partido del Camino Real) que nutrió el contingente humano de Acanceh en tiempos de calamidad. De tal suerte, es factible plantear que la migración de estos indios, así como los del Camino Real, se haya visto animada por asuntos relativos a la cooperación y el intercambio que resultaban de la alianza matrimonial.

Pueblos del Camino Real

Este grupo se integra por tres pueblos del Camino Real Alto y Bajo, que en el periodo elegido aportaron 18.8 por ciento de los contrayentes *forasteros* de Acanceh (Tepakám, Calkiní y Sihornchén). De todos los lugares de procedencia ya referidos, éstos eran los más lejanos, 16 leguas aproximadamente. Tepakám era el de mayor importancia relativa y, como ya vimos, la inmigración de estos indios estaba en estrecha vinculación con la de los indios provenientes de los Beneficios Bajos que, por medio del connubio, se insertaban en un mismo colectivo.

Barrios de la ciudad de Mérida

En igualdad de importancia relativa tenemos a los indios originarios de estos barrios principalmente del barrio de indios de San Cristóbal. Como ya se vio, los indios originarios de la ciudad de Mérida salieron en diáspora durante casi todo el siglo XVIII, ya fuera a otros pueblos o, como se profundizará más adelante, a las estancias ganaderas y haciendas que década tras década se multiplicaban en el noreste de la península. Si bien en la calamidad de 1726 se presenta un pico en el registro de desposados originarios de San Cristóbal, su presencia fue constante prácticamente hasta la segunda mitad del siglo XVIII.

Siguiendo la explicación de la gráfica 30, destaca un segundo periodo de incremento en la presencia de desposados *forasteros* en la cuarta década del siglo XVIII (1740-1744) que, más que coincidir con una "calamidad" en el sentido que aquí se ha manejado, corresponde a un tiempo en que, como se vio en la segunda parte de esta investigación, se dieron varios ciclos agrícolas pobres al tiempo que una caída en los precios del principal producto que hacían los indios para el mercado externo: las mantas de algodón.[282]

[282] AGI, México 3118, carta de los oficiales reales Pedro de Urriola y Joseph de Araos, contador y tesorero respectivamente que turnan en las cajas de Mérida y Campeche, 27 de febrero de 1759, ff. 1r-6v.

Finalmente, llama la atención que en la calamidad de 1765-1774 el registro de desposados *forasteros* en el libro de matrimonios de Acanceh haya decrecido, en relación con las anteriores calamidades en las que, por el contrario, se advertía un incremento. Una posible explicación acaso se encuentre en el propio proceso histórico de los pueblos de indios en Yucatán, que hacia la segunda mitad del último siglo colonial, disminuidos en recursos y sobrecargados de deudas fiscales, perdieron fuerza ante el avance acelerado de las estancias y haciendas de particulares españoles. Así, habrían dejado de ofrecer atractivo alguno para los migrantes que abandonaban sus lugares de origen en busca de recursos de subsistencia y condiciones de vida más óptimas. No así en la primera mitad del siglo XVIII, donde la llegada conjunta de *forasteros* sucedía en épocas calamitosas provocadas por la coincidencia de crisis agrícolas y epidemias. En aquella época algunos pueblos –como Acanceh– aún contaban con los recursos necesarios para hacer frente a las crisis, y para atraer y albergar a gran cantidad de *forasteros*. De acuerdo con América Molina del Villar (2001: 277), este tipo de migración hace pensar en un proceso de recomposición de los pueblos abandonados por las epidemias.

Todo parece indicar que en la segunda mitad del siglo XVIII la migración continuó siendo uno de los principales mecanismos de sobreviviencia ante las calamidades, pero ahora los lugares receptores eran las fincas privadas de españoles, las cuales brindaron un espacio propicio a los indios para escapar del hambre, la escasez, acceder a recursos y recrear algunas de sus formas de organización social.[283] En otros trabajos he sugerido que esta movilización (de los pueblos a las estancias y haciendas) se sustentó, como la que se dio entre pueblos de indios, en las redes sociales que los indios tejían en nombre del parentesco, en especial aquellas que construían y reproducían a través del matrimonio.

Con todo, en la gráfica de matrimonios del pueblo de Acanceh se registra otro ligero incremento de desposados *forasteros* entre 1764 y 1769, aunque no tan grande como se podría esperar. Como en el periodo de 1725-1731, la principal zona de expulsión de migrantes hacia Acanceh es la que se conforma por los pueblos del partido de La Costa. En estos años de la segunda mitad del siglo XVIII, los pueblos de esta demarcación aportaron cerca de 50 por ciento de migrantes inscritos. Al analizar de manera comparativa ambos periodos, se advierte que La Costa mantuvo su primacía como zona expulsora, pero entre 1764 y 1769 incrementó su presencia relativa en 15 por

[283] América Molina (2001: 255) plantea que durante la epidemia del Matlazahuatl las haciendas de la zona de Metepec empezaron a cumplir algunas funciones de los pueblos y por eso fueron atractivas como puntos de destino para muchos migrantes que en sus pueblos no encontraban seguridad.

ciento. Al parecer ello se debe a que en la segunda mitad del siglo XVIII los movimientos migratorios de la población india de La Costa se intensificaron de manera general, y de ahí el incremento relativo de estos migrantes. Este aumento no significa, sin embargo, que la población de la Costa en la segunda mitad del siglo XVIII haya preferido migrar hacia otro pueblo antes que a una finca agroganadera. Todo lo contrario. Los datos de población del pueblo de Conkal muestran que mientras que a finales del periodo colonial 30 por ciento de los *forasteros* asentados en su cabecera provenían de La Costa, estos mismos representaban 60 por ciento de la población que radicaba de manera permanente en alguna de sus 11 estancias.

En este mismo sentido apunta la explicación respecto a las cifras registradas sobre Los Beneficios Bajos y Mérida, que entre 1725 y 1731 habían aportado a los registros de Acanceh casi 40 por ciento de los *forasteros*; mientras que entre 1764 y 1769 redujeron su presencia significativamente (19.2 por ciento). Es posible que este cambio se deba a la transformación que se estaba viviendo en los pueblos de indios y en el campo yucateco que, –mientras los primeros atravesaban por una aguda crisis, el otro era testigo del crecimiento de nuevas empresas productivas dedicadas a la ganadería y a la agricultura–, que acogían dentro de sus tierras a muchos de los indios que salían de sus pueblos. De tal suerte, aquellos originarios de las zonas de Mérida y de Los Beneficios Bajos habrían estimado como una mejor opción migrar, ya no a un pueblo cabecera, sino a alguna de estas fincas.

Otro dato de sumo interés es el incremento de *forasteros* procedentes del mismo partido de La Sierra, pero de la zona fértil del Puuc. Y no es que su presencia alcance porcentajes tan llamativos como 50 por ciento de La Costa, sino que en la primera mitad del siglo XVIII prácticamente brillaban por su ausencia. Fue a partir de 1765 cuando aparecen en los registros matrimoniales de Acanceh algunos indios procedentes de pueblos como Muna, Tixmehuac, Pencuyut y Mama. Ya en la matrícula de 1803 del pueblo de Conkal (partido de La Costa) se contabilizaron –tanto en la cabecera como en las estancias– indios originarios de pueblos como Dzan, Nohcacab y Maní, todos de La Sierra, que cubrían cerca de 10 por ciento del total *forasteros*. Por un lado, es posible que estos indios se hayan visto presionados por los factores climáticos que entre la séptima y la octava década del siglo, sabemos, afectaron hasta las zonas más fértiles de la península, por lo que se habrían visto orillados a migrar y buscar en otros sitios los recursos necesarios para su subsistencia, desconociendo acaso que la estrechez afectaba casi todos los rincones del territorio. Pero también es importante considerar otra variable: hacia la segunda mitad del XVIII había disminuido la importancia de otra posibilidad que en los siglos anteriores era una opción abierta y más asequible para los pueblos del sur; se trata de la migración a la zona conocida como "la montaña" que se encontraba fuera del control colonial, así como a la región del Petén Itzá. Al desvanecerse esta alternativa, hacerse más riesgosa y menos accesible, los indios del sur habrían cambiado el rumbo de sus movimientos hacia el norte, ya fuera hacia otros pueblos como los casos de Acanceh y Conkal, o hasta las fincas de españoles. Para Laura Caso (2002), la movilidad poblacional de los indios yucatecos en el siglo XVIII cambió y se produjo hacia distancias más cortas, precisamente porque la conquista de Noh Petén a finales del siglo XVII trajo consigo una descomposición de la organización política de Itzá, que el siglo anterior había alentado la migración a la selva y sin la cual los mayas se vieron ante la necesidad de moverse más dentro de la zona pacificada.

Con base en los registros de bautizos se puede llegar a observaciones semejantes respecto a la vinculación entre migración y calamidad. Sin embargo, lamentablemente no cuento con la serie completa del pueblo de Acanceh, pues ésta se encuentra disponible apenas a partir de 1754 y llega hasta 1789. Aquí, el dato es el origen de los padres del bautizado. No obstante, a pesar de que la presencia de los *forasteros* es importante a lo largo de 35 años, no supera la presencia de locales. Sólo en los años críticos se iguala (ver gráfica 31). Pero después de la calamidad de 1770 algo sucedió en la inscripción que incrementó de manera notable los bautizos de niños de padres originarios de otros pueblos.

Gráfica 31
PADRES LOCALES Y FORASTEROS
DE LOS MENORES BAUTIZADOS EN ACANCEH, 1754-1787

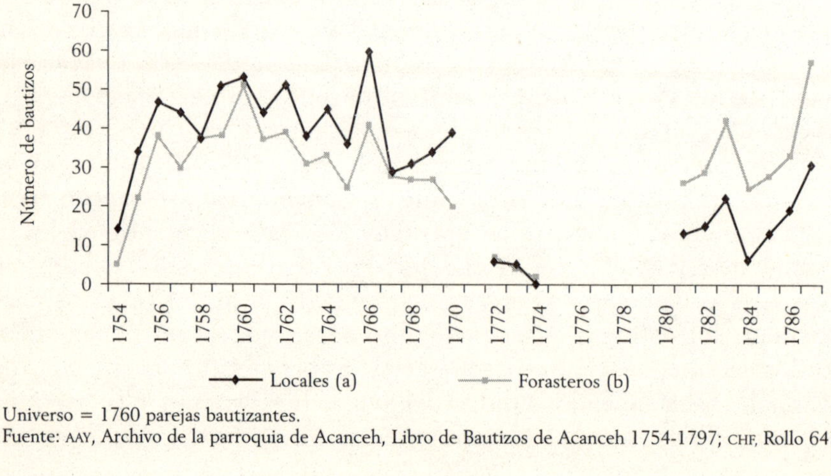

Universo = 1760 parejas bautizantes.
Fuente: AAY, Archivo de la parroquia de Acanceh, Libro de Bautizos de Acanceh 1754-1797; CHF, Rollo 641969.

Personalmente, me inclino a pensar que la explicación radica más en asuntos relacionados con el registro que con la dinámica demográfica del poblado de Acanceh, por lo siguiente: antes que el matrimonio, el bautizo era el sacramento de ingreso al mundo cristiano. No sólo para la iglesia era fundamental, sino para todo el sistema colonial, pues para ser vasallo del rey se tenía primero que ser cristiano. La calamidad de 1770 (que abarcó desde 1765 hasta 1774, o 1777 según Robert Patch) habría significado, por muerte o migración, una pérdida considerable del control de los fieles por parte de la Iglesia. Esta mengua sólo podría revertirse mediante un intento renovado por volver a administrar y registrar los sacramentos de los indios y, como ya he indicado, el del bautizo era el más importante, pues mediante éste se sumarían cristianos, vasallos del rey y futuros tributarios. De tal modo, los curas de la jurisdicción de Acanceh habrían realizado un arduo esfuerzo por bautizar a los menores nacidos en las fincas agroganaderas adscritas a la jurisdicción de sus parroquias, a quienes por voluntad propia sus padres no llevaban a la pila bautismal, por evadir el control de las autoridades civiles y/o religiosas de los pueblos, por evitar los costos y trabajos del traslado, así como por negarse a sufragar los impuestos eclesiásticos con los que había que cumplir por recibir algún sacramento.

TABLA 16
FRAGMENTO DEL ARANCEL DE DERECHOS PARROQUIALES QUE TODOS LOS INDIOS DE PUEBLOS, RANCHOS Y ESTANCIAS DEBÍAN CONTRIBUIR A LOS CURAS, 1722

Concepto	*Varones de 14 a 60 años*	*Mujeres de 12 a 55 años*
Bautismo	2 reales y 1 vela con valor de 1 real	2 reales y 1 vela con valor de 1 real
Misa de casamiento	8 reales y 2 velas con valor de 1 real	8 reales y 2 velas con valor de 1 real
Entierro y sepultura, misa rezada	6 reales	6 reales
Entierro y sepultura, misa cantada	12 reales al cura, 1 real a los cantores y 1 al sacristán	12 reales al cura, 1 real a los cantores y 1 al sacristán
Certificación de muerte	De marido o mujer 4 reales, por los demás 2 reales	

Fuente: CAIHY, "Sínodo diocesano", 1722.

Los niños de las estancias y haciendas bautizados eran anotados en el mismo libro que aquellos que nacían en la cabecera. Aunque en la mayoría de los casos el amanuense apuntaba al margen el nombre de la finca de procedencia del menor, muchas veces lo hacía de forma tan ilegible que resultaría muy complicado intentar sistematizar esa información. Pero lo que sí se puede asentar es que el incremento de bautizantes *forasteros* a partir de 1781 estaría dado principalmente por los niños nacidos en las fincas y no en el pueblo cabecera.

Pero hasta aquí el análisis se ha centrado en Acanceh, localidad ubicada en el extremo norte del partido de La Sierra, vecino del partido de La Costa y de la jurisdicción de Mérida. Esta ubicación en el mapa de la provincia yucateca del siglo XVIII habrá influido de manera importante en el tipo de flujos migratorios de la población de la zona. La presión sobre los recursos disponibles y la multiplicación de las empresas agroganaderas en la segunda mitad del siglo décimo octavo habrían restado importancia a los pueblos como punto de destino de los desplazamientos indios. Sin embargo, no es difícil pensar que no todos los pueblos de la provincia habrían vivido el mismo proceso. Otros parecen haber incrementado su poder de atracción para los migrantes conforme avanzaba el siglo.

Veamos el caso de Halachó, un pueblo sujeto a Maxcanú ubicado en el partido del Camino Real Bajo, aproximadamente a 15 leguas de la ciudad de Mérida y 18 de la de Campeche. Este pueblo reúne algunas características que lo habrían hecho atractivo como punto de destino de migrantes; por un lado, estaba asentado en el camino que conectaba a las ciudades de Mérida y Campeche, además, sus tierras se encontraban en uno de los extremos de la Sierra del Puuc, cuyas elevaciones se extienden hacia el sur rumbo al puerto de Campeche. Estas tierras, más fértiles y con menor presión demográfica, habrían sido un fuerte atractivo para los indios forasteros.

Si bien los registros sacramentales (ni bautizo, ni matrimonio) de este pueblo no cuentan con el dato sistemático respecto al origen de los indios inscritos, de acuerdo con Ouweneel (1998: 237) la migración se puede buscar en los conteos de bautizo, ya que una desviación importante y repentina respecto al promedio anual es muy probable que se deba a la llegada de migrantes y no tanto a un "crecimiento natural". En este mismo sentido, Brading y Wu (1973: 14) señalan que la migración aumenta los registros de bautizos después de una crisis.

Gráfica 32
CONTEO DEL NÚMERO DE BAUTIZOS POR AÑO, HALACHÓ, 1700-1781

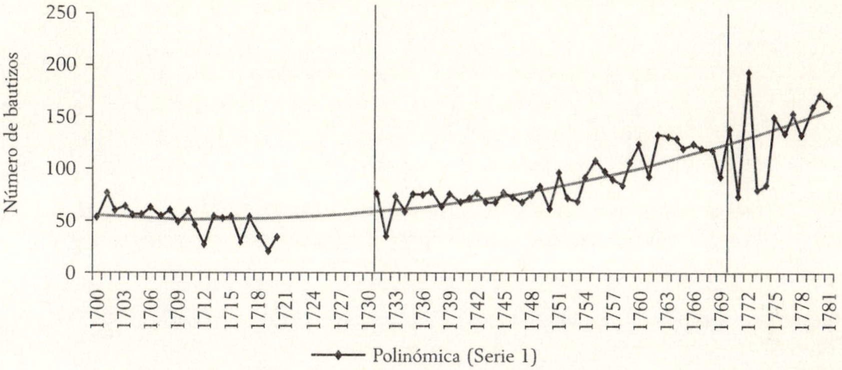

Fuente: AAY, Archivo de la parroquia de Maxcanú, Libro de bautizos de Halachó 1700-1781; CHF, Rollo 708433.

En un periodo de 81 años, la tendencia creciente de los registros de bautizos parece muy clara, aún ya desde la cuarta década del siglo. Pero se identifican momentos clave en los que el incremento de registros bautismales era muy rápido respecto a los años anteriores. Con ese criterio, la gráfica 32 se puede dividir en tres secciones: una de 1700 a 1720 con un promedio de 51 nacimientos por año; otra de 1731 a 1769 con un promedio de 88 nacimientos por año, y la otra de 1770 a 1781 con un promedio de 137 nacimientos por año (ver gráfica 32). El inicio de la segunda sección (1731-1769) corresponde con el fin de una crisis de subsistencia marcada por la enfermedad y el hambre, quizá la primera gran calamidad del siglo, y finaliza con el momento cúspide de lo que ha sido clasificado como la peor hambruna en toda la historia colonial de Yucatán. Ello significa la posibilidad de vincular estas dos calamidades con la llegada masiva de migrantes al pueblo de Halachó (por decir, más de lo que regularmente llegaba). Y el incremento es aún más notable alrededor de la crisis de 1770, pues 1772 fue el año en que más bautizos se asentaron en un periodo de 81 años.

GRÁFICA 33
TASA DE CRECIMIENTO ANUAL EN EL REGISTRO DE BAUTIZOS, HALACHÓ, 1700-1781

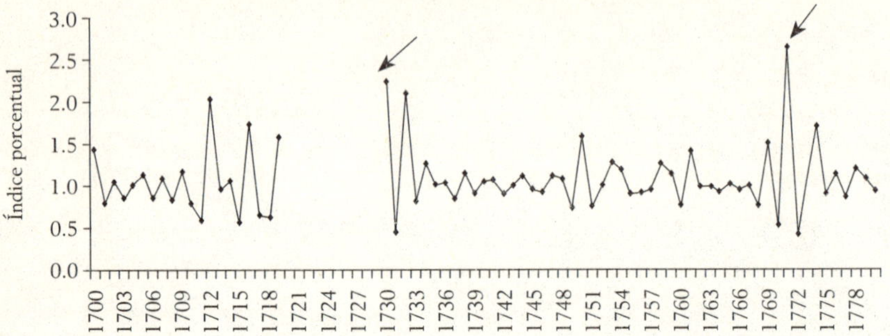

Fuente: AAY, Archivo de la parroquia de Maxcanú, Libro de bautizos de Halachó 1700-1781; CHF, Rollo 708433.

Para recapitular. La migración fue parte integral de la dinámica social de los mayas a lo largo de toda la época colonial. Los desplazamientos entre pueblos de indios constituyeron una forma muy importante de esta migración a lo largo de todo el siglo XVIII. Los pueblos de indios, particularmente durante la primera mitad del último siglo colonial, fueron un punto de destino para quienes abandonaban sus lugares de origen y salían en busca de condiciones más óptimas de vida, acceso a los recursos necesarios para la subsistencia y la participación de los beneficios de la vida corporativa que ofrecían los pueblos de indios. Al analizar estos flujos migratorios que se intensificaban en tiempos de calamidad, se puede decir que en buena medida los pueblos –al menos hasta la sexta década del siglo– continuaron siendo el eje a partir del cual se organizaba la vida colectiva de la población maya. Así, ante las crisis, los mayas habrían buscado su sobrevivencia en su propia organización social (los pueblos y las repúblicas) empleando mecanismos practicados de antaño anclados en su dinámica cultural y poblacional, como era la migración hacia otros pueblos. Éste parece haber sido un desplazamiento característico ante la calamidad que se vivió entre 1726 y 1731. Sin embargo, la segunda mitad del siglo XVIII presenta un giro sustancial en los patrones migratorios de los indios que es revelador, al mismo tiempo, de una transformación profunda que se registraba en el sistema colonial. Los pueblos de indios de la zona noreste perdieron su poder de atracción para muchos migrantes que optaron por dirigirse hacia las fincas agrícolas y/o ganaderas que se encontraban en pleno proceso de crecimiento y expansión.

Migración a fincas rurales

La diáspora de los naturales hacia las fincas de españoles y el consecuente abandono de los pueblos de indios es una característica que aparece de manera reiterada en las fuentes relativas a la calamidad de 1765-1774.[284] En tiempos críticos, estos sitios cobijaron a varias familias mayas del hambre y las enfermedades, pero también del cobro de tributos atrasados.[285] Muchos de estos centros de producción estaban en proceso de abandonar su vocación meramente ganadera y los dueños, esperando los tiempos de malas cosechas, almacenaban granos en sus trojes para obtener jugosas ganancias cuando hubiera carestía y subieran los precios del maíz. En los años más duros, algunos propietarios de haciendas emplearon parte de esos granos para ofrecer raciones de comida a algunos de sus trabajadores, antiguos y nuevos, quienes a cambio se comprometían a levantar la cosecha entrante y entregarla al hacendado.[286]

A pesar de que formalmente la mayoría de los indios que residían en las fincas no quedaban exentos del pago de sus obligaciones fiscales, al dispersarse las evadían, y para los cobradores se hacía prácticamente imposible recaudar los tributos atrasados, puesto que ignoraban el paradero de gran parte de los contribuyentes. Para los contadores de las Cajas de Mérida ésa era justamente la consecuencia económica más grave de las calamidades, pues la primera reacción de los indios era fugarse de sus lugares de origen y dispersarse por los montes, estancias u otros pueblos, haciendo prácticamente imposible la recaudación de tributos.[287]

En las calamidades de 1765-1774, la migración hacia las fincas españolas fue una estrategia muy importante para muchos mayas que prefirieron abandonar la vida en sus pueblos para insertarse en un ámbito distinto, que al menos les garantizaba el acceso mínimo necesario para su sobrevivencia física. Debido a su carácter definitivo, estos desplazamientos contribuyeron a modificar el espacio yucateco y el sistema económico que hasta entonces

[284] AGI, México 3052, Auto de la Audiencia Real de la Nueva España. México, 1 de junio de 1775, ff. 62v-64r.

[285] América Molina (2001: 25) encuentra que durante la propagación de la epidemia del Matlazahuatl en el centro de México, los habitantes de los pueblos también huían para evadir los cobros abusivos de tributos que se incrementaban durante las crisis.

[286] AGI, México 3052, carta del contador real de las Cajas de Mérida Manuel Esteban de la Peña al rey. Mérida, 24 de marzo de 1774, ff. 46v-50v. Esta práctica era común en muchas regiones de la Nueva España, como en Metepec (Molina, 2001: 256).

[287] AGI, México 3118, carta al regente y contadores mayores de Pedro de Urriola y Joseph de Araos, contador y tesorero oficiales de la Real Hacienda, en la que informan sobre su reconocimiento de las deudas que había de tributos de los pueblos de la Real Corona y de los agregados que fueron decomisados a don Francisco de Montejo, ff. 142v-148r.

se había basado en los pueblos de indios y en su organización social.[288] De tal suerte, esta calamidad aceleró el proceso de absorción de mano de obra por parte de estas empresas, coadyuvando a su transformación y crecimiento.

La historiografía de la Nueva España ha reconocido esta tendencia de los trabajadores rurales a avecindarse en las haciendas, la cual se intensificó en el siglo XVIII en muchas zonas. García Martínez (1987: 259; 1991: 353) reconoce que la migración de los indios de los pueblos que se iban a trabajar a las haciendas fue un fenómeno muy significativo en el proceso de fragmentación y desintegración de los pueblos. De acuerdo con este autor, este fenómeno, al mismo tiempo, permitió a los hacendados consolidar una fuerza de trabajo propia, prontamente disponible y liberada de obligaciones corporativas

Como se verá más adelante, y ya he planteado en otros trabajos, fueron colectivos parentales los que poblaron estos nuevos centros de producción y refuncionalizaron en un espacio diferente los criterios de organización social que los sustentaban (Peniche, 2006: 313; 2007: 238). Pero para el sistema en su conjunto, esta migración fue sustancial, pues dotó a las estancias de la mano de obra que necesitaban para expandirse y, posteriormente, competir con los pueblos de indios y el sistema de tributación por la producción agrícola destinada a los mercados locales e incluso extralocales. Para Robert Patch (1993: 137-138), esta transformación implicó que la convivencia entre españoles e indios se comenzara a establecer cada vez más en términos de relaciones de propiedad, dejando atrás aquellas otras de tipo colonial.

Estos movimientos migratorios menoscabaron a las repúblicas de indios por varios motivos: uno, se ha dicho ya, porque permitieron a las estancias competir con los pueblos por la producción agrícola que por siglos había estado casi de manera exclusiva en manos indígenas controladas bajo el sistema de tributación, pero ello fue posible gracias al traslado de mano de obra de un lugar al otro; a las fincas migraban familias, pero estaban compuestas en su mayoría por gente joven en edad de producir; el mayor porcentaje de población infantil menor de 14 años en las estancias, en comparación con los

[288] También había migración temporal de trabajadores que por tandas acudían a las fincas para los trabajos agrícolas, pero estos desplazamientos estaban todavía controlados por la república de indios y no significaban un rompimiento con ésta. La imposibilidad de medir la magnitud de los desplazamientos asociados con este trabajo es, sin duda, una limitante al análisis de la migración que aquí se propone. Tampoco es posible conocer, si la había, la migración de los indios que de manera voluntaria se iban hacia las fincas por poco tiempo y luego decidían regresar a sus pueblos, pues no llegaban a ser reportados en las matrículas de tributarios como faltantes ni tampoco se les anotaba como residentes de alguna finca. Me inclino a pensar que este tipo de movimiento no fue muy significativo, pues no aparece referido en las fuentes cualitativas. Esta limitante ha sido señalada por otros estudiosos de la población indígena en la Nueva España en el siglo XVIII, como Ouweneel (1998: 234).

pueblos, revela que en efecto quienes migraban estaban en edad reproductiva y, por lo tanto, productiva también; en tiempos de escasez fueron comunes las quejas de autoridades locales acerca de lo difícil que era recuperar la producción agrícola, porque la juventud era la que había abandonado los pueblos y los "viejos cansados" no podían cumplir con el trabajo propio además suplir el ajeno (ver tabla 17).[289]

TABLA 17
INDIOS MENORES DE 14 AÑOS
EN CABECERA Y ESTANCIAS, CONKAL, 1803

	Menores %	*Adultos %*
Cabecera	39	61
Estancias	47	52

Fuente: AGN, Tributos, vol. 64.

GRÁFICA 34
PIRÁMIDE DE EDAD DE LA POBLACIÓN
DEL PUEBLO CABECERA DE IXIL, PARTIDO DE LA COSTA, 1840

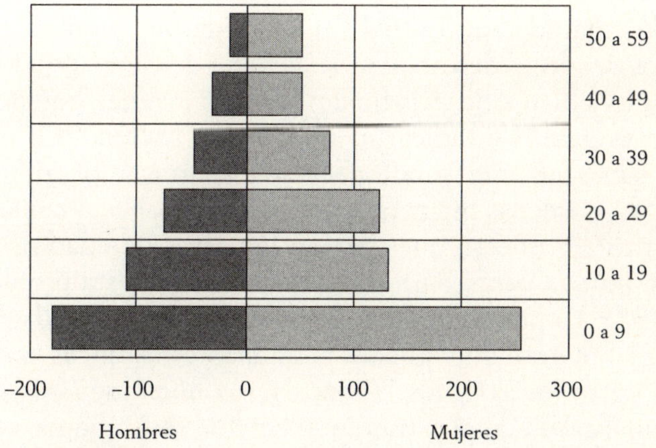

Universo = 1154 habitantes.
Fuente: "Año de 1840. Padrón general que comprende el número de almas que tiene el curato de Ixil...", Archives Division, Texas State Library, 76/141, Box. 36.

[289]AGI, México 3118, declaración del cacique y justicias del barrio de Campechuelo. San Francisco de Campeche, 5 de marzo de 1760, ff. 332r-v.

GRÁFICA 35
PIRÁMIDE DE EDAD DE LA POBLACIÓN DE LAS HACIENDAS DE LA JURISDICCIÓN DE IXIL, PARTIDO DE LA COSTA, 1840

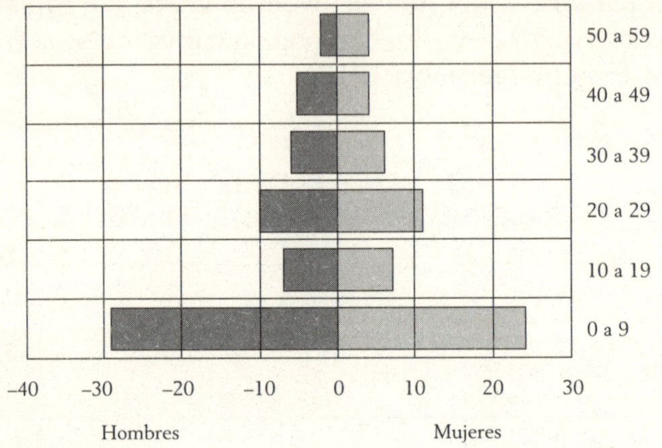

Universo = 117 habitantes.
Fuente: "Año de 1840. Padrón general que comprende el número de almas que tiene el curato de Ixil...", Archives Division, Texas State Library, 76/141, Box. 36.

En la crisis de 1759-1760, por ejemplo, el cabildo indio del barrio de Campechuelo aseguró que su jurisdicción se hallaba en un "deplorable estado" desde la calamidad de 1726-1731 pues, desde entonces, una gran cantidad de indios deudores de tributos vivía "fuera de campana". En esa ocasión aseguraron que habían sido principalmente los jóvenes quienes abandonaron sus pueblos para ir a radicar a "rancherías, haciendas o pueblecillos", dejando en los más viejos la responsabilidad de sufragar los tributos atrasados y de levantar las cosechas malogradas, motivo por el cual había sido "imposible sacar fruto".[290] El caso que ilustran los datos de edad de la población del curato de Ixil, ya para 1840, son reveladores de esta problemática (ver gráficas 34 y 35). La pirámide relativa a la población asentada en las haciendas muestra claramente que quienes habitaban estas fincas era la población que rondaba entre los 20 y los 29 años y sus hijos menores de 10. Pocos individuos que estaban en el estrato que hoy día se le conoce como "adolescencia", pero que para la sociedad maya correspondía a los que estaban a punto de casarse o recién casados y comenzando a procrear familia. A partir de los 20 estarían ya "más asentados" y listos para emprender un nuevo rumbo; también proporcionalmente hay pocos indios mayores de 30 años.

[290] AGI, México 3118, carta del Intérprete General de Indios al contador Juez Oficial Real a nombre de los indios tributarios del barrio de San Francisco de Campeche, f. 373r.

La pregunta inmediata que surge es, entonces, ¿dónde estaban esos miembros de las familias mayas? Posiblemente estas estructuras particulares de las pirámides de edad sean reflejo de una estrategia que habrían tomado las familias múltiples (Peniche, 2007: 194) o los grupos parentales de los pueblos, para que sólo uno de sus miembros migrara a la finca en busca de trabajo y recursos; mientras que el resto conservaría su residencia en el pueblo y, con ésta, la adscripción e identidad de todo el colectivo. Quienes se quedaran, buscarían pareja para quienes estuvieran en edad maridable y procurarían que los rituales de intercambio matrimonial fueran los apropiados; asimismo, se harían cargo del cuidado de los ancianos/as y viudos/as. Esta hipótesis se refuerza con los datos relativos a la condición de los habitantes de los pueblos y las fincas, tanto de Conkal (1806) como de Ixil (1840), pues en ambos casos la proporción de viudos y solteros es mayor en los pueblos, mientras que la de casados es más grande en las haciendas (ver gráficas 36 y 37).

GRÁFICA 36
REPRESENTACIÓN RELATIVA POR ASENTAMIENTO (PUEBLO/HACIENDAS) DE LA CONDICIÓN DE LOS HABITANTES DE LA JURISDICCIÓN DE IXIL REGISTRADOS EN EL PADRÓN DE ALMAS DEL CURATO, 1840

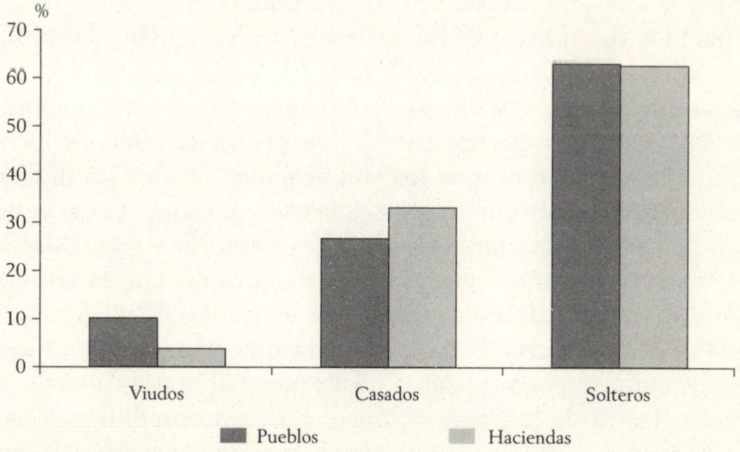

Universo = 1271 habitantes.

Fuente: "Año de 1840. Padrón general que comprende el número de almas que tiene el curato de Ixil…", Archives Division, Texas State Library, 76/141, Box. 36.

GRÁFICA 37
REPRESENTACIÓN RELATIVA POR ASENTAMIENTO (PUEBLO/HACIENDAS) DE LA CONDICIÓN DE LOS HABITANTES DE LA JURISDICCIÓN DE CONKAL REGISTRADOS EN LA MATRÍCULA DE TRIBUTARIOS, 1806

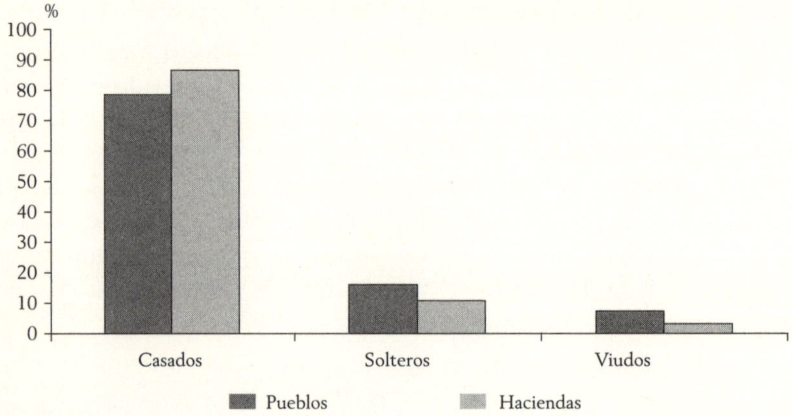

Universo = 895 tributarios entre 14 y 60 años.
Fuente: AGN, Tributos, vol. 64.

De las explicaciones anteriores se desprende otro motivo por el que la migración de los mayas hacia las estancias menoscabó a las repúblicas de indios, y es porque permitió a estas empresas despuntar una competencia abierta con los pueblos de indios por los recursos: tierra y mano de obra (Bracamonte, 1993: 51-54; Güemez, 2005: 61-70).

La dinámica que se estableció entre algunos de los trabajadores que se adscribieron de forma permanente a las empresas ganaderas y los estancieros tendió a romper con uno de los vínculos que ligaba a los indios con sus pueblos de origen y el sistema colonial a la vieja manera, el cual se expresaba en el pago de las contribuciones fiscales. Los vaqueros y mayorales indígenas dejaron de ser los responsables directos de cumplir con la tributación, la obligación fue transferida a los estancieros españoles;[291] pero formalmente, la mayoría de los trabajadores de las fincas rurales, los *colcabes*, debían continuar reportando el pago de sus obligaciones tributarias a sus pueblos de origen hasta finales de la época colonial. En cierta medida se seguía reconociendo al pueblo y a sus instituciones como la base fundamental de la tributación y el vasallaje. Esta condición fue favorable para los finqueros,

[291] AGN, Tierras, vol. 2947, exp. 11. Provisión Real para que los hacendados paguen los tributos de sus indios laboríos y gañanes. Dada en la Cd. de México a 9 de mayo de 1727.

pues durante casi toda la Colonia los *colcabes* sirvieron de manera voluntaria en sus propiedades, dotándoles de mano de obra estable, sin la necesidad de recurrir a estrategias de reclutamiento y retención forzosa de sus trabajadores. El acceso a la tierra constituyó uno de los elementos principales que fomentó la permanencia de los *colcabes* en las estancias coloniales, no así el pago que los finqueros pudieran hacer de sus impuestos, como sucedió en otros lugares de la Nueva España. En contraste, la migración hacia las estancias presentó a la burocracia colonial serias dificultades para reportar efectivamente la recaudación tributaria y, a medida en que crecían los nuevos asentamientos en detrimento de los pueblos de indios, la Corona contempló la posibilidad de hacer a los finqueros responsables directos de la tributación de todos sus trabajadores, incluidos los *colcabes*. En 1770 se expidió una Real Cédula dirigida a la Nueva España que reflejaba el esfuerzo de la administración metropolitana por incluir en sus arcas los tributos de todos los vasallos que habitaban en sus posesiones americanas, independientemente del lugar de residencia; en ella se mandaba que:

> no consientan los hacenderos indios arrimados en sus haciendas, por ningún pretexto o causa, y que con el mismo hecho de tolerarlos, sean responsables al tributo, que les es fácil hacer que devenguen con su trabajo, para que de este modo se asegure este real derecho, y se excusen en parte la multitud de vagos.[292]

El intento de aplicar tal disposición en Yucatán generó controversias entre los propietarios, representados políticamente en el ayuntamiento, y la gobernación provincial. Esta última afirmaba que en Yucatán "la empresa más trabajosa y dura" sobre la exacción de tributos había sido siempre la recaudación de los indios residentes en las estancias, haciendas, sitios y ranchos[293] y, con el apoyo de la Corona, conminó a los dueños de haciendas y estancias a pagar por vaqueros asalariados y "los demás residentes que llaman luneros" los 14 reales anuales que se debían de tributo, monto que deberían descontar del salario del indio.[294] Pero puesto que los *colcabes* no recibían salario ni jornal alguno por su trabajo, el ayuntamiento interpuso una apelación donde argumentaba que los dueños de haciendas y estancias no tenían facultad para cobrar a los luneros el tributo que pagarían por ellos

[292] DICH, vol. 1, MCMLIV, p. 64. Esta cédula fue citada textualmente en 1786 por el contador oficial real de la provincia de Yucatán Diego Lanz, quien argumentaba en favor de la gobernación de la provincia para hacer que los finqueros de la región pagaran los tributos de sus trabajadores.

[293] *Ibidem*, p. 23.

[294] *Ibidem*, p. 45.

y, como no tenían forma de apremiarlos, huirían irremediablemente de las estancias debiendo al finquero. El Ayuntamiento solicitó la total revocación del mandato, pues señalaba que su cumplimiento causaría "total estrago en la provincia", pues no sólo se afectaría al gremio de estancieros, sino también al común que dependía del abasto de carne.[295] La negativa de los finqueros españoles de sufragar los adeudos fiscales de sus trabajadores ilustra acerca de la capacidad de las estancias y haciendas de atraer mano de obra. La disposición de la Corona pudo haber sido la oportunidad para retener de manera definitiva a los luneros; sin embargo, la negativa que interpuso el Ayuntamiento refleja que esas estrategias hasta finales del siglo XVIII no habían sido necesarias, pues gran parte de las fincas ya constituían importantes centros de población, y la adscripción y permanencia de los indios en éstos había sido de manera voluntaria, en respuesta al poder atractivo que tuvo para muchos indios vivir fuera del ámbito de las repúblicas de indios.

Quiero subrayar una vez más que la creciente adscripción de indios *colcabes* a las estancias jugó un papel fundamental en el desarrollo y crecimiento de las mismas. El inicio del cultivo del maíz estuvo estrechamente relacionado con el afianzamiento de mano de obra estable que, tan sólo a cambio de tierra, permitiría la alimentación de los sirvientes asalariados y peones de tiempo completo. Al mismo tiempo, consolidaba las condiciones laborales necesarias para la posterior introducción de grandes cultivos comerciales. En los últimos 50 años del régimen colonial, a la par que el desarrollo agrícola propiciado por la libertad de comercio se reforzaba, el sistema de luneros cobró vida y los finqueros españoles entraron en competencia con los pueblos de indios por los recursos territoriales y la mano de obra.[296] En las estancias se estableció un vínculo donde los recursos estratégicos, después de haber sido manejados por los mayas en los pueblos de indios, fluyeron de la esfera indígena a la española, permitiendo a los primeros acceder a la tierra y a los segundos a la fuerza laboral, sin la necesidad de la intermediación de las elites locales.

Esta migración significó un duro golpe para las repúblicas indígenas que, en los siglos anteriores, habían sido el eje a partir del cual funcionaban las políticas de control y exacción económica del sistema colonial en su conjunto: mermó la fuente de poder y legitimidad de las autoridades indígenas,

[295] *Ibidem*, pp. 47-49.

[296] Aunque ya en el siglo XIX la figura del *lunero* comenzó a vivir un proceso de transformación que lo acercaría cada vez más a la del peón asalariado. Esto fue debido a la introducción en las haciendas yucatecas del *trabajo por tareas*, lo que permitió a las fincas regular la afluencia de mano de obra de los luneros en épocas en las que requería mayor labor. De esta forma nos encontramos con un sistema mixto en el cual coexistió el trabajo semanal con el asalariado, y se enfocó mayormente al trabajo agrícola (Bracamonte, 1993: 137-142).

coadyuvó a la reducción de los recursos del pueblo, restó tributarios a un sistema que todavía descansaba en la producción de excedentes de los mayas.

Cuando los pueblos de indios vivían una crisis o padecían una calamidad, reducían o suspendían el pago de sus contribuciones fiscales y, de manera casi automática, las autoridades ejercían una mayor presión sobre los tributarios. Tal situación incrementaba y hacía más difíciles las consecuencias de las calamidades, pues ya no eran sólo el hambre y las enfermedades los males que aquejaban a los indios, sino que a eso se sumaba la coacción para pagar adeudos fiscales. Este juego de variables sirvió como aliciente para abandonar los pueblos, pues no representaban un lugar seguro o posible para sobrevivir en medio de la adversidad, y muchos indios buscaron en las estancias y haciendas los medios necesarios para su subsistencia. Ahí estaban lejos del acoso de autoridades indígenas y españolas que los apremiaban con cobros, podían acceder a una fracción de tierra para cultivar lo necesario para su subsistencia, se veían libres del tequio y otras cargas comunitarias que, al parecer, en la segunda mitad del siglo XVIII ya no reportaban muchos beneficios a cambio; pero, además, en los peores momentos de las crisis, ahí también podían acceder a raciones de comida (Farris, 1978: 187-216, 1992: 334-347; Patch, 1993; García Bernal, 1972: 2-4, 1994: 373-392; Hunt, 1974: 253-279; Peniche, 2001).

En las fuentes cualitativas hay muchas referencias que indican que en la calamidad de 1765-1775 los indios salieron en diáspora de sus pueblos para ampararse en una estancia o una hacienda. Las quejas de numerosas autoridades locales respecto a este fenómeno y a la imposibilidad de recaudar los tributos fueron repetidas. En 1770, por ejemplo, los encomenderos aseguraron que desde el año anterior había sido imposible recaudar impuesto alguno por la escasez, el hambre y la fuga de los indios, que ni en los montes ni en las estancias, "ni en los sepulcros" era posible cobrarles los tributos atrasados.[297] Como ya mencioné, el apremio para recaudar los impuestos atrasados en medio de una crisis alentó todavía más la migración. Por este motivo fueron reiteradas las solicitudes para que no se exigiera el saldo de las cuentas atrasadas a los indios, pues la experiencia había mostrado que si se les presionaba, quienes quedaban en sus pueblos huirían, y quienes ya se habían ido no volverían. Los funcionarios coloniales que vivían en Yucatán lo sabían bien, pues ése fue un mecanismo de resistencia común que los mayas practicaron desde el primer siglo colonial. Para el Ayuntamiento de Mérida la variable determinante era el estado de las cosechas, ya que si éstas eran buenas los indios aseguraban con ellas su manutención y el pago de sus

[297] AGI, México 3052, petición de los encomenderos a Pedro de Urriola, contador Oficial Real, para que sean exentos de la paga de tributos del año de 1769. 11 de septiembre de 1770, f. 6r.

contribuciones, pero si eran escasas o se perdían, se veían en la necesidad de salir de sus localidades para buscar alimentos. En tanto que el precio del maíz subía a montos impagables, los indios abandonaban su vecindad y en muchas ocasiones salían de su territorio y por largo tiempo dejaban de trabajar el campo. Como consecuencia, era muy difícil recuperar la producción agrícola y, todavía más, cobrar tributos, ya que se carecía de lo esencial para la vida. La situación se tornaba más complicada si se acumulaba la deuda de dos o tres años, pues aunque las cosechas se hubieran restablecido, por evadir la imposición los indios se negaban a volver a sus pueblos de origen.[298] Para 1773 algunas autoridades coloniales reconocían que si se quería volver a congregar a los indios que se habían dispersado con el hambre, sería necesario lograr dos o tres años seguidos de cosechas abundantes, porque de otra forma no habría cómo estimular el retorno, pues se temía a la escasez de víveres y a las deudas acumuladas de tributos.[299] La Corona pretendió resolver el problema de la dispersión de los indios instituyendo la figura de "recaudadores de indios dispersos", funcionarios que debían andar por montes, estancias y rancherías en busca de los indios que ya no habitaban en sus pueblos de adscripción para cobrarles los tributos atrasados;[300] pero, como se vio en la segunda parte de esta investigación, los esfuerzos de estos funcionarios fueron poco exitosos.

Lamentablemente, los datos demográficos que trabajé y sistematicé para esta investigación no me permiten conocer la dimensión específica de este tipo de movimientos en la segunda mitad del siglo XVIII. Para ello hubiera necesitado información de una finca en particular, de antes y después de una calamidad, para así conocer su crecimiento en un periodo determinado. Sin embargo, pienso que el desarrollo de estos centros emergentes de producción y poblamiento entre 1765 y 1775 fue muy grande. Recordemos que en la segunda parte de esta investigación se vio que el gobernador de Yucatán estimaba que de los 70,000 tributarios faltantes, la mayoría se habría debido a la migración y no a la muerte y que, según las mismas autoridades, el principal destino de esta migración fueron las fincas rurales.

La calamidad y la severa crisis por la que atravesaban los pueblos coloniales habrían sido el principal motor de la movilidad. Por eso, planteo que esta calamidad en particular, aunada al entorno económico y político, aceleró harto un proceso que ya había comenzado con cierta parsimonia varias

[298] AGI, México 3052, testimonio presentado por el Ayuntamiento de la ciudad de Mérida sobre los efectos provocados por la escasez de alimentos. Mérida, 4 de marzo de 1774. f. 3r-v.

[299] AGI, México 3052, representación del Real Tribunal de Cuentas. México, 7 de diciembre de 1772, ff. 36r-37v.

[300] AGI, México 3052, representación del Real Tribunal de Cuentas. México, 7 de diciembre de 1772, ff. 36r-37v.

décadas atrás y en tan sólo una década dotó a estas empresas de la mano de obra necesaria para despuntar como los prominentes centros productivos que dominarían el paisaje rural hacia la siguiente época decimonónica. Una visión de conjunto sobre las fuentes cualitativas y demográficas, me permiten proponer que en la segunda mitad del siglo XVIII en Yucatán existió una fuerte vinculación entre calamidad y el crecimiento de la hacienda. Para Yucatán, varios autores han identificado esta relación entre sequías, epidemias, escasez de recursos y la migración hacia las estancias (Farriss; 1992: 327, 348; Bracamonte, 1993: 23; Patch, 1993: 219; García Bernal, 1994: 382); en tanto que para el centro de la Nueva España, varios autores han subrayado que la diáspora que generaron las repetidas crisis agrícolas y la falta de recursos en los pueblos de indios, sobre todo en el siglo XVIII, fue el acicate de la movilidad poblacional y favoreció absorción de mano de obra por parte de las haciendas rurales y su consecuente reforzamiento como centros de poblamiento y producción (García Martínez, 1987: 261-262; Tutino, 1991: 177; Wood, 1991: 134; van Young, 1992: 33, 34; Pérez Zevallos, 1995: 153; Ouweneel, 1998: 237, 239, 240, 242; García Castro, 1999: 244, 285; Molina, 2001: 282, 296).

Como la fotografía de un proceso ya en marcha, no acabado, podemos echar un vistazo a las matrículas de 1803 del pueblo de Conkal, partido de La Costa, sus pueblos y fincas sujetas para conocer algunas de las características de estos movimientos migratorios.

TABLA 18
REPRESENTACIÓN RELATIVA DEL ORIGEN DE LOS INDIOS TRIBUTARIOS MAYORES DE 14 AÑOS ASENTADOS EN LAS FINCAS DE LA JURIDICCIÓN DE LOS PUEBLOS DE CONKAL –CABECERA– Y SUS SUJETOS CHABLEKAL, CHICXULUB Y CHOLUL, 1803

Partido de origen	*Conkal*	*Chablekal*	*Chicxulub*	*Cholul*
La Costa	60%	48.2%	63%	75.6%
Mérida	28%	16%	19.6%	14.6%
Beneficios Bajos	0%	32.2%	15.4%	3.7%
La Sierra	4%	3.6%	1%	4.9%
Valladolid	7%	0%	0%	0%
Camino Real	1%	0%	0%	1.2%
Tizimín	0%	0%	1%	0%
Población de indios tributarios mayores de 14 años en las estancias	203	97	82	56
Número de estancias	11	6	4	7

Fuente: AGN, Tributos, vol. 64

A partir de los datos de la tabla anterior, se advierte que en todos los casos, igual que con la migración pueblo→pueblo, los partidos de La Costa, Mérida y Los Beneficios Bajos, fueron las principales zonas expulsoras de migrantes hacia las fincas de la jurisdicción política del pueblo de Conkal (ver tabla 18). Todos los pueblos de origen de estos migrantes estaban en un promedio de cinco leguas, es decir, relativamente cercanos; pero aquí se exhibe una diferencia que parece importante: la emergencia del partido de La Sierra como zona de procedencia de los migrantes, al mismo tiempo que una disminución considerable del Camino Real. Para explicar el caso de La Sierra ya se había adelantado antes una hipótesis que se relaciona con el cambio en los desplazamientos hacia "la montaña", que tuvieron especial importancia en los siglos XVI, XVII y primera mitad del siglo XVIII, y en los que participaban activamente los indios de la zona sur de este partido. Al abrirse en la segunda mitad del siglo XVIII la eventualidad de abandonar sus lugares de residencia para adscribirse, no a otro pueblo, sino a una nueva unidad de población (las estancias), lejos de las autoridades indígenas, de las cargas comunitarias y del pago de impuestos y, además, contar con la posibilidad de acceder a la tierra, muchos indios habrían optado ya no por emprender la difícil empresa de migrar hacia la espesura de las selvas de sur, sino moverse hacia al norte, a las estancias y haciendas. Considero también que las arduas condiciones climáticas que se vivieron a partir de 1765 coadyuvaron a esta movilización, pues los indios de La Sierra habrían salido en busca, bien de tierra, pero de manera inmediata de raciones de comida, las cuales eran más fáciles de conseguir en estas empresas privadas. Como ya se ha hecho referencia en otra parte de esta investigación, durante esta calamidad muchos estancieros ocultaron parte de los granos disponibles y una fracción la emplearon para atraer a más trabajadores que, a cambio de comida, les aseguraran levantar las cosechas entrantes, y así aumentar sus posibilidades de especulación. En los registros de bautizos de Acanceh es justo a partir de 1764 cuando se hace constante la presencia de indios (padres del bautizado) de La Sierra en las inscripciones. Pero también me parece muy significativo subrayar que en las últimas décadas del siglo XVIII este partido registró también una explosión importante de propiedades rurales (haciendas, sitios y estancias) que atrajeron a mucha población indígena, así como también el hecho de que La Sierra, quizá por su privilegiada condición del suelo, haya registrado en el siglo XVIII un crecimiento muy importante de población no indígena que, como ya se vio, pujaba por el control de los recursos estratégicos (ver gráfica 38).

GRÁFICA 38
PARTIDO DE RESIDENCIA DE LA POBLACIÓN
NO INDIA DE LA PROVINCIA DE YUCATÁN, 1806

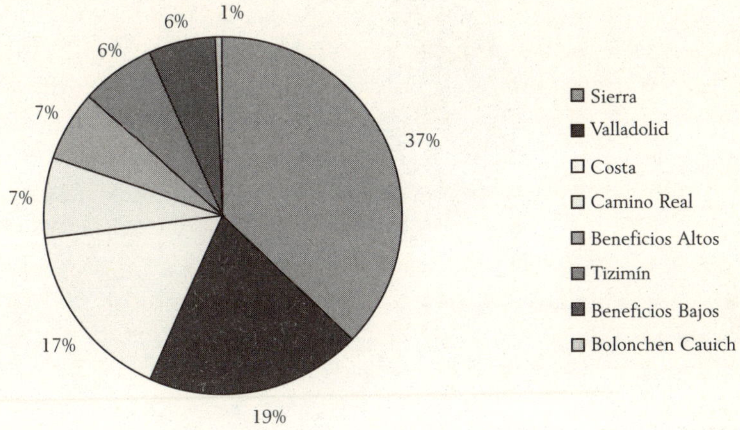

Universo = 62,552 "almas".
Fuente: Archives Division, Texas State Library, 76/141, Box. 36.

En cuanto a la disminución del partido del Camino Real, en realidad no sorprende que hayan sido pocos los indios originarios de esta zona los computados en las fincas del partido de La Costa, pues el Camino Real, junto con Mérida, fue donde se desarrolló un mayor número de estos centros productivos y de población. Es muy posible que la población migrante del partido del Camino Real se haya desplazado a las numerosas estancias que se encontraban en esa demarcación.

Este proceso de migración y absorción de mano de obra por parte de las fincas rurales (haciendas, sitios, estancias, ranchos agrícolas y/o ganaderos) llevó a que hacia las últimas décadas de la época colonial cerca de 30 por ciento de la población maya de la provincia habitara en uno de estos centros de producción y poblamiento. Aunque, como es de esperarse, este proceso no fue homogéneo en toda la península, sino que hubo regiones donde fue mucho más intenso que en otras.

GRÁFICA 39
POBLACIÓN INDÍGENA DE LA PROVINCIA
DE YUCATÁN SEGÚN LUGAR DE RESIDENCIA, 1806

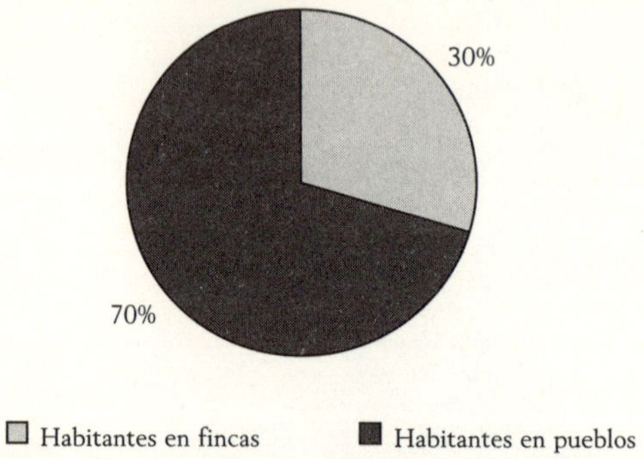

Universo = 214,993 "almas".
Fuente: Archives Division, Texas State Library, 76/141, Box. 36.

Montes, ranchos independientes y playas

Además de la migración que se registró entre pueblos de indios y entre éstos y las estancias y haciendas agroganaderas de españoles, también hay múltiples referencias de que los indios se movilizaban a ranchos independientes que se encontraban en la espesura de los montes. Para los funcionarios coloniales entraban en la categoría de "fuera de campana", pues también se situaban alejados de la vida corporativa de los pueblos de indios y de la vigilancia de los curas y autoridades indígenas. Ya en la segunda década del siglo, el obispo Gómez de Parada llamaba a estos asientos como de "indios advenedizos", pues a decir suyo:

> vienen a vivir gustosos y aliviados con sus casas, sembrados y mejor policía, doctrina y forma de pasar que en los pueblos formales, de suerte que he visto poblaciones de estas (que llaman también ranchos) con mucha mejor disposición en todo que en los pueblos.[301]

Estos sitios persistieron a lo largo de todo el siglo, ya que todavía en los censos de 1811 se distinguía entre "ranchos dependientes" y "ranchos independientes". Su proliferación en algunas regiones fue de tal importancia, que en muchas ocasiones superaba en número a las fincas propiedad de españoles (ver tabla 19).

[301] AGI, México 1030. Cartas y expedientes del obispo de aquella provincia. Julio de 1722. Juan Gómez de Parada.

TABLA 19
RELACIÓN DE ESTANCIAS, RANCHOS DEPENDIENTES Y RANCHOS INDEPENDIENTES EN LOS PARTIDOS DEL CAMINO REAL ALTO Y VALLADOLID. AÑO DE 1811

Partido	*Pueblos y villas*	*Núm. de estancias y haciendas*	*Núm. de ranchos dependientes*	*Núm. de ranchos independientes*
Camino Real Alto	Hecelchacan	14	3	5
	Pocboc	3	–	–
	Pokmuch	3	–	–
	Tenabo	6	–	–
	Tinum	3	–	–
	Sahcabchen	2	2	2
	Hopelchen	5	–	4
	Xcupilcacab	–	–	4
	Bolonchen Ticul	2	5	15
	Becal	4	–	–
	Nunkiní	13	–	–
	Tepakam	1	–	–
Subtotal		56	10	30
Valladolid	Valladolid, cabecera	8	11	–
	Chemax	8	2	–
	Chichimila	3	-	–
	Dzitas	–	1	–
	Kanxoc	14	–	–
	Kaua	1	3	–
	Piste	2	4	–
	Tinum	3	1	–
	Tikuch	5	1	–
	Uayma	5	3	–
Subtotal		49	26	0
Total		105	36	30

Fuente: AGEY; Fondo Colonial; Ramo Censos y Padrones; vol. 2, exps. 3 y 4, caja 3.

La fundación de estos ranchos estaba relacionada con la agricultura itinerante, pues los indios debían caminar grandes distancias en busca de tierras aptas para el cultivo, necesitaban pernoctar e incluso en ocasiones pasar breves temporadas en los montes para cumplir con parte de las tareas agrícolas. Una vez lejos de la mirada de los sacerdotes y autoridades locales, construían asentamientos permanentes contra la voluntad de aquéllos (Patch, 1993: 50). En efecto, el sistema agrícola de roza-tumba-quema animaba un patrón de asentamiento semidisperso que lejos estaba de concordar con la política de congregación impulsada por los españoles. Incluso, de acuerdo con Angel Palerm (1972: 67), el incremento demográfico en los lugares donde se practica este tipo de agricultura trajo consigo problemas de falta de tierra, los cuales obligan a los grupos de producción y consumo a abandonar los núcleos de población y migrar en busca de tierras nuevas. De tal suerte, es factible que el crecimiento de población en la segunda mitad del siglo XVIII haya incidido en un aumento en los movimientos migratorios de los mayas que, temporal o definitivamente, se iban de sus pueblos en busca de terrenos aptos para el cultivo.

GRÁFICA 40
CICLO ANUAL DE BAUTIZOS, ACANCEH, 1754-1793[302]

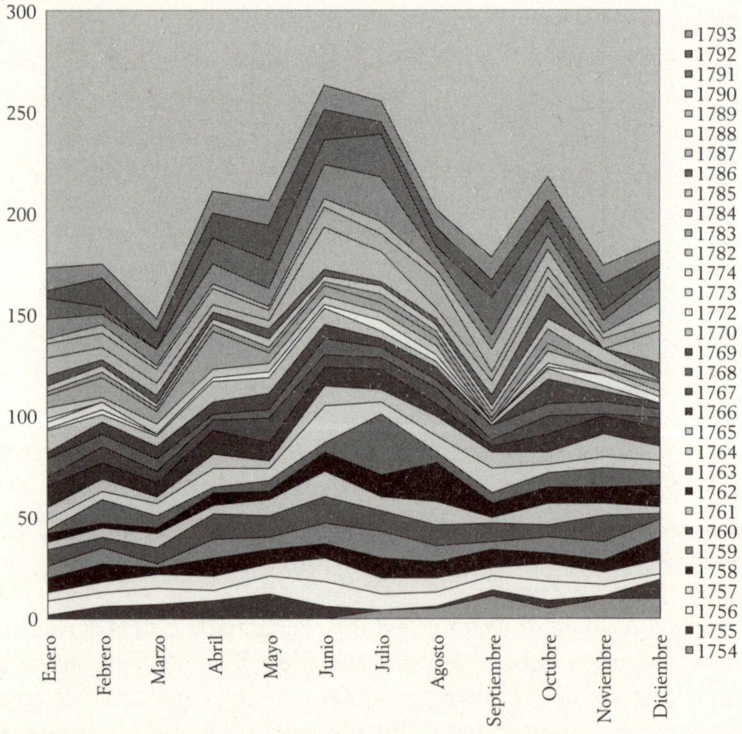

Fuente: AAY, Archivo de la parroquia de Acanceh, Libro de Bautizos de Acanceh, 1754-1797; CHF, Rollo 641969.

[302] Esta gráfica, poco común, es la mejor forma que encontré para representar ciclos anuales en escala de tiempo y se puede leer de la siguiente manera: cada año se encuentra representado con una capa de distinto tono; las capas que se encuentran en la base de la gráfica son las más antiguas y si se observa con detenimiento son al mismo tiempo las que menos variaciones estacionales registran. Conforme se avanza en el tiempo (hacia arriba) los ciclos anuales de nacimientos se van haciendo más claros, especialmente a partir de 1763.

Acaso esta hipótesis ayude a explicar la clara influencia del ciclo agrícola en la curva de nacimientos que se empezó a registrar justamente a partir de 1763.[303] Probablemente, durante los meses en los que la milpa requería del trabajo de los indios varones (esto es en las fases de tumba, quema, siembra y cosecha), éstos se veían en la necesidad de alejarse de sus esposas a una distancia tal que les era imposible volver, interrumpiendo temporalmente la actividad sexual y la concepción. Cuando se esperaban las lluvias y los cultivos no exigían la presencia física de los agricultores, estos podrían haber regresado a sus hogares y, allende, incrementar los nacimientos nueve meses después. Antes de 1760, por el contrario, los nacimientos no corrieron en concordancia con el ciclo agrícola, porque posiblemente los hombres debían recorrer cortas distancias para trabajar el campo, y cerca de sus familias de manera permanente y así procrear en cualquier tiempo del año.

TABLA 20
CÁLCULO DE LA CONCEPCIÓN
EN RELACIÓN AL CICLO AGRÍCOLA

Mes del nacimiento	*Mes probable de la concepción*	*Fase del ciclo agrícola*
Enero	marzo-abril	Tumba y quema
Febrero	abril-mayo	Quema y siembra
Marzo	mayo-junio	Siembra
Abril	junio-julio	Fin de la siembra/inicio de lluvias
Mayo	julio-agosto	Lluvias
Junio	agosto-septiembre	Lluvias
Julio	septiembre-octubre	Lluvias/primicias
Agosto	octubre-noviembre	Cosecha de maíz de ciclo corto
Septiembre	noviembre-diciembre	Cosecha de maíz de ciclo corto/tumba de ese terreno
Octubre	diciembre-enero	Fin de la cosecha de ciclo corto
Noviembre	enero-febrero	Cosecha de maíz de ciclo largo
Diciembre	febrero-marzo	Cosecha de maíz de ciclo largo/inicio de tumba

Nota: El cálculo se hizo con base en una gestación de entre 38 y 40 semanas.

De ser así, entonces, podríamos decir que en el siglo XVIII, particularmente en su última mitad, la migración indígena se vio influida, entre otras cosas, por dos factores vinculados entre sí: el incremento de población y la

[303] Con base en los libros de bautizos se advierte que un pequeño recibía este sacramento entre 2 y 4 semanas después de nacido.

falta de tierras propicias para cultivar. Una parte de los migrantes, como se ha dicho, podrían haber sido varones que se movían solos de manera temporal para cumplir con el trabajo agrícola. Los destinos eran rancherías dispersas por los montes cercanas a los campos de trabajo, otros pueblos o las fincas ganaderas y agrícolas de los españoles. No obstante, de acuerdo con Farriss (1992: 334), la movilidad poblacional de los mayas hacia los llamados "montes" se relacionaba mucho más con las fuerzas integradoras de la comunidad, pues considera que cuanto más fuertes fueran los vínculos sociales que ligaran a un milpero con su comunidad, más distancia estaría dispuesto a recorrer o a emplear más tiempo para desplazarse hasta su milpa. Por tanto, los movimientos migratorios no tendrían que ver con los requerimientos de la agricultura, sino con una decisión consciente de romper los vínculos con sus lugares de origen para buscar en otros lugares mejores condiciones de vida.

En la documentación son múltiples las referencias respecto a que cuando se vivían las calamidades los indios se iban de manera permanente a estos ranchos y montes, dispuestos a vivir en cualquier sitio y decididos, "como animales" –según juzgaban los españoles– a alimentarse con lo primero que se cruzara por su camino. Se llegó a afirmar que ahí, sin la vigilancia de ninguna autoridad y ante la urgencia, los indios comían carne de caballo, perro y:

> otros animales, sin perdonarse aún la [carne] humana, pues a más de haberse desaparecido muchos párvulos y encontrádose reliquias de ellos en diversos guisos –sobre que se siguieron autos– hubo madre que por liberar su vida y la de sus hijos, se comieron a uno de ellos.[304]

Asimismo son múltiples los informes que aseguran que los indios se iban a los montes a alimentarse de raíces y frutas silvestres.[305] Cuando en

[304] AGI, México 3052, certificación del gobernador de Yucatán Cristóbal de Sayas sobre el estado de la provincia a causa de la plaga de langosta padecida desde 1765. Mérida, 10 de diciembre de 1770, ff.31r-32r.

[305] AGI, México 3052, petición de los encomenderos a Pedro de Urriola, contador Oficial Real, para que sean exentos de la paga de tributos del año de 1769. 11 de septiembre de 1770, ff. 5v-7v; certificación del cura de Maxcanú, Camino Real, Br. Manuel Correa sobre el estado de su pueblo a consecuencia de la plaga de langosta. Mérida, 27 de agosto de 1770, ff. 8v-9r; certificación del Br. don Santiago Domínguez, cura propio del partido de Temax, jurisdicción de La Costa. Mérida, 29 de agosto de 1770, ff. 9v-10v; certificación del Br. don Joseph Ambrosio de Iguala, cura beneficiado del partido de Chemax, jurisdicción de la Villa de Valladolid. Mérida, 27 de agosto de 1770, ff. 10v-11r; testimonio del regidor don Joseph Ignacio Pantaleón en la causa promovida por los encomenderos en lo tocante a la exención de tributos. Mérida, 20 de septiembre de 1770, ff. 14v-15v; carta de Pedro de Urriola al rey donde le expone la situación de escasez, hambre, enfermedad, mortandad, miseria y calamidad que había vivido la provincia desde hacía cinco años que se veía infestada por la plaga de langosta. Mérida, 14 de marzo de 1771, ff. 33v-34r; declaración de Tomás de Rivas, alcalde de segundo voto. Mérida, 6 de diciembre de 1770, ff.7v-8r; certificación Francisco Solís, cura beneficiado de Hecelchakan,

los reportes oficiales se decía que los indios huían a los "montes", referían con ello a todo espacio que estuviera fuera de la circunscripción de los pueblos y lejos del alcance de las autoridades coloniales. Incluso podrían ser las milpas apartadas que se encontraban en la fase de barbecho. Los informes aseguran que en esos espacios los indios iban "vagantes" a alimentarse con frutas silvestres y raíces. Esta movilización se hacía bajo dos modalidades: hombres solos o familias enteras.[306] Los varones que dejaban atrás a sus familias, iban a conseguir alimentos para luego volver, pero cuando familias completas se trasladaron a los montes se unían a los caseríos dispersos o ranchos que ya se han referido, o fundaban nuevos. En sus pueblos –detallan algunos reportes– desamparaban todo cuanto tenían, sus casas, sus solares y lo que hubiera en ellos, nada llevaban consigo.[307]

Pero más que a la deriva y dispuestos a comer cualquier planta o animal que se cruzara por su camino, como juzgaban los españoles, los mayas se valieron de su conocimiento del medio para granjear alimentos. Así, el manejo de diversas plantas y múltiples espacios que ha caracterizado al sistema milpero en Yucatán desde tiempos prehispánicos habría jugado un papel de primer orden en las épocas de escasez. Los montes ofrecían recursos alternativos que se cultivaban intencionalmente en los espacios de barbecho como prevención para épocas de carestía, y otros víveres silvestres que se obtenían mediante la recolección (Teran y Rasmussen, 1994: 11, 65). Ante eventuales problemas en la producción agrícola, el sistema de policultivo permitía enfrentar con alimentos alternativos cosechas frustradas de los principales productos durante uno o dos años.

En épocas de escasez, algunas de las especies como el makal, la yuca, la raíz de papaya, el ramón, el cocoyol y el bonete se mezclaban con el maíz para aumentar el nixtamal y hacer la masa básica para tortillas y atole. Los tubérculos, por su parte, tienen la ventaja de que se mantienen almacenados bajo tierra por algunos años resguardados de los ataques de langostas y resistentes a la falta de agua. Las frutas constituían un complemento alimenticio en años buenos y un recurso esencial en los años de escasez, algunas se recolectaban en los montes y otras se cultivaban en los solares (*Ibid.*, 66, 72). Además había otras especies que los indios conocían como recursos

---

Hecelchakan, 19 de agosto de 1770, f. 15r; certificación de don Francisco Nari en Días del Valle y Patrón, teniente de capitán a guerra del partido de Maní, ff. 17r-17v; certificación de Lorenzo de Mendicutti, cura propio de Bolonchenticul, Bolonchenticul, 20 de septiembre de 1770, f. 19v.

306 AGI, México 3052, certificación del Br. don Francisco Ancona, cura beneficiado de Octún, jurisdicción del partido de Los Beneficios. Mérida, 27 de agosto de 1770, ff. 9r-9v.

307 AGI, México 3052, certificación Francisco Solís, cura beneficiado de Hecelchakan, 19 de agosto de 1770, f. 15r.

de emergencia que se consumían exclusivamente en tiempos de hambre (ver tabla 21). Igualmente, los montes también brindaban la opción de la cacería y la recolección de miel de las abejas silvestres.

TABLA 21
ESPECIES SILVESTRES Y CULTIVADAS
QUE SE CONSUMÍAN EN TIEMPOS DE HAMBRE[308]

Nombre en español	*Nombre en maya*	*Traducción*	*Manejo*	*Pág.* CM.
Piñuelas	Cham	"piñuelas de esta tierra, fruta conocida"	Silvestre	257
Chile	Ah max	"especie de aji o chile, montecino, es pequeño"	Silvestre	34
Ciricote	Kooptee	"un árbol fructífero y la fruta que lleva"	Cultivado/Silvestre	432
Ciruela	Abal	"ciruela"	Cultivado	1
	Acchee	"ciertas matas cuyas hojas comen los indios e tiempo de hambre y de sus flores hacen miel las abejas"	Silvestre	3
Jícama cimarrona	Babtun	"una hierba o mata de hojas anchas con ciertas mazorcas, las cuales comen los puercos y su raíz los indios en tiempos de hambre"	Silvestre	64
Jícama	Chicam	"jícama, es una raíz que se cría bajo la tierra como el nabo"	Cultivado	238
Camote (morado, amarillo, blanco)	Iz	"batatas o camotes, son buenos de comer, casi tienen sabor de castaña"	Cultivado	378
	Ko	"seroja o lechuga montes; hierba de esta tierra"	Silvestre	428
	Tonton citam, ix tonton citam	"Ciertos bejucos con cuyas raíces se purgan los indios y cómenlas también en tiempo de hambre"	Silvestre	725
	Ui	"raíz como de cebolla, batatas, jícamas y raíz de bejuco, lo grueso de ella que es de comer"	Cultivado/Silvestre	759
Verdolagas	Ah xuc, ah xucul, xucul	"verdolaga"	Silvestre	52
Verdolagas	Cabal chun	"verdolagas"	Silvestre	99
Verdolagas	Xuxuul	"verdolagas"	Silvestre	785

[308] Si bien esta tabla se basa en el *Calepino de Motul*, para conocer el manejo de estas plantas se consultó el texto de Teran y Rasmussen sobre la milpa en Yucatán, pp. 84-89.

Nombre en español	*Nombre en maya*	*Traducción*	*Manejo*	*Pág.* CM.
Zarzaparrilla	Yayax coceeh	"especie de zarzaparrilla, es azul"	Silvestre	360
Zarzaparrilla	Coceeh	"zarzaparrilla de esta tierra"	Silvestre	126
Guaya	Uayam	"una frutilla de esta tierra sabrosa y el árbol que la lleva"	Silvestre	746
Chicozapote	Zaya	"chicozapote sabroso de mucha carne y pocas pepitas"	Cultivado	158
Anona	Zaop	"anonas muy sabrosas , de mucha carne y pocas pepitas"	Cultivado	163
Yuca	Dzin	"yuca, de donde se hace el cazabe"	Cultivado	218
	Chay	"coles de esta tierra"	Cultivado	228
Nance	Chii	"una frutilla llamada nances y el árbol se llama chii. Su corteza sirve ara curtir"	Cultivado	236
	Ya	"nisperos de esta tierra que en lengua mexicana se dicen chico-zapote"	Cultivado	354
	Nixchee	"uvas de la costa y muy sabrosas, y el árbol que la lleva"	Silvestre	561
	Op	"anona, fruta y el árbol que la lleva"	Cultivado	600
	Pachii	"guayabo, árbol y su fruta"	Cultivado	611
Anona	Poox	"cierta fruta grande y espinosa, especie de anonas".	Cultivado	651
Papaya	Put	"papaya, árbol fofo y liviano y la fruta que lleva es de comer"	Cultivado	657

Como se vio en la primera parte de este trabajo, dos de las características más importantes del sistema milpero que se desarrolló en Yucatán desde la época colonial fue el policultivo y la realización de múltiples actividades asociadas con la agricultura que complementaban y reforzaban la actividad milpera. El policultivo permitió a los mayas aprovechar al máximo las posibilidades del medio y lograr una adaptación óptima al clima y al suelo. Recordemos, pues, que no se trataba únicamente de la asociación biológica del maíz y sus acompañantes, sino de un sistema mixto que permitió la explotación de diferentes pisos con características propias, entre los que se contaba –además de la milpa, la hortaliza de temporal y los huertos familiares– el monte con sus recursos silvestres para la recolección y otros cultivados intencionalmente para aquellos tiempos de carestía. En cuanto a las actividades paralelas a la agricultura milpera, según se dijo en la primera parte, se trataba principalmente de la cacería, la apicultura, el comercio y el trabajo remunerado.

En tiempos de crisis fue exactamente en este sistema productivo, visto como un todo, donde los indios buscaron las claves de su sobrevivencia. Si bien el eje central de este sistema económico y productivo podía estar sufriendo un duro embate (la milpa en sí) a consecuencia del clima (sequías, plagas, huracanes), se buscaba en otros pisos (el monte) recursos de subsistencia bien conocidos para épocas difíciles y se reforzaban actividades paralelas como la caza y la búsqueda de recursos económicos, ya fuera mediante el trabajo remunerado en las fincas o en las ciudades, o mediante la mendicidad en estos últimos centros de población. Pero quiero subrayar que todas estas acciones ya formaban parte de un mismo sistema económico y productivo, a pesar de que en tiempos de calamidad se les describiera en las fuentes oficiales como acciones desesperadas puestas en marcha ante eventualidades críticas. Si esto es así, entonces, parece factible plantear que ante las calamidades los mayas resistieron sobre la base de su propio bagaje cultural.

Según los informes de las autoridades indígenas de Tixhualactun, partido de Valladolid, los indios de su pueblo también migraron hacia las playas.[309] Desde el siglo antecedente, indios fugitivos de la zona de Valladolid repoblaron antiguos asentamientos dispersos ubicados en la costa que corre entre El Cuyo y Cabo Catoche. Sin embargo, hacia 1670 esos asentamientos quedaron nuevamente deshabitados por la actividad pirata (Gerhard, 1991a: 108). Con la crisis de 1770, algunos puntos de la costa se volvieron a ocupar, como El Cuyo, donde incluso fue preciso nombrar un cura que administrara a los indios que hasta ahí condujo la necesidad.[310] Es dable suponer que las playas fueron un punto de atracción importante en tiempos de hambre, en parte, por la variedad de especies marinas que brindaba el mar y que, ante la escasez de alimentos, resultaba una fuente proteica fundamental. Pero también existen datos que indican que estos indios, considerados por el poder español como fugitivos, se unían a las prácticas de contrabando y piratería llevadas a cabo por buques ingleses.

Migración a los centros urbanos

Otro punto de destino de gran importancia de la migración indígena durante las calamidades fueron los centros urbanos, principalmente las ciudades de

[309] AGI, México 3052, declaración de Nicolás Poot, escribano del pueblo de Tixhualactún. Valladolid, 15 de octubre de 1770, ff. 29r-v.

[310] AGI, México 3052, carta de Juan Crisóstomo de Salas al provisor del obispado, Valladolid a 16 de octubre de 1770, ff. 32v-34v.

Mérida, Valladolid y Campeche. Aquí, llegaban indios que salían de sus lugares de origen en busca de víveres. Se trataba principalmente de hombres solos que se valieron de la mendicidad para conseguir de manera inmediata el sustento mínimo indispensable para no fallecer de inanición, pero también raciones adicionales para llevar a sus familias que con hambre esperaban su regreso. Muchos morían en el intento. Entre tanto, hubo testigos que relataron que en los pueblos mujeres y niños sucumbían ante el hambre, esperando en la peor "miseria y desdicha" a que sus varones regresaran con víveres.[311] De este modo una gran cantidad de indios no hubiera tenido éxito en su intento por sobrevivir, para muchos otros ésta fue una opción asequible, o quizá la única, pues la migración de varones adultos y lo que consecuentemente juzgaban los españoles como el "abandono" de mujeres y niños aparece de manera reiterada en la documentación de entonces.[312] Así es posible explicar la sorpresa que expresaban los curas de la ciudad acerca de la elevada cuantía de cadáveres masculinos a los que diariamente daban sepultura. El cura del barrio de indios de San Cristóbal, por ejemplo, subrayó que en sólo tres meses y medio (de principios de junio a mediados de septiembre de 1770) había sepultado 92 mujeres y 1,115 hombres.[313]

Y no es de sorprender que los centros urbanos se hayan convertido en un fuerte polo de atracción para los migrantes expulsados por el hambre pues, como se vio en la segunda parte de esta investigación, estos lugares eran los primeros en abastecerse con el poco cereal que había en circulación mediante la alhóndiga o revendedores particulares. Pero esta inmigración habría generado, como consecuencia, un incremento en la demanda de alimentos en los centros urbanos. Así sucedió en la epidemia del *Matlazahualt* en el altiplano central, cuando aparecieron los primeros brotes desde agosto de 1736 en los pueblos que circundaban la ciudad de México, se propició una fuerte oleada migratoria hacia la urbe que trajo consigo un incremento importante en la demanda de granos (Molina, 2001: 190).

Según referí con anterioridad, recién se asomaba la escasez los especuladores embestían las cosechas apenas logradas para ocultarlas por un tiempo y luego revenderlas en las ciudades. Lo mismo con los estancieros, quienes gracias a sus influencias con el cabildo de la ciudad de Mérida obtenían fruc-

[311] AGI, México 3052, certificación del Br. don Francisco Ancona, cura beneficiado de Octún, jurisdicción del partido de Los Beneficios. Mérida, 27 de agosto de 1770, ff. 9r-9v.

[312] AGI, México 3052, certificación del Br. don Francisco Ancona, cura beneficiado de Octún, jurisdicción del partido de Los Beneficios. Mérida, 27 de agosto de 1770, ff. 9r-9v.

[313] AGI, México 3052, certificación de Diego Antonio Loria, cura beneficiado de la iglesia del barrio de San Cristóbal, Mérida, 20 de septiembre de 1770, f. 12r.

tíferos contratos para surtir a la alhóndiga en tiempos difíciles.[314] Incluso, en los años más críticos de la carestía y el hambre, fueron acusados por el gobernador de ocultar el maíz para luego hacerse de "jugosas" ganancias.[315]

Por otra parte, las acciones puestas en marcha por los funcionarios coloniales de más alto nivel, como el gobernador o el cabildo de Mérida, estuvieron encaminadas a surtir el principal depósito de la provincia, esto es, la alhóndiga de la ciudad. En consecuencia, lograron aliviar algunos efectos de la falta de alimentos en la urbe, pero la zona rural continuaba sumida en una grave situación de hambruna.[316] Desde 1767 el gobernador Antonio de Figueroa autorizó el envío de embarcaciones a Veracruz, Nueva Inglaterra, Nueva Orleans y Movida, en Venezuela, en busca de maíz, arroz y legumbres para dotar a la provincia.[317] Su sucesor Antonio Olivier en 1771 importó víveres de los puertos de La Habana, Veracruz y Luisiana. Un año después, con el azote de un huracán, estimó necesario comprar 25,000 cargas más de maíz en Veracruz, que se distribuyeron en la alhóndiga de Mérida con base en padrones de la ciudad y sus barrios previamente elaborados con el objetivo de evitar el acaparamiento.[318] Para detener la escalada de precios, los granos de Veracruz y Nueva Orleans se vendieron en 4 pesos la carga y los de La Habana en 2.1 (17 reales). Con el dinero de los impuestos del tabaco y el licor se subvencionó el precio en 2 pesos (16 reales) para la gente más "necesitada".[319]

Las labores de asistencia social entre los mendigos, en su mayoría migrantes, fue emprendida principalmente por instancias religiosas.[320] Aunque también algunos encomenderos y vecinos españoles se sumaron a la tarea, pues dar de comer y repartir limosnas en tiempos de calamidad era altamente estimado como un acto de piedad cristiana.[321] En el ámbito sanitario, los párrocos procuraron que se enterraran los cadáveres que quedaban tendidos en

[314] CAIHY, Libro III-1772-003. Año de 1773. Cuanta del pósito realizada por don Bernardo Joseph.

[315] AGI, México 3052, carta del gobernador Antonio Olivier al rey. Mérida, 1 de marzo de 1774, f. 43r.

[316] AGI, México 3052, representación de la Audiencia de México al rey. México, 3 de julio de 1773, ff. 37v-38v; testimonio de una carta del rey al gobernador de Yucatán, f. 34v.

[317] AGI, México 3054, licencia dada por el gobernador de Yucatán Cristóbal de Sayas para que se envíe un barco a cualquier puerto extranjero en busca de víveres. Mérida, 2 de junio de 1770, ff. 15v-16r.

[318] AGI, México 3052, carta del gobernador de Yucatán Antonio Olivier al rey. Mérida, 1 de marzo de 1774, ff. 42v-46v.

[319] AGI, México 3054, carta del gobernador de Yucatán Antonio Oliver al rey. Mérida, 29 de mayo de 1771, s/f.

[320] A diferencia de otros lugares de la Nueva España, en Yucatán el proceso de secularización de la asistencia pública fue muy lento. Incluso, la beneficencia pública, a cargo del poder civil, tuvo durante la época ilustrada rasgos propios de la caridad católica (Castillo, 2002: 7, 19, 20, 31).

[321] AGI, México 3052, certificación Francisco Solís, cura beneficiado de Hecelchakan, 19 de agosto de 1770, ff. 15r; certificación de don Francisco Nari en Días del Valle y Patrón, teniente de capitán a guerra del partido de Maní, ff. 17r-17v.

la vía pública y así, además de cumplir en darles cristiana sepultura, evitaban la propagación de una posible peste. En los patios de las iglesias de los barrios de San Cristóbal, Santiago, Santa Ana y San Sebastián hicieron cavar zanjas donde se inhumaban los cuerpos que se trasladaban diariamente en carretones. Pero cuando su capacidad se vio rebasada, intervino el Ayuntamiento de Mérida y dispuso algunos solares donde se colocaban los muertos, de 12 en 12, en fosas que se abrían de un día para otro. Luego, cuando ya no cupieron, los cuerpos se llevaron al paraje vecino de Santa Catarina.[322]

De igual manera repartían comida. Existen testimonios de varios párrocos y otros españoles que afirmaban que diariamente daban raciones a los indios, que, según afirman, las solicitaban con "llantos y gemidos" por las calles.[323] En efecto, la posibilidad de paliar el hambre de esta manera parece haber sido uno de los factores que animó la oleada migratoria de indios hacia la capital. En numerosos reportes se informó que la mayoría de los indios que mendigaban en Mérida provenían de otros lugares. Para el protector de indios las limosnas eran la causa de "haberse juntado en esta ciudad no sólo los indios de los pueblos inmediatos, sino también los de los remotos".[324]

Aunque también se registraron casos, pocos, de indios que acudían a la alhóndiga de la ciudad a comprar maíz con dinero propio. Para ello, se asegura en las fuentes, vendían todo cuanto les pertenecía, lo que apenas les alcanzaba para comprar algo del maíz que se vendía a precios tan elevados en las ciudades.[325] Dada la inmediatez de la necesidad, se comerciaban bienes cuya venta se hacía de manera rápida, como ropa, caballos o colmenas. En las ciudades de Mérida y Valladolid hacia 1770 se capturó y castigó a indios que vendían la carne de sus caballos y burros.[326] Numerosos reportes aseguran que muchos indios de los pueblos vendieron todo lo que tenían:[327]

[322] AGI, México 3052, solicitud del contador juez oficial real Pedro de Urriola para que sean examinados los cobradores de tributos. Mérida, 4 de diciembre de 1770, ff. 1r-2r.

[323] AGI, México 3052, certificación de Diego Antonio de Loria, cura beneficiado de la iglesia parroquial de Nuestra Señora de Guadalupe en el barrio de San Cristóbal en la ciudad de Mérida. Mérida, 20 de septiembre de 1770, ff. 11v-13v; certificación del cura de Maxcanú Br. Manuel Correa sobre el estado de su pueblo, jurisdicción del Camino Real. Mérida, 27 de agosto de 1770, ff. 8v-9r.

[324] AGI, México 3052, declaración del protector general de los naturales Joseph Loucel. Mérida, 7 de diciembre de 1770.

[325] AGI, México 3052, certificación del Br. don Matías de la Cámara, cura beneficiado de Muna, jurisdicción de La Sierra. Mérida, 6 de septiembre de 1770, ff. 11r-11v.

[326] AGI, México 3052, certificación del gobernador de Yucatán Cristóbal de Sayas, 10 de diciembre de 1770, ff.31r-32r; carta de Pedro de Urriola al rey. Mérida, 14 de marzo de 1771, ff. 33v-34r.

[327] AGI, México 3052, petición de los encomenderos a Pedro de Urriola, contador Oficial Real. 11 de septiembre de 1770, ff. 5v-7v; certificación del cura de Maxcanú Br. Manuel Correa sobre el estado de su pueblo, jurisdicción del Camino Real. Mérida, 27 de agosto de 1770, ff. 8v-9r; certificación del Br. don Francisco Ancona, cura beneficiado de Octún, jurisdicción del partido de Los Beneficios. Mérida, 27 de agosto de 1770, ff. 9r-9v; interrogatorio para tomar testimonio a diversos individuos acerca de las consecuencias padecidas por la escasez y la hambruna. ff. 13v-14r.

> los pocos indios que han conseguido escapar la vida han vendido los más sus casas, solares y demás muebles hasta la ropa de su uso para con el producto de ellos comprar los alimentos y poder subsistir, atento a que como estos subieron a excesivos precios no les bastaba para mercarlos, lo que alcanzaban con su trabajo diario.[328]

Sin embargo, este recurso solamente remedió la carestía inmediata, ya que cuando el hambre volvió a sentirse entre 1772 y 1774, los indios que años antes habían liquidado sus propiedades para comprar maíz, ahora no tenían qué vender y entonces optaron por la fuga, dejando todavía más desierta la provincia.[329]

Para terminar este capítulo: Durante prácticamente todo el periodo colonial migrar y abandonar los pueblos trazados y vigilados por los españoles fue una forma de la que se valieron los mayas para resistir a la dominación extranjera y a sus políticas de aculturación y exacción económica. Por eso, en tiempos de crisis, cuando las exigencias tributarias estrechaban los límites de la sobrevivencia, la migración fue un recurso fundamental y ampliamente practicado por esta población. Pero moverse no fue sólo una manera de evadirse y oponerse, sino que también fue una forma de rehacer y reconstruir una sociedad amenazada por el hambre, la enfermedad, la falta de alimentos, y un entorno físico y social amenazante. Migrar representó una opción para acceder a una serie de recursos del entorno bien conocidos por los mayas, y muchos de ellos domesticados y sembrados de manera intencional para las épocas de carestía en los terrenos en barbecho, y a los que de haberse quedado en los pueblos no hubieran podido acceder; migrar permitió a otros obtener a los recursos que estaban en manos de los hacendados españoles y/o el trabajo asalariado; migrar acercó a otros tantos a los recursos de la ciudad.

Estos desplazamientos no fueron sólo espaciales, sino también sociales y culturales en un sentido más amplio. La migración de los indios contribuyó a redefinir las relaciones internas y externas de la sociedad indígena, impactó de manera sustancial la historia del desarrollo de los pueblos de indios y trajo consigo cambios cardinales en los puntos de destino, como las fincas rurales y las ciudades. Al migrar, en suma, los mayas participaron de manera activa en la construcción del sistema colonial de la época.

[328] AGI, México 3052, declaración de Pablo de Castro, recaudador del partido de La Sierra. 1770, ff. 2v-3r.

[329] AGI, México 3052, carta del nuevo contador real de las Cajas de Mérida Manuel Esteban de la Peña al rey. Mérida, 24 de marzo de 1774, ff. 46v-50v.

CAPÍTULO VI

Grupos de parentesco y matrimonio. Las claves culturales de la sobrevivencia

Los vínculos y redes sociales que los mayas tejieron en nombre del parentesco a lo largo de toda la época colonial fueron un elemento fundamental en su reproducción física y cultural en el contexto adverso que impuso la dominación y explotación extranjera. Mediante estos lazos, la población nativa emprendió lo que Nancy Farris (1992: 25) denomina como la "empresa colectiva de subsistencia" y se conformó una base de organización social a partir de la cual se desarrollaban tareas fundamentales para el curso de la vida y sociedad nativas, como la cooperación, el intercambio y la reciprocidad, en aspectos cardinales para el mundo indígena entre los que se cuentan la residencia, la producción agrícola, la obtención y preparación de alimentos, el cuidado de los menores, enfermos y ancianos, la socialización, el ritual y la custodia y reproducción del patrimonio material y simbólico. Esta autora sostiene que en la época colonial, para los mayas fue sustancial poseer un grupo de parientes grande y cohesionado que asegurara el mantenimiento del estatus gracias al mutuo apoyo político y ayuda económica, especialmente en épocas de crisis, para el cuidado de enfermos y ancianos, compartir deudas fiscales, y reconstruir las reservas después de las crisis agrícolas (Farriss, 1992: 394).

De ahí que comprender el papel que las relaciones de parentesco desempeñaron en esta empresa colectiva de subsistencia sea adentrarnos en una parte del esqueleto social y cultural que permitió a los mayas trascender las calamidades de su tiempo, no como meras víctimas –que en muchos sentidos lo fueron–, sino como sujetos activos de su presente. El planteamiento que guía este capítulo es que en época de crisis muchos indios buscaron su sobrevivencia en la base de su propia sociedad, de modo que los grupos de parentesco funcionaron como un sistema de ayuda mutua para encarar el hambre y las enfermedades, así como también para hacer trabajo conjunto en las milpas, superar la escasez de alimentos y para migrar. En las fuentes de la época hay múltiples sugerencias al respecto.[330]

[330] AGI, México 3052, carta del gobernador de Yucatán Antonio Olivier al rey. Mérida, 1o. de marzo de 1774, ff. 42v-46v; interrogatorio para tomar testimonio a diversos individuos acerca de las consecuencias padecidas

La importancia de los vínculos de parentesco como un recurso de sobrevivencia ante las crisis, principalmente aquellas provocadas por la falta de alimentos, ha sido analizada por la antropología en diferentes regiones del continente africano. Esta línea de investigación ha retomado de la tradición británica de la antropología el interés por el estudio del parentesco, los linajes y las unidades domésticas, situando esta experiencia en el contexto contemporáneo marcado por cruentas hambrunas que han afectado aquel hemisferio del planeta (Torry, 1978; McKittrick, 1997; Cliggett, 2005). El hambre y las hambrunas, se ha observado, alcanzan todas estas unidades, puesto que durante las crisis la sociedad no se desintegra en individuos autónomos, ni se dispersan los lazos de parentesco, clientelismo, amistad o compadrazgo. Por el contrario, son siempre, o casi siempre, parte de la solución (Shipton, 1990: 356, 374, 380).

Así, el parentesco ha sido descrito como un medio de prevención al conformar una "inversión social" a largo plazo, que significa dar, compartir y prestar a otros, esperando una recompensa directa o indirecta que cobra especial importancia en tiempos de crisis. Se ha observado, por ejemplo, que la exogamia entre clanes crea redes de alianzas que resultan muy útiles frente a las emergencias (Shipton, 1990: 172, 368). Algunos de estos estudios sobre diferentes sociedades en África han hecho énfasis que tales estructuras sociales que unen a los individuos se muestran fundamentales en sociedades donde la acción del Estado carece de instancias y redes de asistencia pública. De manera que el intercambio recíproco entre familiares para acceder a bienes, recursos y servicios es el corazón de esta "resiliencia", que cobra mayor relevancia frente a sequías o inundaciones, pues ahí lo que escasea es, precisamente, esos bienes, recursos y servicios (Cliggett, 2005: 50; Osbahr, 2007: 9).

En este sentido, las redes sociales tejidas en nombre del parentesco han sido tomadas, además de como un medio de prevención, como un recurso más de sobrevivencia, en muchos casos, el único de que la gente puede disponer para no sucumbir ante la carestía de alimentos. En su estudio sobre la hambruna que padecieron los Gwembe Tonga en la Zambia Rural en 1958, Lisa Cliggett (2005: 50) privilegia un enfoque "relacional" de la vulnerabilidad que le permite comprender la urdimbre social que hace que cierta población "sufra" más que otra. Se trata de las unidades domésticas (*hoseholds*) donde, como parte de un colectivo pero de manera individual,

---

por la escasez y la hambruna. ff. 13v-14r; testimonio del regidor don Joseph Ignacio Pantaleón en la causa promovida por los encomenderos en lo tocante a la exención de tributos. Mérida, 20 de septiembre de 1770, ff. 14v-15v.

ancianos, mujeres, adultos y niños compiten por los recursos y emplean estrategias variadas para alcanzar metas distintas (: 80). Pero, incluso, algunos estudios sobre "desastres" en el México contemporáneo han apuntado que las relaciones sociales previas y las identidades colectivas que sustentan a la comunidad son pieza clave para comprender la forma en que una sociedad responde a estos fenómenos (Aguirre *et al.*, 1994: 71).

Siguiendo estas sugerentes líneas de análisis, en este capítulo exploraré, en la medida que me permitan las fuentes, el papel que habrían desempeñado los grupos de parentesco mayas como la base que habría sustentado y permitido en gran medida que parte de la población maya haya logrado resistir y sobrevivir a las calamidades de su tiempo. Buscaré en estos vínculos sociales la clave que me permita una aproximación más detallada a otros mecanismos de resistencia colectivos, como la migración misma o la distribución de los recursos. Para ello, he dividido este capítulo en tres apartados: en el primero, titulado "Los grupos de parentesco mayas y los mecanismos de la perpetuidad" se presentan las características más sobresalientes de los grupos de parentesco mayas en la época colonial –unidades de análisis de este capítulo– destacando asuntos cardinales para la sociedad indígena como los matrimonios, la residencia, la tenencia y el uso de los recursos, la obtención de alimentos y el trabajo agrícola. En el segundo apartado, titulado "Crisis y nupcialidad", se abordan aspectos demográficos de uno de los eventos que en el apartado anterior se señala como parte sustancial del esqueleto de los grupos de parentesco: el matrimonio. Con base en fuentes cuantitativas como actas sacramentales y matrículas de tributarios, se abordan cuatro variables relacionadas con el connubio: incidencia, edad a la que se contraían las primeras nupcias, enlaces entre viudos y estructuras de intercambio matrimonial. Todas estas variables se estudian en series que abarcan casi un siglo y en su vinculación con las dos calamidades que en esta investigación se analizan de manera comparativa (1725-1731/1765-1774). En el último apartado, cuyo título es "Migración y connubio" se explica qué lugar desempeñó el parentesco ante el fenómeno migratorio. Se trata de perfilar una explicación respecto al cómo migraban los indios y de qué forma se insertaban colectivamente en los lugares receptores.

Los grupos de parentesco mayas y los mecanismos de la perpetuidad

Los mayas en la época colonial se aglutinaban en torno de agrupaciones parentales orientadas por la doble filiación, esto es, que se reconocía la pertenencia a los grupos paterno y materno para fines diferenciados. Este colectivo intercambiaba cónyuges entre sí sobre la base del principio estructural que la antropología ha denominado como de "matrimonio entre primos cruzados". En la práctica, este principio generaba una dependencia mutua entre parientes patrilineales y matrilineales que intercambiaban de manera recíproca cónyuges, lo cual les permitía constituirse y perpetuarse como una unidad (Peniche, 2007: 345-347).

El matrimonio entre parientes cruzados era, entonces, el principio y la práctica social que daba lugar a la formación y reproducción de los colectivos de parentesco: descendientes paternos y maternos constituían unidades mínimas de intercambio, se encontraban en la alianza matrimonial y a través de ésta se integraban como grupo y se perpetuaban a través de generaciones. Retomar este elemento de formación y reproducción social de los grupos de parentesco mayas en la época colonial será muy importante cuando se analicen los mecanismos de sobreviviencia colectivos que la sociedad indígena puso en marcha de cara a las crisis, pues se podrá ver que, lejos de romper con estos mecanismos sociales que permitían su reproducción física y social, las calamidades tendían a reforzarlos. De ahí que sea factible pensar que los grupos de parentesco hayan funcionado como una densa red de ayuda mutua sobre la que se pusieron en marcha acciones concretas para superar los efectos de las calamidades. Sobre esto se abundará más adelante.

Estas agrupaciones conformaban una persona moral que se distinguía por el dominio de propiedades materiales y simbólicas, se perpetuaba por la transmisión de un patrimonio, su nombre, sus títulos y sus prerrogativas en línea paterna, materna o ficticia, cada una de manera independiente o todas a la vez.

Además se perpetuaba gracias a la práctica colectiva de un conjunto de derechos y obligaciones que llevaba a terrenos corporativos la tarea de la sobrevivencia cotidiana. Una de estas acciones era la residencia conjunta. Para el siglo XVI se han identificado agrupaciones entre los mayas que la historiografía ha denominado como *familia múltiple cognaticia*, y su importancia radica en que se trata de uno de los escenarios donde los grupos de parentesco se consolidaban y perpetuaban como una unidad corporativa (Peniche, 2007: 194). Compartir un espacio físico, una vivienda, un solar o una localidad representaba por sí misma una actividad que obligaba a los individuos a interactuar sobre la base de ciertos acuerdos sociales. Pero ni la linealidad ni el connubio constituían las únicas variables que operaban en la asignación de un individuo a un grupo residencial, sino que entraban en juego otros elementos como la elección, el poder, el estatus y los recursos.

Ello explica, por ejemplo, que las residencias encabezadas por nobles locales aglutinaran un mayor número de individuos, que nominalmente podían o no estar emparentados. Con mayores recursos, materiales y simbólicos, el vínculo práctico entre los miembros de la unidad residencial se establecía a través de acciones relacionadas con la producción y el consumo, y principalmente el uso y tenencia de la tierra. En la temprana época colonial, la membresía a una unidad residencial encabezada por un grupo de parentesco era uno de los medios que dotaba a los individuos de la posibilidad de acceder a determinados bienes estratégicos y de participar en una red social (Peniche, 2007: 213-223).

Sin embargo, el curso de la colonización española tendió a modificar la expresión residencial de estas agrupaciones, puesto que una de las políticas de reducción y adoctrinamiento de los indios establecía que cada familia nuclear o simple debía formar una vivienda independiente, en lo cual los españoles pusieron especial celo y cuidado. No obstante este proceso, los ordenamientos parentales que se constituían en unidades residenciales no se desintegraron, dado que los intereses comunes que les daban vida se centraban en el patrimonio y la cooperación y el intercambio.

En los siglos que siguieron al proceso de reordenamiento espacial de la población, hasta finales de la época colonial, los grupos de parentesco encontraron una concreción local de sus actividades corporativas en los pueblos de indios. A pesar de no habitar estrictamente bajo un mismo techo o, incluso, en un mismo solar, estas agrupaciones continuaron colaborando y expresando su avenencia en muchas actividades relacionadas con la supervivencia y el desarrollo de la vida cotidiana. Esta tendencia de los grupos de parentesco a reproducirse dentro de los límites de los pueblos coloniales se advierte en las fuentes demográficas de la época, en las que es posible identificar patronímicos con circuitos de intercambio matrimonial específicos, los cuales abordaré a detalle más adelante. En suma, esta información permite plantear que a pesar de que el colonialismo prohibió a los mayas residir en una misma casa/habitación, en los pueblos coloniales estos grupos encontraron un espacio que les permitió la concreción de las acciones corporativas que los integraban como una persona moral.

Quizá la principal de ellas haya sido la tenencia y el uso de los recursos básicos para la subsistencia como la tierra y las fuentes de agua. Ya fuera como titulares, copropietarios, arrendatarios o simples usufructuarios, para los indios pertenecer a una colectividad parental fue un requisito muy importante (aunque no exclusivo) que permitía su acceso a la tierra, *ergo*, a un medio indispensable para obtener el sustento propio y de sus dependientes.

Por pertenecer a una república, pagar tributo y cumplir con el *tequio* y otras cargas comunitarias, cada indio varón cabeza de familia, aunque fuera forastero, podía solicitar al Cabildo local y al cacique un lote de tierra del fondo comunal para realizar su milpa, labranzas y otras actividades de subsistencia como caza y recolección (Bracamonte, 2003: 65). En principio, de esa dotación se sostendrían todos sus dependientes, aunque éste no era el único medio que tenían los indios para acceder a la tierra, sino que había otras formas, como la propiedad privada de particulares o la propiedad patrimonial manejada por grupos de parientes (: 68), ya fuera poseída y utilizada en colectivo, o a través de la titularidad de una sola persona, pero trabajada y beneficiada por el grupo (Peniche; 2007: 265-273).

Además del ámbito de la propiedad, las redes familiares fueron el sustento de la cooperación y la ayuda mutua para la obtención de alimentos, especialmente para el trabajo agrícola. En las fuentes coloniales existen numerosas evidencias de esta cooperación y de las formas variadas en que pudo haberse dado. En los diccionarios coloniales, por ejemplo, se asentó que *mulkabtah* significaba "hacer o trabajar de comunidad o todos juntos en una misma obra o ayudarse unos a otros" (p. 534), en tanto que *xulaa* refería el trabajo realizado "a tornapeón, a tornadía, que es hacer entre muchos la obra o hacienda de uno y luego la de otro hasta acabarlas todas. Sula col, hacer la milpa así..." (p. 786). En el siglo XVI, por ejemplo, cuando se llevaron a cabo algunas de las pesquisas por los casos de idolatría que siguió fray Diego de Landa, quedó documentado en 1562 el caso de una milpa cercana al pueblo de Yaxcabá, que si bien era propiedad de un hombre llamado Juan Cauich, se registró que la trabajaba en colaboración con su hermano menor Francisco Cauich, el hijo de éste, de nombre también Francisco Cauich, y otro primo llamado Martín Cauich. En las fuentes se asienta que no todos vivían en la misma residencia, ni aún en el mismo pueblo, sino que procedentes de Tekax habían llegado a Yaxcabá en tiempos de la cosecha precisamente para cooperar con el propietario de la milpa en las labores agrícolas (DDQAMY, t.1 doc. XXVIII, p. 210). De forma semejante, cuando en los testamentos del siglo XVIII se legaban milpas sembradas, se listaban extensiones que parecía imposible que hubieran sido trabajadas por una sola persona y, en vista que se legaban a parientes, es factible pensar que se trataba del fruto de un trabajo colectivo (ver Peniche, 2007: 256). Si bien no se conocen datos relativos a la época colonial, Alfonso Villa Rojas (1992: 189) calculó que en el marco del sistema rotativo de Tusik de 1950 una familia integrada por seis personas mayores de cinco años plantaba en promedio 87 mecates por año y cosechaba 103 cargas de maíz (46 kilogramos por carga). De tal suerte es más sencillo imaginar los beneficios de la colaboración en el trabajo agrícola. Incluso, Nancy Farriss (1992: 216) ha apuntado que la unidad básica de cooperación y apoyo mutuo de los mayas yucatecos en la época colonial era precisamente la "familia extensa" que persistía gracias a su vinculación con la tarea más básica de supervivencia como era la producción de alimentos. Los distintos grados de ayuda mutua, asegura esta autora, intensificaban el bienestar de los miembros de una familia e incrementaban sus posibilidades de supervivencia.

Crisis y nupcialidad

En el apartado anterior, desde el principio, sostuve que el matrimonio era el mecanismo social más importante que estructuraba a los grupos prácticos de parentesco y permitía su reproducción social a través de las generaciones. Por eso, considero muy importante analizar esta práctica social ante las calamidades con el mayor detalle que las fuentes permitan, pues ese análisis ayudará a realizar un acercamiento a su papel como recurso social de sobrevivencia en relación con los grupos de parentesco mayas.

Estudios sobre demografía histórica han mostrado que la manera en que se comportaba el matrimonio durante y después de las crisis era una clave muy importante que incidía en la recuperación demográfica a corto y mediano plazo, básicamente, por su influencia en las tazas de natalidad (Rabell, 1992: 23-24; Malvido, 1993: 72, 84; McCaa, 1996: 31; Molina, 2006: 140). Pero si consideramos que entre los mayas, como en tantos otros grupos, la unión entre los desposados no se trataba únicamente del vínculo entre dos individuos, sino entre dos agrupaciones familiares que en nombre del connubio establecían y/o reforzaban vínculos sociales de gran importancia y emprendían en colectivo prácticas que abarcaban buena parte de la vida indígena como el cuidado y la asistencia de los diferentes miembros del grupo (niños, ancianos, enfermos), la producción y obtención de alimentos, la tenencia y el acceso al uso de los recursos para la subsistencia (tierra y agua), la residencia, y hasta la representación y participación en la vida política local, el matrimonio en tiempos de crisis no sólo se habría relacionado con asuntos relativos a la reproducción física de la población, sino también social y cultural en su sentido más amplio.

De tal suerte, un repunte considerable en los registros matrimoniales justo después de una crisis, bien podría haber significado un mecanismo para recuperar a la población diezmada por la sobremortalidad y la migración, pero también, y quizá de mayor importancia, una forma de reforzar las bases sociales que permitían la cooperación, el intercambio y la reproducción social a largo plazo.

En las series matrimoniales trabajadas para esta investigación se encuentran tendencias disímiles en cuanto a la relación entre registros matrimoniales y crisis, aunque con algunos factores en común: en los años más arduos las inscripciones mermaban o incluso se suspendían. Este comportamiento de las series nupciales no es en ningún modo exclusivo de los pueblos de Yucatán y ha sido observado en diferentes estudios de la Nueva España (Molina, 2006: 137), atribuyéndose sus causas a factores económicos, sociales y psicológicos que acompañaban a las crisis (Malvido; 1993: 84).

GRÁFICA 41
SERIE DE MATRIMONIOS, HALACHÓ, 1700-1788

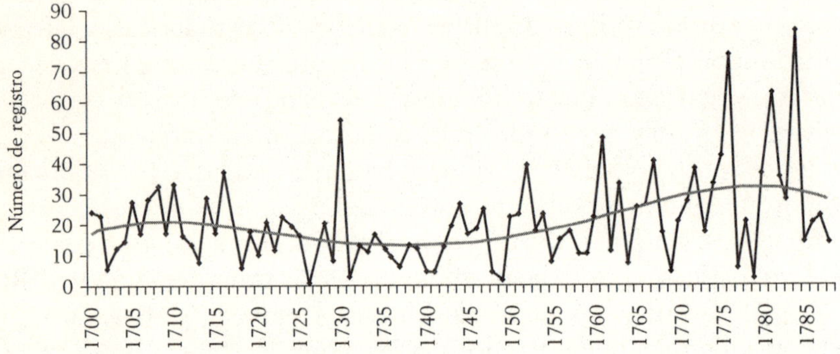

Fuente: AAY, Archivo de la parroquia de Maxcanú, Libro de matrimonios de Halachó 1674-1821; CHF, Rollo 708449.

En la serie de Halachó, pueblo ubicado en el partido del Camino Real, son claramente identificables las dos calamidades que en esta investigación se analizan comparativamente:

a) De 1725 a 1726 los enlaces cayeron de 16 a cero, para recuperarse rápida y espectacularmente en 1730, cuando se inscribieron más matrimonios que en ningún otro año en un periodo de 70 años (hasta antes de 1775). Sabemos que a mediados de ese año volvió a azotar entre la población otra epidemia, posiblemente viruela, por lo que no sorprende que en 1731 la incidencia de uniones volviera a caer, para reponerse lenta y paulatinamente en las décadas subsiguientes. La caída que se advierte entre 1740 y 1741 y la consiguiente inflexión en la tendencia se puede explicar por lo que se denomina como una "generación hueca", pues la epidemia de sarampión de 1726 habría generado altos índices de sobremortalidad entre los recién nacidos y niños menores de cinco años, diezmando a la población que 15 años después estaría en edad de contraer nupcias.[331]

b) A partir de 1767 los matrimonios comenzaron a descender de 40 en este año, a 17 en el año siguiente hasta llegar a su punto más bajo de cuatro uniones en 1769. Pero a partir de ahí, la recuperación fue vertiginosa y 1775 fue el año en que se anotaron más enlaces en un periodo de 80 años.

c) Asimismo, se registra otro pico importante en 1784 (consignado también en la siguiente gráfica) que posiblemente se explique por una combinación de variables como el acelerado crecimiento poblacional de las últimas décadas del siglo, la migración, así como otro episodio de hambre y epidemia que se registró en 1782.[332]

Es importante recordar que, según se vio en el capítulo sobre migración, este pueblo fue receptor de grandes flujos migratorios en tiempos de calamidad, por lo que también es posible que este incremento en los matrimonios se haya alimentado con la población recién inmigrada.

GRÁFICA 42
SERIE DE MATRIMONIOS, ACANCEH, 1719-1793

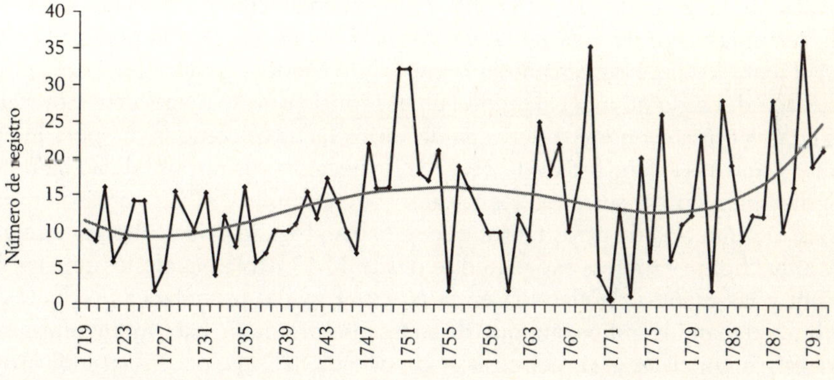

Fuente: AAY, Archivo de la parroquia de Acanceh, Libro de matrimonios; CHF Rollo 641983.

[331] Elsa Malvido (1993: 84) indica que si una epidemia hace desaparecer a los grupos de 0 a 5 años, la nupcialidad cae a largo plazo (15 o 20 años después), es decir, cuando esos grupos debieron llegar a la edad de matrimonio.

[332] AGI, México 3066; AGN, Tierras, exp. 144.

En la serie de Acanceh, en el partido de La Sierra, se advierten algunas diferencias:

a) La calamidad de 1725-1731 no parece haber tenido una influencia significativa en la incidencia de matrimonios. Después de que en 1725 se registraran 14 enlaces (dos por arriba del promedio de todo el periodo), en 1726 se inscribieron dos y en 1727 fueron cinco, pero para 1728 la tendencia general se restableció a 15 inscripciones y continuó así a lo largo de varios años, aunque con un retroceso temporal en 1732 después de la epidemia de viruela. Me interesa destacar que en esta serie, a diferencia de la de Halachó, no se consigna un incremento notable por arriba de la tendencia general, ni tampoco se identifican a mediano plazo las "generaciones huecas". Posiblemente esta diferencia se deba, en parte, al menor flujo de migrantes que habría tenido Acanceh, pero también es factible que Halachó haya padecido con mayor virulencia los estragos de las epidemias seguidas de sarampión y viruela. Recordemos que este pueblo se ubicaba precisamente en la franja de asentamientos que conectaba al puerto de Campeche (por donde presumiblemente habría entrado el sarampión, procedente del puerto de Veracruz) con la ciudad de Mérida, por lo que no es aventurado plantear que estaba más expuesto que Acanceh al contagio de estas epidemias.

b) En esta serie se consigna otro "pico" hacia 1750, ausente en los registros de Halachó. Es posible que esta variación se pueda atribuir a que, como se vio en la segunda parte de esta investigación, la zona noreste de la península –especialmente los pueblos cercanos a la ciudad de Mérida– padecieron para la quinta década del siglo no una calamidad en el sentido que se maneja en este trabajo, sino una crisis económica derivada de varios factores como la diáspora indígena que siguió a la calamidad de 1726-1731, la negativa y la imposibilidad de muchos indios para cubrir sus adeudos fiscales y de cumplir con sus cargas comunitarias, la renuencia de otros tantos que se habían fugado de sus pueblos a regresar, y al hecho de carácter exógeno que desde 1743 habían caído los precios de la cera y las mantas de algodón en la Nueva España, principales productos que comerciaban los indios, aunque de manera obligada.[333] Este incremento en los registros nupciales al comenzar la sexta década del siglo podría ser indicativo de que dicha crisis económica iba en retroceso, aunque también acaso sería reflejo de un proceso de "retorno" de muchos de los indios que años atrás habrían abandonado Acanceh. Este regreso de migrantes bien podría haber sido voluntario, aunque también producto de campañas exitosas de reducción emprendidas por las autoridades españolas.

[333] AGI, México 3118, carta al regente y contadores mayores de Pedro de Urriola y Joseph de Araos, contador y tesorero oficiales de la Real Hacienda, en la que informan sobre su reconocimiento de las deudas que había de tributos de los pueblos de la Real Corona y de los agregados que fueron decomisados a don Francisco de Montejo, ff. 142v-148r.

c) La siguiente sima que se observa en la gráfica de Acanceh coincide con la calamidad de 1770, y toca justo el año que antecedió a la hecatombe, esto es, 1769. Al año siguiente los enlaces descendieron a cuatro, y en 1771 a uno. Si bien en los años posteriores se restableció la tendencia creciente propia del siglo, la recuperación a corto plazo no fue tan pronunciada como en Halachó. Aquí, nuevamente, la salida y/o llegada de migrantes podría ayudarnos a explicar estas sutiles diferencias.

d) Finalmente, como en Halachó, se advierte aquí un último incremento hacia finales del siglo (1787). En esta investigación he optado por analizar comparativamente dos calamidades (1726-1731 y 1765-1774), pero no puedo dejar de subrayar esta coincidencia registrada en dos pueblos yucatecos en la novena década del XVIII, sumada a algunas referencias dispersas que he encontrado y que indican que en estos años se habrían padecido "hambres y enfermedades" y un huracán que azotó la península en 1785,[334] además corresponde a los años en que en el centro de la Nueva España se vivió quizá la peor calamidad de finales del periodo colonial marcada por el hambre, la enfermedad y la muerte (Gibson, 1967: 323-324; Florescano, 1986: 111; Brading, 1988: 318-324; Robinson, 1999; Molina, 2005: 96 y 2006: 134). Por todo lo anterior, si no profundizo aquí en ello, sí identifico este episodio en la historia peninsular, lo subrayo y planteo la necesidad de profundizar en su análisis con detenimiento.

En suma, del estudio conjunto y comparativo de las dos series, se puede concluir que, como bien ha observado la historia demográfica de otras regiones de la Nueva España (Malvido, 2003: 84; Molina, 2006: 135) e incluso de otros países en la Europa preindustrial (Cotts y Meneen, 1985: 357), las curvas de matrimonio en estos pueblos fueron muy sensibles a las coyunturas de crisis. En ambas, se registran variaciones importantes relacionadas con las dos calamidades que se analizan en esta investigación:

A juzgar por las curvas de matrimonio, la calamidad de 1726-1731 habría afectado más la zona del Camino Real que la del norte de La Sierra. Con los datos disponibles, sólo es posible plantear esta "mayor afectación" en términos de una mortalidad más acentuada de niños entre cero y cinco años. Esto no significa necesariamente que en Halachó los problemas agrícolas asociados con el contagio hayan sido más críticos, sobre todo si se considera, por un lado, que la población más afectada no habría estado en edad productiva y, por el otro, que esta pérdida de población se habría repuesto rápidamente con la llegada de inmigrantes. Más aún, este aparente poder atractivo que habría tenido Halachó para los migrantes, no obstante la posibilidad del contagio, posiblemente sea un indicador de que la producción agrícola ahí no fue afectada por la epidemia.

[334] AGN, Historia 54, exp. 16.

En la calamidad de 1765-1774 también hay variaciones importantes respecto al matrimonio. En ambos casos la interrupción de los enlaces fue temporal y estuvo seguida de una rápida y destacada recuperación. Ello significaría, entre otras cosas, que los mayas, a pesar de la crisis, el hambre, la carestía, la enfermedad y la muerte, habrían realizado un esfuerzo por dar continuidad a parte sustancial de las relaciones que fundamentaban su sociedad.

Otra de las variables vinculadas con el matrimonio que se podrían haber visto alteradas por las calamidades es la edad a la que se contraía. Lamentablemente, en las actas nupciales del siglo XVIII, la edad de los futuros contrayentes no era un dato que se incluyera en la inscripción matrimonial (Rabell, 2001: 56). Del cruce de datos entre actas de bautizo y de matrimonio, además de algunas pocas de estas últimas que llegaban a señalar la fecha del bautizo del desposado, se obtiene que la edad media a la que contraían matrimonio hombres y mujeres en el siglo XVIII era entre 16 y 17 años.[335]

GRÁFICA 43
EDAD PROMEDIO DE LOS CONTRAYENTES, TEKANTÓ, 1767-1784

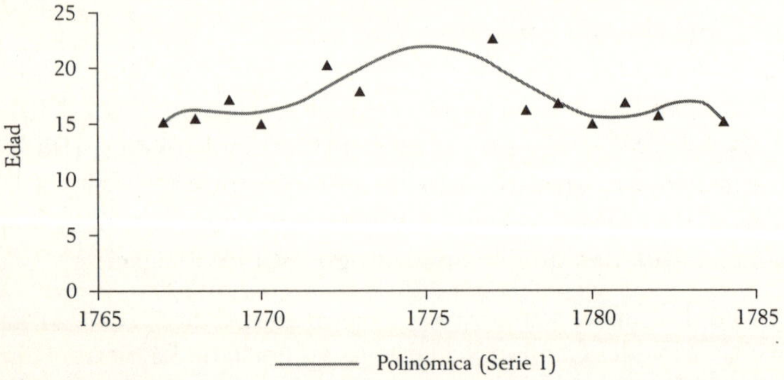

Muestra = 162 casos
Fuente: AAY, Archivo de la parroquia de Tekantó, Libro de matrimonios; CHF, Rollo 648045.

Al parecer esta edad sufría un incremento durante las calamidades, al menos eso parecieran mostrar los datos disponibles del pueblo de Tekantó y de Acanceh para la calamidad de 1770.[336] Como explicación inmediata se

[335] Estos cálculos los hice con base en las actas matrimoniales del pueblo de Tekantó, ubicado en el partido de La Costa, que corren de 1767 a 1784, pues en toda esa serie se incluyó el dato de la fecha de bautizo del desposado en 162, lo que no ocurre ni en las actas de Halachó ni en las de Acanceh.

[336] Rabell (1992: 23-24) indica que en el área rural, la edad a la que era socialmente deseable casarse se veía influida por las crisis de subsistencia.

puede decir que dado el aplazamiento de muchos matrimonios por tres o cuatro años en tanto se vivía el tiempo más crítico de la calamidad, hacia 1775 la edad promedio al primer matrimonio se incrementó, como es de esperarse, en esa misma proporción. Pero también hay otra variable que es importante tomar en cuenta, y esto es que después de un periodo de sobremortalidad de adultos se incrementaban de manera considerable los matrimonios en segundas, terceras y cuartas nupcias (Cotts y Manken, 1985: 675). En otro trabajo he analizado la importancia que tuvo este fenómeno para la sociedad maya (Peniche, 2007: 147-159), ahora me interesa apuntar que este incremento en la edad promedio en relación con la crisis se podría deber precisamente a los viudos jóvenes que contraían rápidamente nuevas nupcias.

GRÁFICA 44
EDAD PROMEDIO DE LOS CONTRAYENTES POR AÑO, ACANCEH, 1768-1781

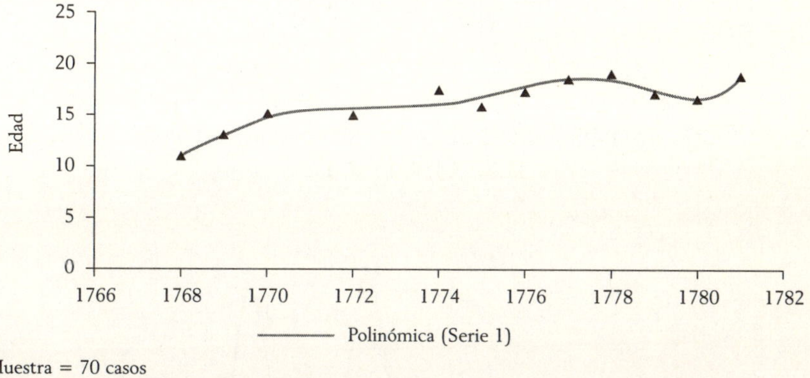

Muestra = 70 casos
Fuente: AAY, Archivo de la parroquia de Acanceh, Libro de matrimonios; CHF, Rollo 641983.

El fenómeno de la nupcialidad entre viudos fue una estrategia de gran presencia entre los mayas para resistir la adversidad de las calamidades. Durante las crisis y en los años inmediatos, los casamientos entre indios que recién habían enviudado aumentaban de manera substancial, pero se trataba principalmente, no de los que entonces se denominaba como "viudo viejo", sino de individuos que aún estaban en edad fecunda (15 a 25 años).

Desde la temprana época colonial era común que los hombres viudos contrajeran segundas nupcias más rápido y fácilmente que las mujeres viudas: regularmente, los varones que perdían a su cónyuge esperaban entre dos y cuatro años antes de volverse a casar, mientras que ellas tardaban de cinco a siete años. Sin embargo, en los episodios de sobremortalidad de adultos, hombres y mujeres en edad reproductiva que enviudaban se casaban nuevamente en igual proporción, además de que los lapsos de espera se reducían considerablemente. Aquí un ejemplo, procedente de Tekantó, de estos matrimonios sucesivos efectuados en medio de la calamidad de 1770: en diciembre de 1768 Pedro Bacab de 16 años contrajo matrimonio por primera ocasión con Casimira May de 14 años; él enviudó dos años después, en el primer trimestre de 1770. Cuatro meses después se volvió a casar con Juana Canul de 17 años, quien a su vez había enviudado un año antes de Mateo de los Santos Chan. Dos meses después de su segundo matrimonio Juana pereció, y el nuevamente viudo Bacab no tardó mucho en volverse a casar, pues en menos de un año contrajo terceras nupcias con Pascuala Canché de 16 años, con quien finalmente pudo formar una familia. Otro caso ilustrativo es el de Pascuala Bacab: su primer enlace fue en 1770 con Gabriel Kú, quien falleció justo ese mismo año. Dos años más tarde, en 1772, se casó con Gaspar Hau de 19 años, quien falleció en 1773. En 1774 volvió a recibir el sacramento que la unió a Manuel Canché con quien procreó dos hijas (Peniche, 2007: 148, 149, 152).

GRÁFICA 45
REGISTROS DE PRIMERAS Y SEGUNDAS NUPCIAS, TEKANTÓ, 1767-1793

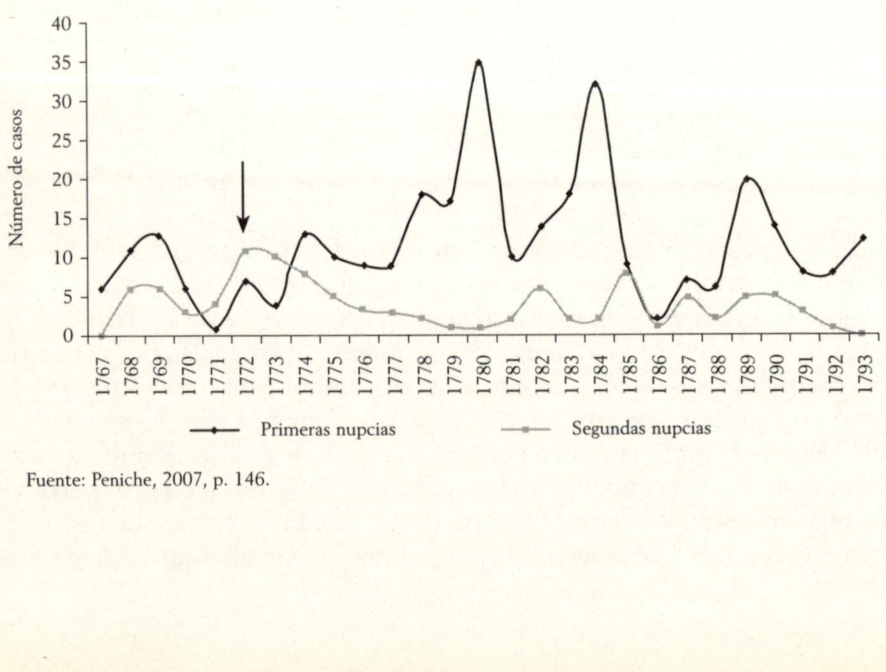

Fuente: Peniche, 2007, p. 146.

GRÁFICA 46
REGISTROS DE PRIMERAS Y SEGUNDAS NUPCIAS,
ACANCEH, 1719-1793

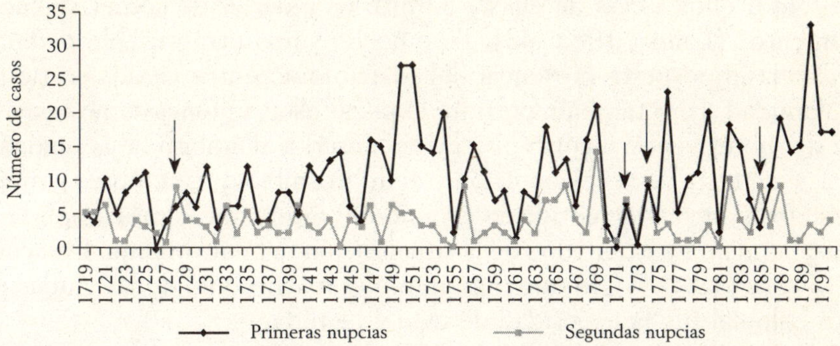

Fuente: AAY, Archivo de la parroquia de Acanceh, Libro de matrimonios; CHF, Rollo 641983.

GRÁFICA 47
REGISTROS DE PRIMERAS Y SEGUNDAS NUPCIAS,
HALACHÓ, 1700-1788

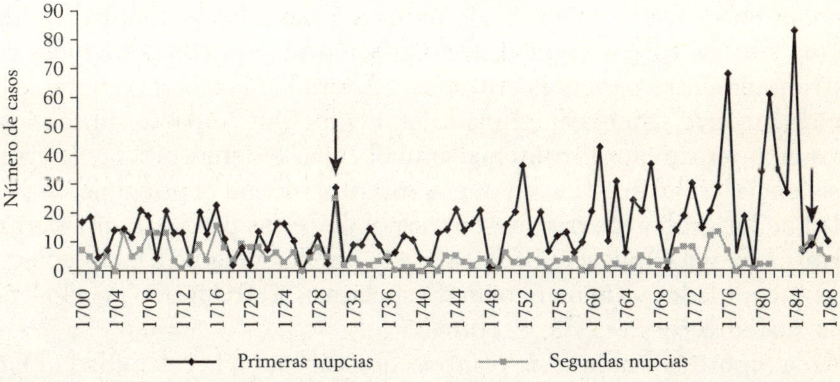

Fuente: AAY, Archivo de la parroquia de Maxcanú, Libro de matrimonios de Halachó 1674-1821; CHF, Rollo 708449.

Antes había referido que durante los años más críticos de las calamidades las celebraciones nupciales mermaban de manera significativa, en parte, porque ante la conmoción económica y el panorama de carestía era de suyo difícil celebrar un ritual que para la sociedad maya cobraba central importancia, y que involucraba toda una serie de intercambios simbólicos y materiales desde las ceremonias de petición de la novia hasta el ritual y el festejo mismo del casamiento (ver Peniche, 2007: 116-140). Pues bien, los viudos que se volvían a casar prescindían de toda aquella ritualización e intercambio material (: 150). Fray Diego de Landa escribió en su *Relación* que "con sólo ir ellos a casa de ellas y admitirlos y darles de comer se hacía el casamiento" (Landa, 1982: 43). Este hecho suma otra variable para comprender la importante presencia del matrimonio entre viudos en tiempos de calamidad. Pero también permite explicar estas uniones como una estrategia de sobrevivencia a corto plazo y circunscrita al ámbito de la unidad doméstica: de trata de la colaboración y el intercambio que hombres y mujeres necesitaban en su vida cotidiana y ya no del intercambio más amplio entre grupos familiares sustentado con la ritualización del matrimonio. De acuerdo con McCaa (1990: 2), lo que más animó el matrimonio de las viudas en la época colonial fue la necesidad de casa y comida.

Para terminar, otro aspecto del matrimonio entre los mayas en tiempos de crisis en el que quiero detenerme es en su estructura. Desde las primeras páginas de este capítulo he insistido en que el matrimonio fue el principio y el mecanismo que permitió la formación y reproducción a corto y mediano plazo de los colectivos de parentesco. Asimismo, apunté que la estructura que orientaba los enlaces es la que la antropología ha denominado como "matrimonio entre primos cruzados", pero que dada la flexibilidad de dicho sistema y su enorme capacidad de adaptación se le puede denominar como "matrimonio entre parientes cruzados". Ahora bien, cabe preguntarse ¿qué sucedía con este sistema ante una calamidad? ¿Qué impacto sufrían los circuitos de intercambio matrimonial ante el colapso demográfico y la crisis de subsistencia? Si he insistido en que el matrimonio era el principio de perpetuidad de los grupos de parentesco, responder estas preguntas me permitirá acercarme a una explicación respecto a lo que les sucedió a estos colectivos en las calamidades y, de manera más específica, si sirvieron o no a los mayas como sustento para resistir y sobrevivir.

Una hipótesis viable sería plantear que de cara a la calamidad el *matrimonio preferencial* se habría alejado de las posibilidades prácticas de su concreción, pues la sobremortalidad de adultos y la migración habrían reducido considerablemente el universo de cónyuges elegibles. De tal suerte, las pautas de connubio del sistema de parentesco maya se habrían visto en una coyuntura que las habría orillado al cambio. Pues no. Los datos del pueblo de Acanceh parecen mostrar todo lo contrario. En aquellas genealogías que se ven atravesadas por calamidades las estructuras de "matrimonio cruzado" parecen mucho más cercanas y evidentes, precisamente, en los años más críticos. Veamos algunos casos que considero representativos:

Cuadro 1

GENEALOGÍA DE LOS MEX *LOCALES*

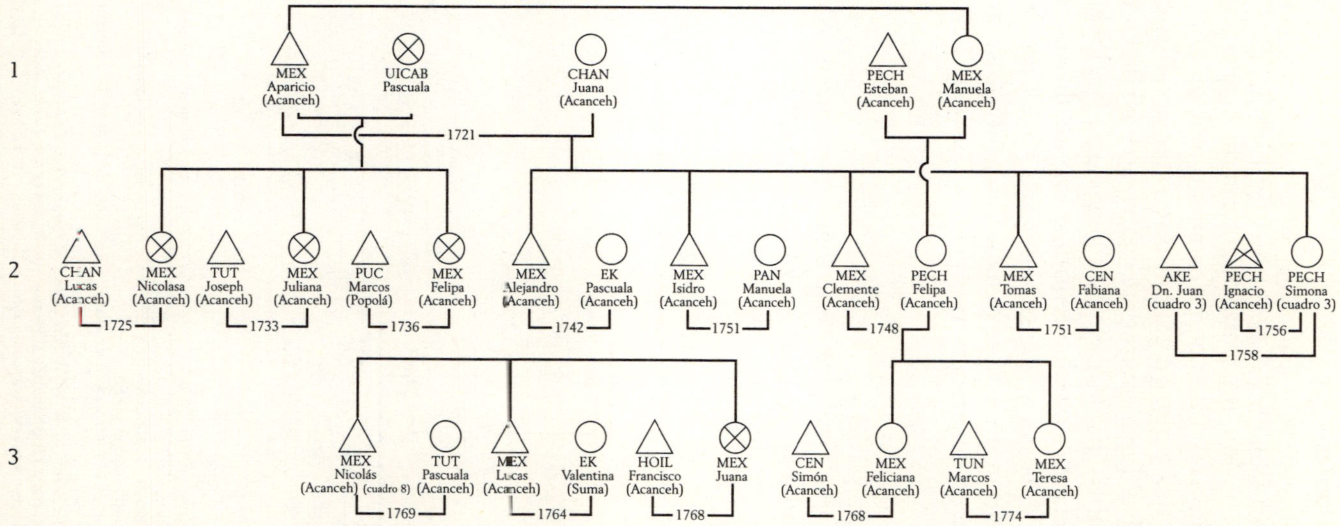

– La generación dos vive la calamidad de 1725-1731, y la crisis de subsistencia de 1758. En esta generación tenemos el enlace de Nicolasa Mex con su primo cruzado matrilineal Lucas Chan celebrado en 1725, el de Juliana Mex con su pariente cruzado Joseph Tut efectuado en 1733, el de Alejandro Mex con su pariente cruzada patrilateral Pascuala Ek (la abuela paterna y la madre de ésta eran también Mex) registrado en 1742, el de 1748 de Clemente Mex con su prima cruzada patrilateral Felipa Pech (la madre de Felipa era hermana del padre de Clemente) y, finalmente, en 1758 el segundo matrimonio de Simona Mex con don Juan Ake, su primo cruzado en tercer grado de colateralidad.

– La generación tres vive la calamidad de 1765-1774. En esta generación tenemos el matrimonio efectuado en 1769 de Nicolás Mex con Pascuala Tut, quien es directamente sobrina-nieta paralela de la tía cruzada de su marido, el de 1764 de Lucas Mex con Valentina Ek (con la misma relación cruzada que Pascuala Ek de la generación anterior), y el de 1774 de Teresa Mex con Marcos Tun, su primo cruzado patrilateral.

Fuente: AAY, Archivo de la parroquia de Acanceh, Libro de Bautizos, CHF, Rollo 641969; Libro de matrimonios, CHF 641983.

Caso 1 (genealogía Mex, locales)

Se trata de una de las genealogías que reconstruí tomando como punto de partida al patronímico Mex, un grupo originario de Acanceh que por varias generaciones reprodujo circuitos de intercambio matrimonial con otros colectivos también locales y que en conjunto retratan aquellas estructuras de intercambio "cruzadas" (aparentemente cuatripartitas) de las que hablé con anterioridad (Mex/Tut/Chablé/Ek). Esta genealogía (incluyendo sólo a los descendientes a quienes les puede identificar un vínculo matrimonial) abarca de 1721 hasta 1774, es decir, que se ve surcada por las dos principales calamidades que se analizan en esta investigación y, no obstante, las uniones cruzadas se reproducen generación tras generación (ver cuadro 1).

Caso 2

Este caso también tiene ejemplos de uniones que cruzan las dos calamidades abordadas en esta investigación y, como en el anterior, no hay visos de que la estructura de matrimonio cruzado se vea modificada (ver cuadro 2).

CUADRO 2
GENEALOGÍA DE LOS CEN *LOCALES*

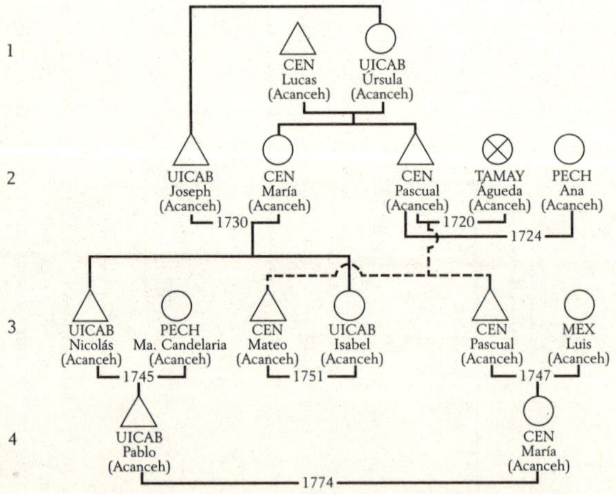

– La generación 1 es testigo de la calamidad de 1725-1731. Ahí es llamativo el matrimonio de María Cen, quien se casa en 1730 con su tío cruzado Joseph Uicab.

– En la generación 2 destaca el matrimonio de Isabel Uicab, hija de la anterior pareja, con su primo cruzado matrilateral Mateo Cen.

– La generación 3 vivió la calamidad de 1770. Ahí ubiqué el matrimonio de María Cen con Pablo Uicab, exactamente la misma estructura que venía repitiéndose, al menos, desde dos generaciones atrás.

Fuente: AAY, Archivo de la parroquia de Acanceh, Libro de Bautizos, CHF, Rollo 641969; Libro de matrimonios, CHF 641983.

Para resumir, en este apartado se abordaron cuatro variables del matrimonio indígena en relación con las calamidades: frecuencia de los enlaces nupciales, edad de los contrayentes, segunda nupcias y estructura de los circuitos de intercambio matrimonial. El análisis pormenorizado de todas estas variables, en conjunto, muestra que al parecer el matrimonio habría sido para los mayas un dispositivo social de suma importancia para afrontar colectivamente las crisis. Mediante estos vínculos se reforzaba y reproducía la naturaleza corporativa de los grupos de parentesco, sentando las bases indispensables para la cooperación y el intercambio. Si ello, en efecto, fue así, en este caso podría plantear algo muy semejante a aquello que propuse en el capítulo de migración, y es que los mayas habrían resistido y buscado las claves de la sobrevivencia en su propia cultura y organización social.

Pero hasta ahora he soslayado la interrelación que pudo haber entre estos dos fenómenos que en este punto he presentado ya como centrales en la resistencia de los mayas ante las calamidades: migración y matrimonio. Los ejemplos que cité anteriormente para mostrar cómo en tiempos de crisis la estructura prototípica del sistema de parentesco maya se mantenía corresponden y los encontré únicamente entre los grupos de parentesco locales, y no entre los forasteros. El ejercicio del siguiente y último apartado será analizar cómo se imbricaron los fenómenos migratorio y de connubio, para así terminar de perfilar una explicación respecto a los mecanismos sociales y culturales que permitieron a los mayas resistir la adversidad de las calamidades y remontar su condición extremadamente vulnerable.

Migración y connubio. La reproducción física y cultural de los grupos parentales

Aquí mostraré entonces cómo fue esta vinculación entre relaciones de parentesco y movilidad poblacional. Este interés se desprende, en gran parte, de preguntas originadas en el capítulo anterior: ¿Cómo migraban los indios? ¿Individual o colectivamente? ¿Cómo se insertaban en los lugares receptores? ¿De qué manera accedían a los recursos? ¿En qué forma entablaban relaciones sociales con los locales? En tiempos de necesidad ¿cómo accedían a la ayuda necesaria?

En las fuentes demográficas de la época no existen evidencias suficientes que permitan suponer que en el siglo XVIII los vínculos entre agrupaciones parentales rebasaran el ámbito local, como aparentemente sí sucedía en la temprana época colonial (Peniche, 2007: 141). Todo parece indicar que el transcurso de la Colonia fijó el ámbito demarcado por el pueblo como aquel que brindaba el abrigo necesario a los grupos de parentesco para emprender las acciones corporativas que permitían su reproducción y perpetuidad. De tal suerte, tanto en las actas sacramentales como en las matrículas de tributarios trabajadas para esta investigación, es muy difícil encontrar "grupos de matrimonios mixtos" –por llamarlos de algún modo–, entendiendo por ello colectivos formados tanto por individuos nativos del lugar en el que residían como por *forasteros*. Todo lo contrario: lo que se puede observar son agrupaciones de connubio integradas ya sea por indios originarios del lugar de registro o, de manera independiente, por indios avecindados en el lugar de la inscripción (sea acta, sea matrícula) pero oriundos de muy diversos lugares. Veamos algunos ejemplos que considero representativos:

Tenemos el ejemplo del grupo integrado por los portadores del patronímico Aké: por un lado, se encuentran los *Aké locales*, originarios de Acanceh, que por cuatro generaciones (desde 1730 hasta 1780), a pesar de haber vivido dos calamidades importantes y varias crisis agrícolas intermedias, no contrajeron nupcias con ningún forastero. Sí, reprodujeron una estructura de intercambio cruzado con los Chablé, los Mex y los Ek (todos locales), pero en ningún momento un Aké originario de otro pueblo se "coló" en este circuito de intercambio matrimonial (ver cuadro 3). Por otro lado, se ubican los *Aké forasteros*, procedentes de Cacalchén, que por casi 40 años, a pesar de radicar en Acanceh, ni uno solo de sus enlaces se efectuó con algún nativo de su lugar de residencia, sino con otros también forasteros pero nativos de lugares muy diversos como Tixcuncheil, Baca, o Cuzamá. De ahí que tampoco se pueda pensar que los *Aké forasteros* hayan regresado a su pueblo de origen a buscar consortes, puesto que ninguno de los cónyuges es de Cacalchén (ver cuadro 4).

Otro ejemplo lo brindan los grupos integrados por los portadores del patronímico Pech. Por un lado, fue posible reconstruir la genealogía de los *Pech locales* que abarca cuatro generaciones, 45 individuos casados, 80 años y se ve atravesada por las calamidades de 1725-1731 y 1765-1774. En todo ese universo, todos eran originarios de Acanceh excepto una mujer, Petrona Mucul, quien contrajo matrimonio en 1778 con Lucas Pech. Al parecer esta Petrona Mucul, aunque en su acta de matrimonio se consigna que había sido bautizada en Cansahcab, provenía por línea materna de un grupo parental oriundo de Acanceh, los Chablé (su madre era Juana Chablé y originaria de Acanceh, su padre era nativo de Cansahcab), que además tenía fundados circuitos cruzados de intercambio matrimonial con estos *Pech locales* (ver cuadro 5). Quizá estos datos ayuden a explicar esta excepción que, con todo,

CUADRO 3
GENEALOGÍA DE LOS AKÉ *LOCALES*

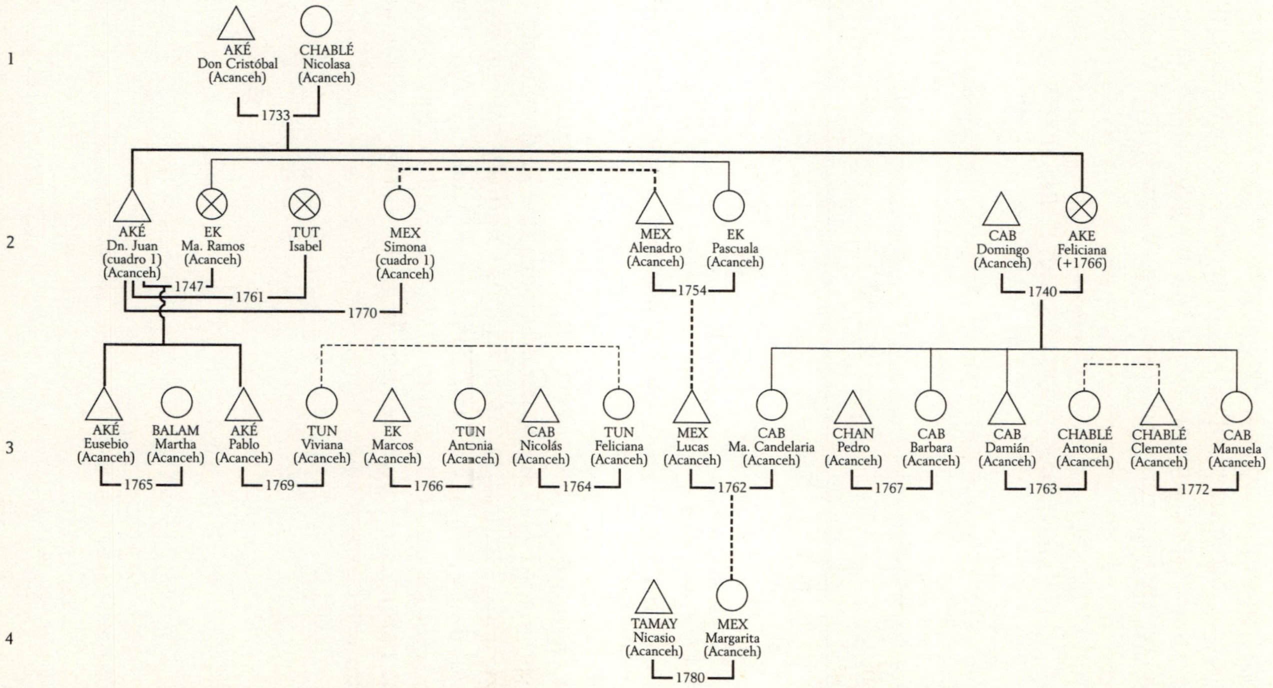

Fuente: AAY, Archivo de la parroquia de Acanceh, Libro de Bautizos, CHF, Rollo 641969; Libro de matrimonios, CHF 641983.

es sólo un caso en un universo mucho más grande. Por otro lado, tenemos a los *Pech forasteros*: su genealogía comprende tres generaciones, 24 individuos casados y 50 años y todos los integrantes son forasteros o hijos de forasteros (pues especialmente en la tercera generación ya se encuentran descendientes de forasteros bautizados en Acanceh) (ver cuadro 6).

CUADRO 4
GENEALOGÍA DE LOS AKÉ *FORASTEROS*

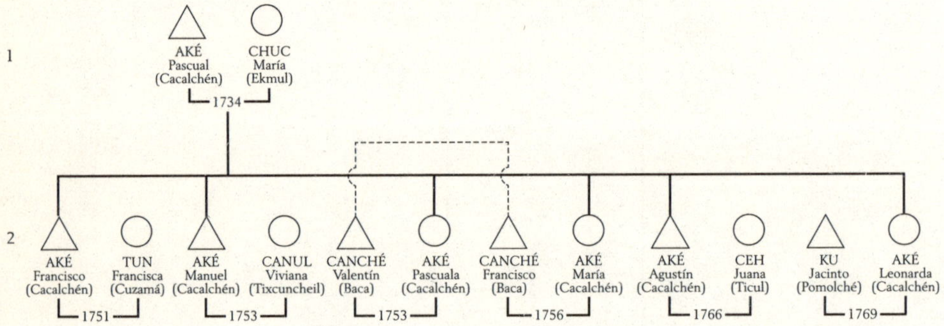

Fuente: AAY, Archivo de la parroquia de Acanceh, Libro de Bautizos, CHF, Rollo 641969; Libro de matrimonios, CHF 641983.

Otro ejemplo que me parece importante presentar es el de los *Cab locales* (ver cuadro 7). Cuatro generaciones que se despliegan a lo largo de más de 80 años, integrando 70 individuos casados y sólo un forastero: Leonardo Dzul de Seyé que en 1757 contrajo nupcias con Agustina Cab. Más adelante veremos que este grupo, el de los Dzul de Seyé, es de los pocos grupos de parentesco forasteros que llegó a establecer relaciones de matrimonio con colectivos locales.

Cuadro 5

Genealogía de los Pech *locales*

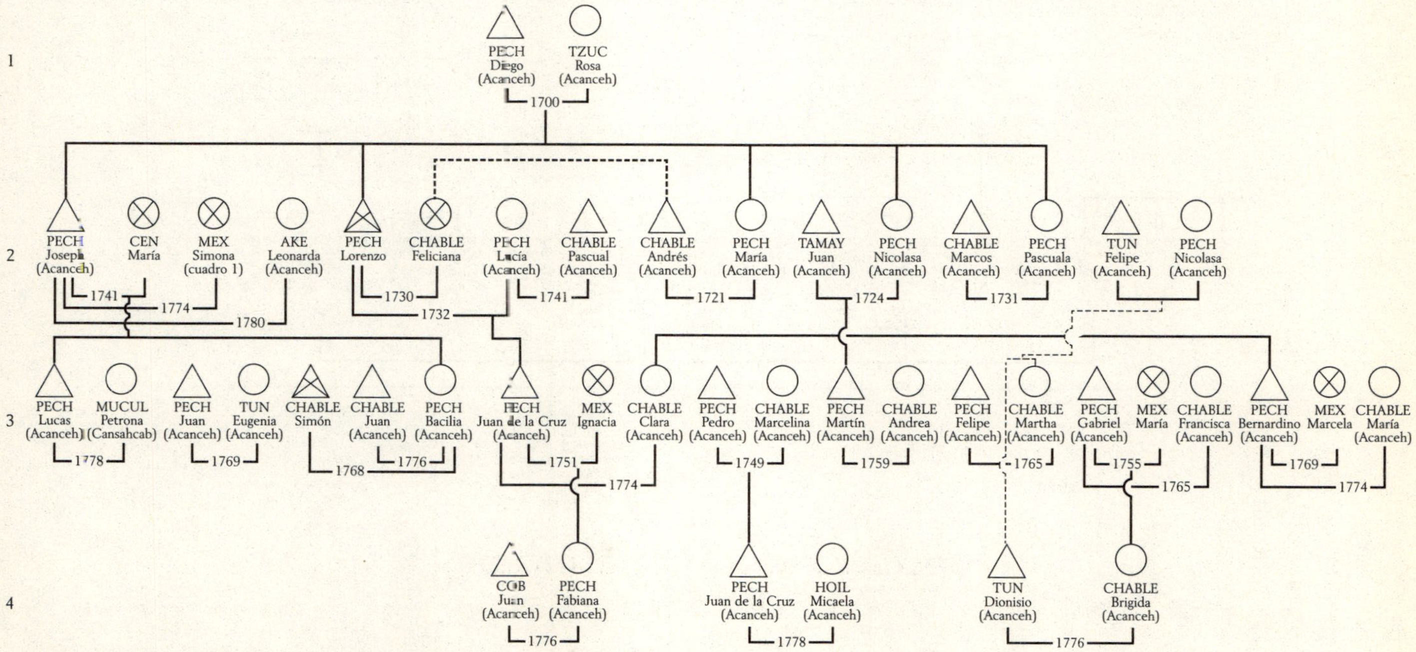

Fuente: AAY, Archivo de la parroquia de Acanceh, Libro de Bautizos, CHF, Rollo 641969; Libro de matrimonios, CHF 641983.

CUADRO 6

GENEALOGÍA DE LOS PECH *FORASTEROS*

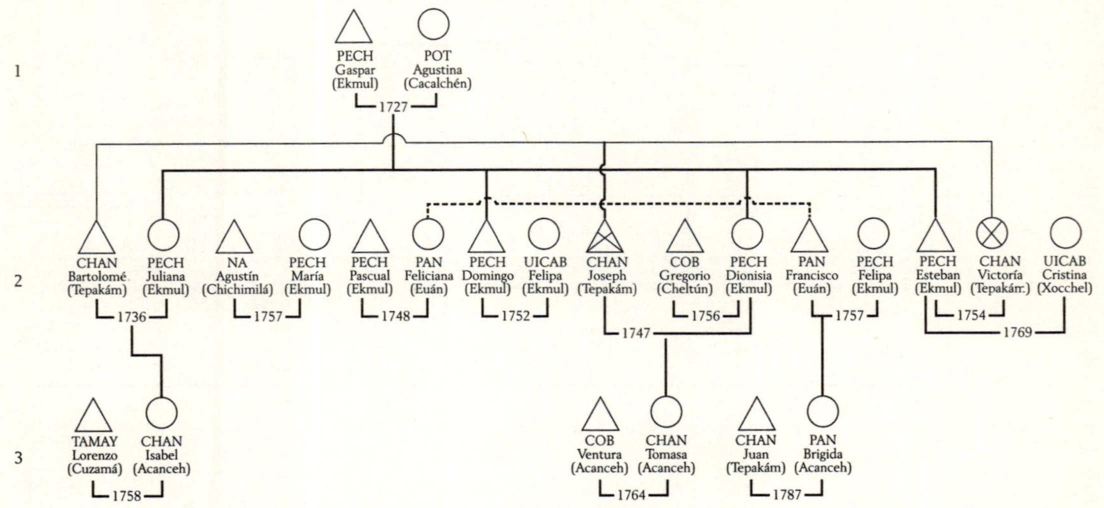

Fuente: AAY, Archivo de la parroquia de Acanceh, Libro de Bautizos, CHF, Rollo 641969; Libro de matrimonios, CHF 641983.

CUADRO 7

GENEALOGÍA DE LOS CAB *LOCALES*

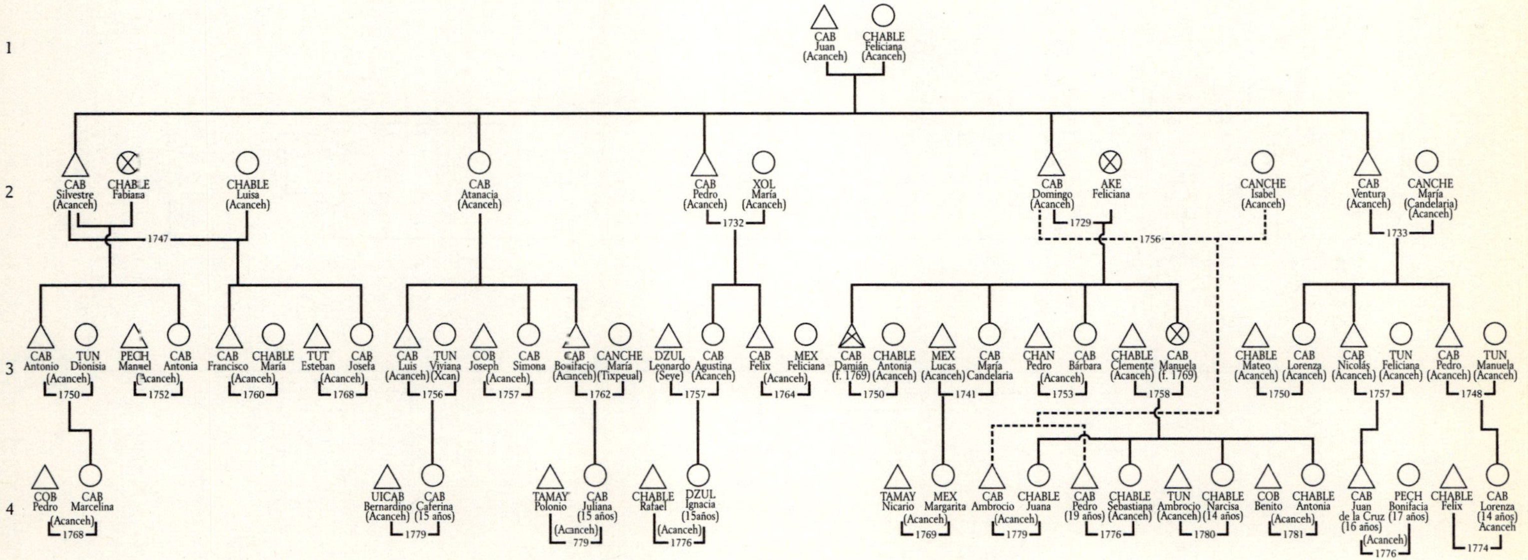

Fuente: AAY, Archivo de la parroquia de Acanceh, Libro de Bautizos, CHF, Rollo 641969; Libro de matrimonios, CHF 641983.

Cuadro 8
GENEALOGÍA DE LOS DZUL *FORASTEROS*

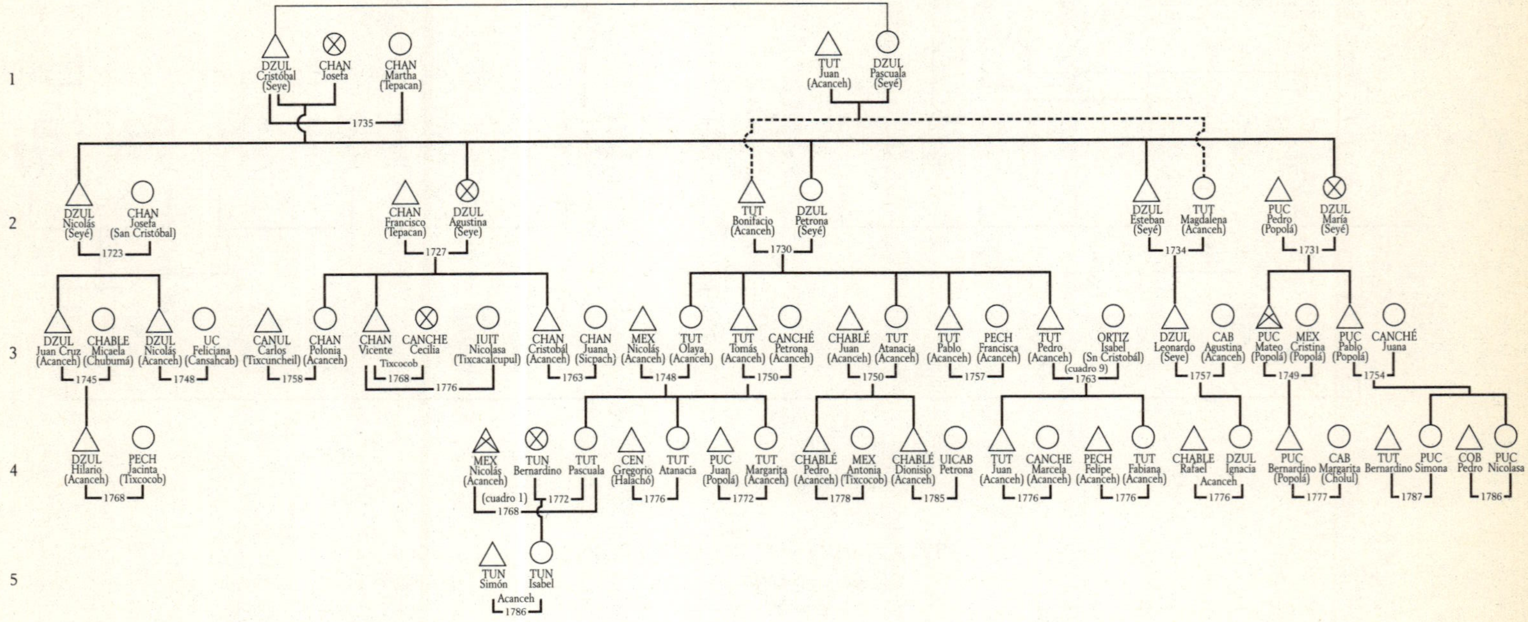

Los Dzul de Seyé es el único grupo parental que podría clasificar como *mixto*, porque a lo largo de todo el siglo XVIII, a pesar de la fuerte tendencia de casarse con forasteros, se identifica una línea de descendencia que se casó con gente originaria de Acanceh. La genealogía reconstruida comprende cinco generaciones, abarca casi 90 años y 69 individuos casados. Casi todos los cónyuges de toda esta parentela son forasteros o hijos de forasteros, con excepción de los descendientes de la pareja reconocida desde la primera generación formada por Pascuala Dzul de Seyé y Juan Tut de Acanceh (generación 1). Los dos hijos de este matrimonio se casaron con un par de hermanos Dzul de Seyé, sus primos cruzados matrilaterales (generación 2). Tres de los cuatro hijos de uno de estos matrimonios se casaron también con individuos originarios de Acanceh; mientras que el hijo del otro de estos matrimonios hizo lo mismo (Leonardo Dzul del ejemplo anterior) (generación 3). Llama la atención, sin embargo, que una generación después, los hijos de estos matrimonios reanudaron los enlaces con forasteros, pues todos estos descendientes se casaron con forasteros o con hijos de forasteros (generación 4) (ver cuadro 8).

Un caso más es el de la genealogía dibujada a partir de los *Chuc forasteros*. El cuadro 9 de parentesco incluye cuatro generaciones, 60 años y 20 individuos casados. No hay ningún cónyuge que se pueda clasificar como local.

CUADRO 9

GENEALOGÍA DE LOS CHUC *FORASTEROS*

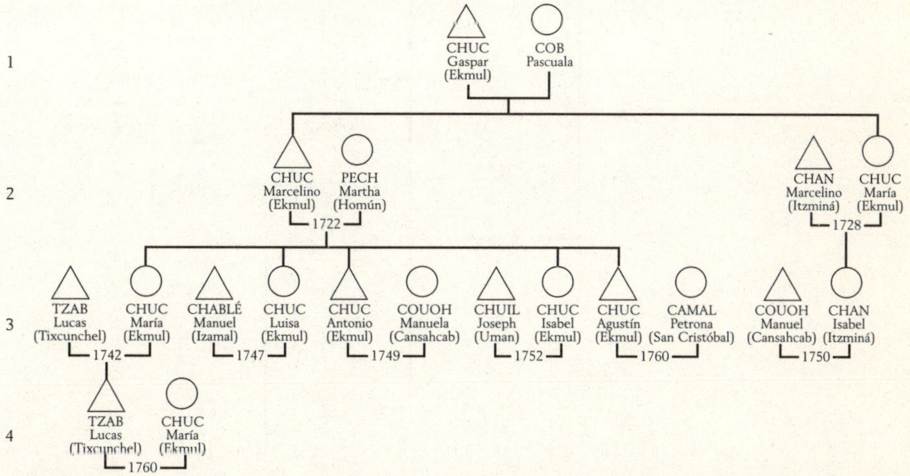

Fuente: AAY, Archivo de la parroquia de Acanceh, Libro de Bautizos, CHF, Rollo 641969; Libro de matrimonios, CHF 641983.

Cuadro 10
GENEALOGÍA DE LOS MAY *FORASTEROS*

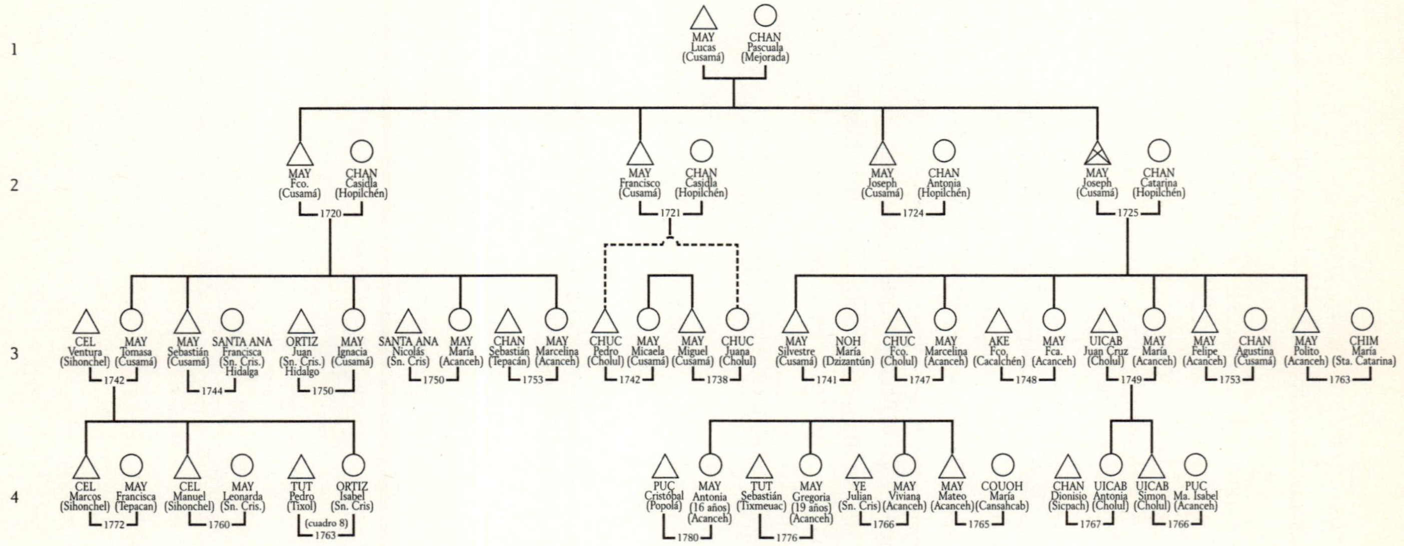

Fuente: AAY, Archivo de la parroquia de Acanceh, Libro de Bautizos, CHF, Rollo 641969; Libro de matrimonios, CHF 641983.

Asimismo, los *May forasteros* (ver cuadro 10), cuya genealogía abarca cuatro generaciones, 54 individuos casados y poco más de 80 años. Todos son o forasteros o hijos de forasteros (particularmente en la tercera y cuarta generación).

Acá los *Couoh forasteros*. Cuatro generaciones, poco más de 50 años y 26 individuos casados. Ningún nativo de Acanceh, ni en las generaciones descendentes.

Cuadro 11
GENEALOGÍA DE LOS COUOH FORASTEROS

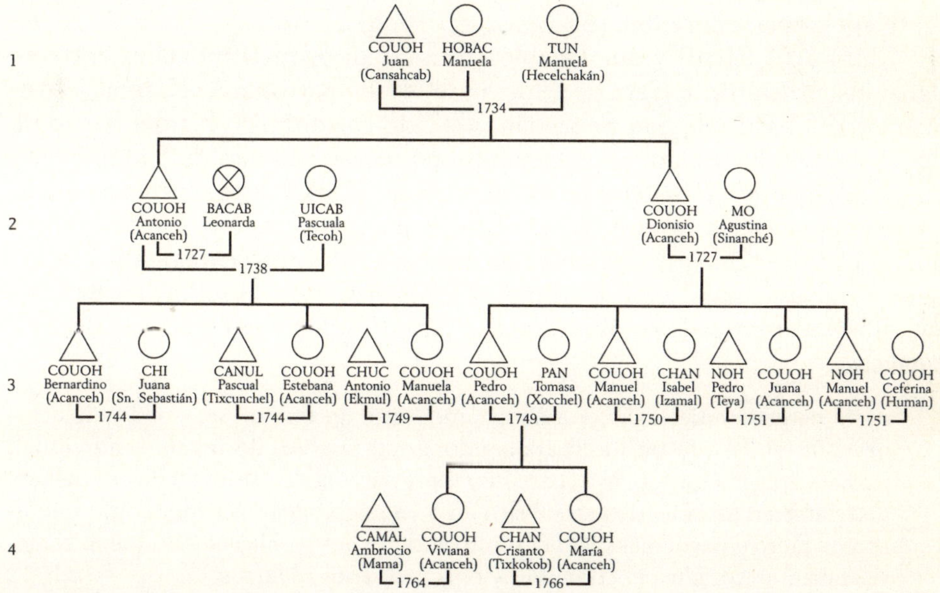

Fuente: AAY, Archivo de la parroquia de Acanceh, Libro de Bautizos, CHF, Rollo 641969; Libro de matrimonios, CHF 641983.

Estos patrones generales de connubio, elegidos como ejemplo entre muchos otros semejantes, pueden ser indicativos de que, como ya referí, existiera una tendencia de los grupos de parentesco a restringirse al ámbito local. Siendo el matrimonio uno de sus mecanismos básicos de formación y reproducción, se puede presumir que éste venía de la mano de prácticas sociales y de reproducción cultural que hacían que las agrupaciones de parentesco constituyeran una unidad de organización de gran trascendencia en el mundo indígena colonial.

Para reforzar esta observación, veamos ahora las matrículas de tributarios de la jurisdicción del pueblo de Conkal, ubicado en el partido de La Costa, y sus pueblos sujetos Ixil, Chicxulub, Sitpach, Chablekal y Cholul. Cuando en 1803 fueron censados todos estos pueblos, incluyendo a su cabecera, en conjunto tenían 90 por ciento de población local y 10 por ciento de *forasteros*. Los locales eran portadores de un número reducido de patronímicos y enlaces matrimoniales con personas del mismo pueblo claramente identificables, lo cual permite reconocer agrupaciones de parentesco que rebasaban con mucho la unidad formada por una pareja y sus hijos solteros. Así, es de destacar que 95 por ciento de los indios e indias mayores de 14 años que vivían en Conkal y eran originarios de ahí mismo fueran portadores de apenas siete apelativos diferentes (65 Matu, 59 Pech, 21 Catzim, 21 Tacú, 20 Ta, 12 Chim y 11 Chan) y que establecieran circuitos matrimoniales entre sí. Igual los *forasteros*: 8 Cetz de Chicxulub, 41 de patronímico Camal provenientes del barrio de San Sebastián, y 42 de patronímico Na del barrio de San Sebastián. Estos indios, en conjunto, representaban más de 50 por ciento del total de indios *forasteros* en la cabecera de Conkal, esto es, que su incorporación a un lugar de residencia distinto al de su origen no fue de manera individual sino colectiva. A pesar de radicar en Conkal, estos indios *forasteros* estaban casados con otros indios *forasteros*, no con indios locales.

En este punto es posible realizar las primeras abstracciones de este análisis:

a) Al parecer, en el siglo XVIII no estamos ante un tipo de sociedad y de organización en la que un indio al abandonar su pueblo, de manera individual, pudiera apelar a un supuesto parentesco previamente existente y de esa manera insertarse en un colectivo social sito en otro pueblo y así acceder como miembro de facto y participar en el cúmulo de derechos y obligaciones que lo caracterizaban, entre ellos el connubio y el acceso a los recursos.

b) Como no parece haberse dado este tipo de migración individual, tampoco hay indicios de que se haya dado de manera colectiva. Es decir, nada parece indicar que grupos de parentesco procedentes de un pueblo hayan mantenido y perpetuado a través de la nupcialidad sus vinculaciones con agrupaciones análogas de otros pueblos. Los "grupos de matrimonio mixtos" (entre locales y *forasteros*) se encuentran ausentes del escenario.

c) Los incisos *a* y *b* permiten reforzar la hipótesis esbozada párrafos antes respecto a que en el siglo XVIII los grupos de parentesco se habrían reproducido dentro de las fronteras de los pueblos coloniales. Ello no significa, sin embargo, que no haya habido migración colectiva ni que el parentesco no haya sido uno de los sostenes más importantes que impulsó este fenómeno. Todo lo contrario. Pero se dio de manera diferente.

d) Si bien los grupos "originarios" no permitieron la adherencia de *forasteros* a sus colectivos por medio del matrimonio, sí lo hicieron los agrupamientos de *forasteros* que ya tenían varias generaciones asentados en los lugares receptores. Hay dos posibles explicaciones: la primera es que acaso fueran parientes que habían quedado décadas atrás en el pueblo expulsor, justo como hoy día sabemos que sucede con la migración México-Estados Unidos, donde iniciada la experiencia migratoria, década tras década, se van uniendo más miembros del grupo parental en la misma empresa de movilización. La otra es que establecer relaciones de alianza con otros *forasteros* era la única manera que tenían los grupos de parentesco *forasteros* para ampliar sus propias redes sociales, puesto que ya vimos que con los locales les era prácticamente imposible. En la Espita de 1584, por ejemplo, se registró un alto índice de familias simples residiendo de manera independiente, hecho que se explica por la gran cantidad de *forasteros* que albergaba ese pueblo. En contraste, los indios nativos de la misma localidad habitaban en viviendas compuestas por familias múltiples que llegaban a integrar hasta 10 o 12 miembros mayores de 14 años (Peniche, 2007: 211). Ninguna de estas explicaciones es excluyente. La "migración por relevos" y el "matrimonio entre *forasteros*" pudieron haber sido fenómenos que sucedieron de manera simultánea. Así que ya fuera por migración individual o colectiva, los vínculos de parentesco tejidos a través del matrimonio habrían sido la base que permitió a los *forasteros* mayas su articulación social en sus nuevos lugares de residencia.

La reconstrucción de vínculos matrimoniales por casi un siglo (1719-1781) muestra que en Acanceh los casamientos que involucraran a personas provenientes de otros pueblos representaban un no nada despreciable 44 por ciento (720 *forasteros* sobre un universo de 1632 contrayentes). La manera en que estos *forasteros* contraían nupcias era muy particular, y de su análisis es factible plantear que existía una estrecha vinculación entre el connubio, la migración, el acceso a los recursos y las calamidades. Esto parece apoyar la observación respecto a que, en efecto, la alianza matrimonial y los vínculos sociales tejidos en nombre del parentesco fueron la base sobre la cual se emprendió la migración como mecanismo de sobreviviencia en tiempos de calamidad. Pero fueron los grupos de *forasteros* los que hicieron más flexibles y amplias sus redes sociales para reconstruirlas en un nuevo espacio; mientras que los grupos locales parecieron experimentar el proceso inverso. Posiblemente ello se relacione con un asunto de recursos materiales: los grupos de parentesco locales habrían estrechado sus fronteras para restringir el acceso de los foráneos al uso de la tierra y las fuentes de agua, pero sobre todo a la tenencia de tierras patrimoniales a la que se accedía mediante la alianza matrimonial y la herencia. Por el contrario, la única manera que los *forasteros* habrían tenido para acceder a estos recursos esenciales para la subsistencia habría sido precisamente el connubio.

Conclusiones

HASTA AQUÍ hemos hecho un tránsito por el último siglo colonial que se vivió en Yucatán, las calamidades que sucedieron en aquella época y la respuesta dada por la población indígena. Como se apuntó al principio, el objetivo central de esta investigación ha sido conocer la interrelación entre estos fenómenos, en el entendido de que las calamidades pueden ser analizadas no sólo como irrupciones catastróficas en la sociedad, sino como procesos que se gestan y construyen por ésta misma, al tiempo que como motores y guías del cambio.

En la introducción referí que para analizar esta interrelación entre calamidad y cambio social, emprendería un ejercicio comparativo entre estos fenómenos que ocurrieron en la primera mitad del siglo XVIII y los que sucedieron en los últimos cincuenta años del régimen colonial. De aquí que en esta última parte de la investigación presente los resultados en dos secciones: la primera relativa a la calamidad de 1726, y la segunda sobre la calamidad de 1770. En ambas expondré un breve resumen sobre los resultados obtenidos y una reflexión sobre las formas en que las transformaciones del sistema colonial generaron las calamidades, así como sobre la manera en que éstas dejaron huella en la sociedad de entonces.

Las calamidades en la primera mitad del siglo XVIII. La epidemia de 1726

La construcción del sistema colonial en la Nueva España se edificó sobre bases de organización social preexistentes y dependió de la población nativa para su subsistencia y reproducción. En Yucatán esta dependencia fue un elemento cardinal durante, al menos, los dos primeros siglos de dominación española, pues las características geográficas de la península acentuaron la necesidad de la fuerza de trabajo indígena socialmente organizada y permitieron a los colonizadores argumentar a favor de la imposición y continuidad de formas tempranas de tributación y servicio que en otros lugares de la Nueva España tuvieron una vida más corta.

Los sistemas productivos y laborales de los mayas coadyuvaron a esta continuidad. La agricultura estaba bien adaptada a las condiciones del clima y el suelo yucatecos, y su organización laboral era lo suficientemente eficaz para proveer los requerimientos de granos para toda la sociedad. De ahí que la agricultura se haya mantenido en los dos primeros siglos de la Colonia en manos de los indios de los pueblos, así como el maíz carente de alto valor comercial. Pero además del cultivo del maíz y sus asociados, se practicaba la recolección, la caza, la pesca e incluso el comercio y el trabajo remunerado, aún sobre la base de la explotación y la compulsión. Todas estas labores permitieron la obtención de alimentos indispensable para sostener a la población productora y no productora, además de otros bienes como la cera o las mantas de algodón que se destinaban a los mercados regionales y mundiales. El sistema colonial creó mecanismos para canalizar buena parte de esta producción a la esfera de los españoles, como el tributo, las limosnas y obvenciones, los repartimientos de géneros y los servicios personales. Mediante estos mecanismos se incorporó la población indígena a la construcción y sostenimiento del sistema colonial y se le obligó a participar en la economía mercantil.

La organización social de los pueblos de indios fue la clave que permitió al sistema colonial una administración eficaz de esta generación de excedentes, y las autoridades nativas fueron las encargadas de controlar la mano de obra de su población sujeta. Para los españoles los pueblos de indios constituyeron el espacio para enmarcar buena parte de los objetivos del proyecto colonial; mientras que para los mayas significaron una vía para conservar el manejo de sus recursos, autonomía política y para preservar tradiciones particulares e instituciones. A lo largo de los dos primeros siglos coloniales, estas características permitieron a los pueblos de indios de Yucatán afrontar demandas tanto internas como externas. Dentro de los pueblos se organizaron todos los impuestos y prestaciones laborales, el régimen de tenencia de la tierra, el culto público y la autoridad política indígena. Esta conformación específica del sistema colonial yucateco se mantuvo con pocas alteraciones desde 1560 hasta las primeras décadas del siglo XVIII.

Las calamidades que se registraron a lo largo de esta época estuvieron marcadas por el hierro de las epidemias. El encuentro entre dos poblaciones, con historias distintas de adaptación a agentes patógenos, constituyó el factor que desencadenaba severas disrupciones que amenazaban la subsistencia física y la reproducción social de la población nativa. De tal suerte, la inmunodeficiencia es una variable ineludible para comprender la vulnerabilidad de la población indígena a los efectos de las calamidades, la cual, desde luego, debe ser analizada en conjunto con otros elementos como los mecanismos iniciales empleados por el colonialismo para integrar a la población indígena.

Lo anterior no quiere decir que en los siglos XVI y XVII las enfermedades epidémicas hayan llegado solas ni que constituyeran en sí la "calamidad" misma. Por el contrario, después del contagio aparecía el hambre con todo su rigor. Pero considero importante detenernos en esta relación hambre/epidemia de suyo compleja pues, como se señaló en la introducción de este trabajo, no puede ser directa ni mucho menos simple.

En el primer capítulo se vio que el sistema colonial se impuso sobre las formas de organización indígena y sus sistemas productivos, que fueron lo suficientemente eficaces para generar excedentes y proveer de los requerimientos básicos para sostener a la población productora y no productora. Una prueba de ello es que en esta época los españoles no se vieron atraídos a emprender la producción privada en fincas, puesto que a través del sistema tributario y de la participación de los pueblos en el aprovisionamiento de la alhóndiga, los mayas producían los alimentos necesarios para el conjunto la población. También mediante los repartimientos y servicios personales, los indios fueron el sostén económico de este sistema colonial y coadyuvaron a la integración de la provincia de Yucatán a los circuitos mercantiles locales y extralocales.

Ciertamente, durante estos dos siglos se suscitaron crisis agrícolas y de subsistencia que fueron detonadas por determinados fenómenos meteorológicos. Sin embargo, llama la atención que éstas se hayan registrado en la temprana época colonial, cuando los pueblos de indios aún no se consolidaban como las entidades corporativas que serían después y, por el contrario, la sociedad indígena sufría los embates iniciales del proceso de conquista. En 1535, por ejemplo, hubo una sequía y una plaga de langosta que dañó los cultivos y trajo consigo especulación, escasez y hambre. En 1551 hubo inundaciones que frustraron parte de las cosechas y trajeron un año de escasez y hambre. No hay reportes de que estas crisis hayan confluido con una epidemia. A partir de entonces y hasta la segunda mitad del siglo XVIII, ya no hay registros de episodios de hambre que no hayan sido antecedidos por una epidemia, aunque fueran exacerbados por la confluencia de fenómenos naturales potencialmente destructivos. Al parecer, sin la presencia de agentes patógenos externos, era posible revertir las crisis agrícolas sin que escalaran al grado de hambrunas ni de calamidades. Los pueblos todavía contaban con la cohesión interna y los recursos necesarios para afrontar las crisis y mitigar sus efectos más inmediatos.

En contraste, cuando aparecía una epidemia la población adulta, en cuyas manos estaba la producción, experimentaba un incremento importante de mortalidad. Esta situación provocaba un desajuste general en la circulación de hombres y recursos, restaba los brazos necesarios para las labores agrícolas y terminaba por afectar la producción en el campo y la distribución de alimentos, dando lugar a la escasez y al hambre. Así, a la peste de 1570 siguió la especulación, la escasez y el hambre en 1571 y 1572. Tras la epidemia de viruela en 1575, vino un año de hambre. Después del *tifus* de 1609, vino la falta de alimentos. Entre 1623 y 1631 llegó el sarampión y luego inundaciones, plagas de langostas, hambre y muerte. Así entre 1648 y 1651 la fiebre amarilla dañó tanto la producción agrícola que es difícil disociar el hambre de la enfermedad.

Ésta es, sin embargo, una primera observación sobre las características de las calamidades que sucedieron en los siglos XVI y XVII. Aunque estos cerca de 200 años queden fuera del marco temporal que comprende esta investigación, consideré importante tener un primer acercamiento, ya que me propuse explicar las calamidades del siglo XVIII y el contraste y la comparación con aquellas que sucedieron en los primeros siglos de la Colonia parecían un ejercicio obligado. No obstante, queda pendiente construir una base empírica más amplia respecto a estos fenómenos y analizarlos en relación directa con el funcionamiento general del sistema colonial de aquella época. Así, se podrían responder preguntas como: ¿De qué manera la imposición temprana del colonialismo influyó en la generación de las calamidades que ocurrieron en los primeros cincuenta años del régimen colonial? ¿Qué peso tuvieron las calamidades que sucedieron en el siglo XVI en el establecimiento inicial del sistema de dominación extranjera en la provincia de Yucatán? ¿Cómo incidieron las calamidades del siglo XVII, especialmente la de 1648-1651, en las transformaciones de ese sistema que se daría en el siglo siguiente? ¿De qué forma los abusos y los excesos que registraron los repartimientos de géneros hacia la segunda mitad del siglo XVII, de los que ha dado cuenta la historiografía de la región, repercutieron en la crisis que se detonó a partir de la propagación de la fiebre amarilla? ¿Cómo respondieron los mayas a estas calamidades? ¿Qué papel desempeñaron los pueblos de indios en la búsqueda de la sobrevivencia física y cultural?

La calamidad que vivió la sociedad yucateca entre 1726 y 1731 compartió algunas de las características identificadas en los siglos XVI y XVII, particularmente respecto a la asociación entre epidemia y crisis agrícola, aunque también mostró visos de las transformaciones que ya se gestaban en el sistema colonial yucateco. Veamos con detenimiento:

Semejanzas porque, en primer lugar, esta calamidad estuvo signada por la propagación de las epidemias de sarampión (1726) y viruela (1731), y ello habría sido uno de los detonantes de subsiguientes problemas con la producción agrícola. A diferencia de lo que sucedería posteriormente en las décadas séptima y octava del siglo, el factor meteorológico no parece haber desempeñado ningún papel en la gestación de esta crisis. A pesar de lo que afirmaron muchos funcionarios de la época, tampoco es posible constatar que el hambre hubiera debilitado a la población al punto de hacerla presa fácil de virus patógenos altamente mortíferos. Si bien los problemas con la distribución de granos, particularmente a la ciudad de Mérida, se comenzaron a registrar desde 1724, la información parece indicar que esto se debió a un ocultamiento de maíz que hicieron los productores indios, lo cual significaría que no eran ellos quienes vivían la escasez sino los depósitos de la alhóndiga y los españoles que por medio de los sistemas de tributación y las prácticas de acaparamiento obtenían parte del cereal que se cosechaba en los pueblos. Con este desajuste en la circulación de los alimentos, habrían llegado las epidemias y, ahora sí, generado problemas en la producción de víveres. Compartó también el hecho de que, al parecer, esta crisis no debilitó la estructura corporativa de los pueblos más allá de la coyuntura, y todavía los pueblos de indios habrían sido capaces de enfrentar las emergencias a pesar de la crecida migración indígena que provocó esta crisis.

Diferencias, porque esta calamidad estuvo íntimamente vinculada con un momento crucial en el cual los mecanismos que hasta entonces habían sido empleados por los españoles para extraer excedentes de los mayas estaban siendo seriamente cuestionados, mostrando su decadencia y haciendo evidente una de las raíces, entre tantas otras, que darían lugar a su posterior desaparición. Como se vio en el primer capítulo de este trabajo, en la segunda década del siglo XVIII, pocos años antes de la epidemia de 1726, el entonces obispo de Yucatán Juan Gómez de Parada objetó los servicios personales obligatorios y los mecanismos compulsivos que habían utilizado los españoles para integrar a los indios al circuito comercial de los repartimientos, impulsando a cambio su libre contratación. Las acciones del jerarca lograron una cancelación parcial de los repartimientos en 1722. Sin embargo, quienes se beneficiaban de estas formas de exacción se opusieron firmemente, sosteniendo que la coacción era necesaria porque los indios eran "holgazanes" y estimaban que de otra manera no era posible hacerlos trabajar, ni siquiera para obtener los alimentos que necesitaban tanto mayas como españoles. Esta oposición logró que los repartimientos y los servicios personales que habían sido suspendidos fueran restablecidos pocos años después. Cuando en 1725 comenzó a vivirse una escasez de maíz, se responsabilizó al obispo por acciones emprendidas que causaron, supuestamente, que los indios hubieran abandonado el trabajo. No obstante, como ya adelanté en el párrafo anterior, la información empírica muestra que efectivamente la carestía estuvo relacionada con el trabajo de los indios, pero no por lo que algunos españoles juzgaban como "holgazanería", sino porque después de la restitución de los repartimientos y los servicios personales muchos agricultores mayas optaron por oponerse abiertamente mediante el ocultamiento de sus excedentes de maíz. En este sentido, la carestía de víveres habría sido resultado directo de una fuerte crisis vivida por el colonialismo español en Yucatán.

La crisis política y social que devino con la restitución de los repartimientos y servicios personales, la resistencia de los indios y el ocultamiento de granos, la dislocación de la producción y de los circuitos de distribución de granos, habría coadyuvado para que las epidemias arremetieran con fuerza en una situación ya madura para la calamidad. Pero también es importante matizar los posibles efectos de estas epidemias sobre la actividad agrícola que ya estaba lastimada, pues los datos demográficos muestran que la mortalidad afectó sobre todo a la población infantil, y no tanto a los adultos cuyo trabajo era indispensable para sostener las labores en el campo. La lectura de las fuentes cualitativas devela que esta crisis fue utilizada con fines políticos por los colonos que se beneficiaban de la explotación de los naturales, para mostrar la fuerza de sus argumentos en favor de la compulsión pues, como ya referí, decían que por no obligar a los indios a trabajar éstos habían sido los causantes de la escasez y del hambre. En este sentido, llama poderosamente la atención que en estos escritos apenas se haga referencia a las epidemias, cuando los datos demográficos parecen indicar que la sobremortalidad se dio principalmente por éstas (por ejemplo, periodos muy cortos y claramente identificables relacionados con la etiología de determinados virus patógenos, mortalidad preponderante de población infantil) y no por su combinación infausta con una hambruna. Prueba de ello es también, según se vio en la segunda parte, que la población infantil de españoles también se vio afectada por la sobremortalidad, lo cual no sucedía en casos de hambruna.

Las calamidades en la segunda mitad del siglo XVIII. La hambruna de 1770

El siglo XVIII fue testigo del agotamiento del sistema que hasta entonces había guiado los mecanismos de convivencia entre españoles e indios. Estas transformaciones trastocaron las esferas social, política y económica del sistema colonial, especialmente a partir de 1750, y las alteraciones del medio natural se volvieron más riesgosas, en particular para la población maya que se encontraba en la base de la escala social y económica de este sistema. Ahora, el esqueleto de las calamidades se erigió por la carestía de alimentos y el hambre, y no tanto por la falta de inmunidad a virus patógenos traídos de ultramar. El sistema tuvo cada vez menos capacidad para proveer una seguridad alimentaria a su población, y cualquier cosa que fuera menor a una buena cosecha ponía en riesgo la distribución de víveres mínima indispensable para la sobrevivencia.

Además de las transformaciones exógenas que se impulsaron desde España a través de las conocidas Reformas Borbónicas, internamente se vivieron procesos que dieron forma y cauce los cambios que se experimentaron a nivel más general. Destacan entre estos procesos los demográficos, los productivos, los territoriales y los laborales. En lo demográfico, la población indígena y, aún más, la no indígena, comenzó un rápido crecimiento que si bien inició desde 1700, repuntó a mediados y finales del siglo, a pesar de algunos retrocesos temporales causados por calamidades. Un incremento tan acelerado de la población no productora (los no indios) implicaba la necesidad de que la agricultura indígena hubiera crecido a la par que la población, lo cual no sucedió. Este fenómeno trajo consecuencias que contribuyeron a incrementar esa vulnerabilidad a la falta de alimentos de la que he hablado, pues al haber menos alimentos en las ciudades de Mérida, Valladolid y Campeche, se registraron mayores intentos por acaparar el maíz que producían los indios.

Al mismo tiempo, el crecimiento de la población y la dificultad para generar suficiente cereal trajeron consigo nuevos paradigmas productivos. En el capítulo primero se insistió que en los siglos XVI, XVII y principios del XVIII la obtención de maíz se mantuvo a cargo de los mayas, quienes tenían la tecnología apropiada y la organización social necesaria para obtener lo requerido para su subsistencia y para el sostenimiento de la población no productora. Por ello, las fincas rurales de españoles se mantuvieron al margen de la producción agrícola, enfocándose casi de manera exclusiva a la cría de ganado mayor y menor. Pero, como se vio en el capítulo segundo, ante el incremento en la demanda, estos centros ingresaron en la competencia y se transformaron paulatinamente de ser ganaderos hacia una producción mixta de ganadería, agricultura y apicultura. Para ello fue necesario extender sus tierras y acrecentar su planta laboral, recursos que obtuvieron a costa de los pueblos de indios. Éstos tenían algunas desventajas en comparación con las haciendas, como menores posibilidades para almacenar y transportar su producción, así como menor capacidad para ejercer presión y especular en los mercados del maíz.

El crecimiento de la población y la emergencia de nuevos centros de producción dieron lugar a una mayor presión sobre recursos cada vez más escasos, en especial la tierra. Las haciendas requirieron mayores extensiones que les permitieran competir con la producción indígena, y se precipitó el proceso de enajenación de las tierras de indios que había comenzado a mediados del siglo XVII. De ahí que las haciendas agroganaderas hayan obtenido mayores beneficios con las crisis agrícolas, ya que tenían la posibilidad de crear reservas a la espera de precios más altos y, en estas coyunturas, avanzar sobre el acaparamiento de las tierras de los indios. A medida que los excedentes agrícolas crecían y se extendía la comercialización, las crisis de escasez y hambre parecían hacerse más frecuentes y de mayor magnitud. Asimismo, este acaparamiento de tierras trajo consigo una reducción y un agotamiento progresivo de las tierras cultivables, haciendo más endebles las cosechas de los indios y de menor rendimiento.

Frente a su expansión, las haciendas pronto atrajeron más mano de obra permanente. Pero es importante recordar que, según se vio en los capítulos segundo y sexto, los trabajadores que residían de forma permanente en las haciendas lo hicieron de manera voluntaria, atraídos por las ventajas que representaba vivir fuera del alcance de las autoridades de las repúblicas de indios, de curas y otros funcionarios coloniales. En este terreno laboral, el cambio más importante fue que el trabajo de los mayas ya no era organizado en el marco de la vida corporativa de los pueblos, sino como parte integral de la esfera privada de la producción. La creciente adscripción de indios al trabajo de estos centros productivos jugó un papel fundamental en su desarrollo y crecimiento, pues la introducción y cultivo de maíz no se hubiera podido dar sin el afianzamiento de una mano de obra estable.

Mientras que en el capítulo primero se vio que los pueblos de indios fueron la columna vertebral del sistema colonial, en el segundo se trató cómo también fueron partícipes de la serie de transformaciones del último siglo colonial. Por un lado, los problemas internos que muchos pueblos experimentaron desde finales del XVII les imposibilitaron encarar la emergencia de nuevos centros productivos y ello facilitó el tránsito de recursos y mano de obra a las empresas emergentes; por el otro, todos esos cambios agravaron todavía más sus condiciones ya de por sí endebles.

El crecimiento demográfico, la disminución de recursos disponibles, la presión generada por las haciendas en expansión, el sistema de tributación que exigía cada vez más excedentes y la crisis interna de los pueblos, fueron factores que contribuyeron a empobrecer cada vez más a los pueblos de indios. Muchos de sus habitantes, con dificultades para conseguir alimentos, sin tierras y con deudas fiscales, se fueron a radicar a las haciendas, generando que se intensificaran las presiones tributarias sobre los contribuyentes que quedaban en los pueblos, acrecentando la crisis fiscal del conjunto, y erosionando las bases políticas que sustentaban a los pueblos de indios coloniales.

Las tribulaciones agrícolas que acontecieron en la segunda mitad del siglo XVIII provocaron crisis de diverso grado en una sociedad en transformación desprovista de los medios necesarios y mecanismos adecuados para sortear los efectos que la naturaleza causaba a los cultivos. Fenómenos naturales como sequías, huracanes y plagas de langosta se tornaron más peligrosos para una sociedad que estaba explotando sus recursos al máximo. En otro tiempo, el sistema de agricultura practicado por los mayas y las instituciones creadas por el colonialismo habían creado formas y circuitos efectivos para producir y distribuir los alimentos requeridos para sostener a la población en su conjunto. El trabajo socialmente organizado de los indios, que siglos atrás había sido la base para la producción y circulación de excedentes, se debilitaba ante el avance acelerado de las fincas privadas de los españoles. Los mayas de las estancias que producían estos granos no eran más dueños ni de la tierra que trabajaban ni de los productos que obtenían. Por otro lado, los mecanismos que antaño habían servido al sistema colonial para apropiarse de la producción indígena se encontraban en decadencia. Este proceso, que exigía nuevas formas de adaptación entre la naturaleza y la sociedad, dejó en una posición de mayor riesgo a los mayas, quienes con su trabajo sostenían al sistema colonial. De tal suerte, si la población indígena se veía dañada se afectaba el sistema en su conjunto.

Así sucedió en las décadas sétima y octava del siglo XVIII. La concatenación de varios fenómenos naturales adversos irrumpió en una sociedad que se encontraba en medio de un profundo proceso de transformación, y dio lugar a lo que parece haber sido una de las calamidades más serias en la historia colonial yucateca, herrada por la hambruna que padecieron quienes hasta entonces habían sido el sostén económico del sistema colonial.

Entre los fenómenos naturales que contribuyeron a detonar esta crisis sobresale la presencia de una plaga de langosta que afectó todo el territorio comprendido entre Veracruz y Costa Rica. En principio, Yucatán tenía las características climatológicas y orográficas óptimas para la reproducción y gregarización de esta plaga. Pero también en estas décadas la península se vio inmersa en variaciones del clima que afectaron de maneras distintas diversos puntos del globo terráqueo. A nivel mundial, estas décadas han sido asociadas con las pulsaciones más crudas de la Pequeña Edad del Hielo en Europa, que en México y otras partes de América coincidieron con acusadas sequías. Ello contribuyó para que entre 1765 y 1774 en la península de Yucatán el medio se haya vuelto más amenazador y, en consecuencia, se haya registrado una cadena de fenómenos naturales adversos que coadyuvaron para generar la crisis que asoló a la provincia en la segunda mitad del siglo XVIII.

Sin embargo, como ya he insistido, quizá no con suficiencia, las explicaciones sobre las calamidades no pueden limitarse a los fenómenos de la naturaleza potencialmente peligrosos, sino que es su interacción con la sociedad lo que nos permite comprender la manera en que ambas esferas construyen un medio ambiente con riesgos particulares. Antes de que llegara la langosta, como ya se vio, el sistema de producción agrícola y de distribución de alimentos que hasta entonces había funcionado con relativo éxito estaba sufriendo importantes transformaciones. La población crecía de la mano con la demanda de alimentos, los pueblos de indios sufrían un duro embate en su funcionamiento corporativo, y los recursos se reducían a la par que los españoles ingresaban al terreno de la comercialización agrícola. Este panorama hizo que cualquier inconveniente con las cosechas trajera consigo escasez y hambre.

Desde 1765 la naturaleza fracturó un sistema que presentaba síntomas de decadencia y, paralelamente, gestaba importantes cambios. La cima de la crisis se alcanzó en 1770, cuando las reservas se maíz se habían agotado, las cosechas fueron nulas y el hambre provocó los índices más altos de mortandad y migración. Como sucede en las hambrunas, la población más afectada fue la más vulnerable, es decir, los indios, de quienes dependía el sistema para la producción de riquezas y para la obtención de los recursos básicos de subsistencia. De forma que el hambre padecida por un sector de la población significaba un desastre para la sociedad en su conjunto. Los efectos del hambre se sintieron en toda la provincia: sobremortalidad, migración, fuga, abandono, robo, alza de precios, parálisis económica y productiva. Todas estas variables fueron consecuencia inmediata de los problemas agrícolas, pero contribuyeron a agravar la crisis en el campo y en la sociedad y a desencadenar un verdadero desastre.

El efecto inmediato más devastador para el sistema colonial a corto plazo fue la sobremortalidad de quienes sostenían con su trabajo al sistema colonial, especialmente de los hombres, de quienes se esperaba que con su trabajo pudieran revertir la falta de alimentos. Como se vio en la tercera parte de esta investigación, es factible que la elevada mortalidad de varones se haya debido en parte a que eran éstos quienes salían de sus hogares para recorrer grandes distancias en busca de alimentos para sus familias. Con hambre, lejos de sus lugares de residencia, sin agua e intentando hacer grandes recorridos, habrían sido más vulnerables a la falta de nutrientes y a la muerte por inanición.

La hambruna, en efecto, se debió a una drástica reducción en la disponibilidad de alimentos, pues los fenómenos naturales que devastaron a la península por casi una década implicaron una mengua considerable en la producción agrícola, que era la principal fuente para la obtención de víveres. Pero, como se expuso en la segunda parte de la investigación, el gobierno importó maíz de otros puertos españoles para aprovisionar a la alhóndiga de la ciudad. Asimismo, varias haciendas tenían reservas de maíz que les sirvieron para atraer gran cantidad de indios que salieron en diáspora de sus pueblos intentando mitigar el hambre. Mientras que otros se valieron de los recursos silvestres del monte, de la caza, y de cultivos "de emergencia" que había en las milpas en barbecho. Muchos mayas no tuvieron la posibilidad de acceder a estos alimentos y, en efecto, perecieron de hambre, pero hubo otros tantos que salieron de sus lugares de residencia para ir en su busca ya a las ciudades, ya a las haciendas, ya a los montes. De ahí que, como se vio en la tercera parte de este trabajo, la migración haya sido una de las respuestas más importantes de los indios ante las crisis de subsistencia. Si bien este fenómeno les permitió acceder a recursos alternativos para superar el hambre, también empeoró la crisis del sistema colonial, pues los pueblos de indios todavía constituían el eje a partir del cual funcionaba la imposición del colonialismo y sus instituciones para con la población nativa.

La muerte y la movilidad de los indios menguaron de forma considerable la recaudación fiscal. El problema del cobro de tributos en medio de esta calamidad fue una consecuencia directa del hambre, pero también una variable que agudizó los conflictos que para el sistema colonial generó la escasez de alimentos. La insistencia en recaudar los impuestos atrasados en una situación de carestía animó todavía más el abandono de los pueblos y obstruyó los intentos de algunos funcionarios coloniales para congregar a los indios que habían escapado, generando más migración, necesidad, hambre y muerte entre los indios. Posiblemente, como han sugerido algunos autores, la calamidad de 1770 finalmente convenció a la Corona de que la encomienda no era ya necesaria para el sistema colonial.

La migración estuvo anclada en el propio bagaje cultural de la sociedad indígena, aunque, en la mayoría de las ocasiones, fuera del marco permitido por el sistema colonial. De ahí que haya atentado contra su estabilidad y a la postre haya contribuido a modificarlo. A lo largo de toda la época colonial migrar había sido una estrategia para escapar de las exigencias tributarias y los abusos de los recolectores que recrudecían durante las crisis. Abandonar sus pueblos fue un mecanismo practicado por los mayas para oponerse a los efectos de las calamidades, defender su forma de vida y reintegrar su organización social en un contexto marcado por la escasez, por un clima hostil, y por el hambre, la enfermedad y la muerte.

El análisis de los flujos migratorios, que se intensificaban con las calamidades, muestra que hasta la sexta década del siglo XVIII los pueblos de indios continuaron siendo el eje a partir del cual se organizaba la vida colectiva de la población maya. Así, los mayas buscaron su sobrevivencia en su propia organización social empleando mecanismos practicados de antaño anclados en su dinámica cultural y poblacional, como era la migración hacia otros pueblos. Éste fue un desplazamiento característico ante la calamidad que se vivió entre 1726 y 1731. Sin embargo, la segunda mitad del siglo XVIII presenta un giro sustancial en estos patrones migratorios que al mismo tiempo es indicativo de la transformación que se registraba en el sistema colonial. Los pueblos de indios de la zona noreste perdieron su poder de atracción para muchos migrantes que optaron ahora por dirigirse hacia las fincas agrícolas y/o ganaderas que se encontraban en pleno proceso de crecimiento y expansión.

Pero también esta relación entre calamidad y migración jugó un papel central en la historia del desarrollo de los pueblos de indios en el siglo XVIII, así como en el crecimiento y transformación de las fincas agroganaderas de los empresarios españoles, ya que tanto en los pueblos restó tributarios, en las estancias en expansión sumó de manera acelerada la mano de obra estable necesaria para su crecimiento económico y posterior transformación en haciendas. Este flujo migratorio es una característica que aparece de manera reiterada en las fuentes relativas a la calamidad de 1765-1774. En tiempos críticos, estos sitios cobijaron a varias familias mayas del hambre, las enfermedades y, aún, de las presiones fiscales.

Debido a su carácter definitivo, estos desplazamientos contribuyeron a modificar el espacio yucateco y el sistema económico que hasta entonces se había basado en los pueblos de indios y en su organización social. Por un lado, permitieron a las estancias competir con los pueblos por la producción agrícola que hasta entonces había estado casi de manera exclusiva en manos indígenas controladas bajo el sistema de tributación. Por otro, facilitaron el tránsito de mano de obra y recursos territoriales de los pueblos a las haciendas. A las fincas migraban familias, pero compuestas en su mayoría por gente joven en edad de producir. El inicio del cultivo del maíz estuvo relacionado con el afianzamiento de una mano de obra estable que a cambio de tierra permitió la alimentación de los sirvientes asalariados y peones de tiempo completo, y consolidó las condiciones laborales necesarias para la posterior introducción de grandes cultivos comerciales.

Este proceso trajo serias consecuencias a la cohesión interna de los pueblos de indios, ya que la pérdida de recursos, de tierra y de fuerza de trabajo, resquebrajó la fuente de poder y legitimidad de las autoridades indígenas, coadyuvó a la reducción de los recursos del pueblo y restó tributarios a un sistema que todavía descansaba en la producción de excedentes de los mayas. Ante una crisis como la que se padeció entre 1765 y 1774, los pueblos de indios reducían o suspendían el pago de sus impuestos y, de manera casi automática, las autoridades ejercían una mayor presión sobre los tributarios. Ello recrudecía las consecuencias de las calamidades, pues ya no eran sólo el hambre y las enfermedades los males que aquejaban a los indios, sino que a eso se sumaban la coacción para pagar adeudos fiscales. Esto fue un aliciente más para abandonar los pueblos, pues no representaban un lugar posible para sobrevivir en medio de la adversidad, y muchos indios buscaron en las estancias y haciendas los medios necesarios para su subsistencia. Además, podían quedar lejos del acoso de autoridades indígenas y españolas que los apremiaban con cobros, acceder a una fracción de tierra para cultivar lo necesario para su subsistencia, verse libres del tequio y otras cargas comunitarias y, lo más importante, acceder a raciones de alimentos.

Otro de los puntos de atracción importantes fueron las ciudades pues la migración de los indios a estos lugares en tiempos de calamidad contribuyó al creciente proceso de urbanización que se registró en el siglo XVIII. Y no es de sorprender que los centros urbanos se hayan convertido en un fuerte polo de atracción para los migrantes expulsados por el hambre pues, como se vio en la segunda parte de esta investigación, estos lugares eran los primeros en abastecerse con el poco cereal que había en circulación mediante la alhóndiga o revendedores particulares. Pero esta inmigración habría generado, como consecuencia, un incremento en la demanda de alimentos en los centros urbanos.

En suma, migrar no fue sólo una manera de evadirse y oponerse, sino que también fue una forma de rehacer y reconstruir una sociedad amenazada por el hambre, la enfermedad, la falta de alimentos, y un entorno físico y social amenazante. Irse de sus pueblos representó una opción para muchos mayas para acceder a una serie de recursos del entorno que les eran bien conocidos, algunos de ellos domesticados y sembrados en los montes de manera intencional para las épocas de carestía; irse de sus pueblos permitió a otros acceder a los recursos que estaban en manos de los hacendados españoles; irse de sus pueblos acercó a otros tantos a los recursos de la ciudad.

Estos desplazamientos no fueron sólo espaciales, sino también sociales y culturales en un sentido más amplio. La migración de los indios contribuyó a redefinir las relaciones internas y externas de la sociedad indígena, impactó de manera sustancial la historia del desarrollo de los pueblos de indios y trajo consigo cambios cardinales en los puntos de destino, como las fincas rurales y las ciudades. Al migrar los mayas participaron de manera activa en la construcción del sistema colonial de la época.

Pero es importante subrayar que esta movilización se sustentó en las redes sociales que los indios tejían en nombre del parentesco, especialmente aquellas que construían y reproducían a través del matrimonio. Fueron colectivos parentales los que poblaron las haciendas y refuncionalizaron en un espacio diferente los criterios de organización social que los sustentaban. Desde la época colonial temprana, los vínculos y redes sociales que los mayas tejieron en nombre del parentesco fueron un elemento fundamental en su reproducción física y cultural en el contexto adverso que impuso la dominación y explotación extranjera. Mediante estos lazos, se conformó una base de organización social para el desarrollo de tareas fundamentales para el curso de la vida y sociedad nativas, como la cooperación, el intercambio y la reciprocidad, la residencia, la producción agrícola, la obtención y preparación de alimentos, el cuidado de los menores, enfermos y ancianos, la socialización, el ritual y la custodia y reproducción del patrimonio material y simbólico. Las relaciones de parentesco conformaron parte del sostén que permitió a los mayas trascender las calamidades de su tiempo, no como meras víctimas sino como sujetos activos de su presente. En época de crisis, muchos indios buscaron su sobrevivencia en la base de su propia sociedad, de modo que los grupos de parentesco funcionaron como un sistema de ayuda mutua para encarar el hambre y las enfermedades, así como también para hacer trabajo conjunto en las milpas, superar la escasez de alimentos y para migrar. Las redes sociales tejidas en nombre del parentesco conformaron un recurso más de sobrevivencia, en muchos casos, el único de que la gente puede disponer para no sucumbir ante la carestía de alimentos.

En el último capítulo de este trabajo se abordaron cuatro variables del matrimonio indígena en relación con las calamidades: frecuencia de los enlaces nupciales, edad de los contrayentes, segunda nupcias y estructura de los circuitos de intercambio matrimonial. El análisis pormenorizado de todas estas variables en conjunto muestra que al parecer el matrimonio habría sido para los mayas un dispositivo social de suma importancia para afrontar colectivamente las crisis. Mediante estos vínculos se reforzaba y reproducía la naturaleza corporativa de los grupos de parentesco, sentando las bases indispensables para la cooperación y el intercambio. En este caso podría plantear algo muy semejante a aquello que propuse en el capítulo de migración, y es que los mayas habrían resistido y buscado las claves de la sobrevivencia en su propia cultura y organización social.

A través del análisis historiográfico y demográfico de las calamidades que se vivieron en el siglo XVIII, pude aproximarme a los cambios que se registraron en Yucatán en el último siglo colonial, y profundicé en los mecanismos de respuesta de la sociedad maya ante estos fenómenos. Sin embargo, hay ejes de análisis que aún presentan un gran potencial para comprender estos fenómenos en toda su complejidad. Uno de ellos es el ámbito religioso pues, para el caso yucateco, poco se conoce respecto a las explicaciones y respuestas religiosas que los diferentes sectores de la sociedad colonial de la provincia dieron ante estos fenómenos. Ello contribuiría a consolidar la propuesta inicial de utilizar el término "calamidad" como categoría analítica ya que, como se trató en la introducción, la noción histórica de las calamidades implicaba un vínculo indisoluble entre la divinidad, el entorno natural, las enfermedades y las crisis económicas y demográficas.

Desde el ámbito económico y de organización social, queda pendiente investigar la manera en que las cofradías de indios ayudaron a los mayas a sortear las crisis hasta la primera mitad del siglo XVIII. De ahí, propondría analizar el impacto que tuvo la desamortización de bienes corporativos llevada a cabo por el reformismo Borbónico en la capacidad de los pueblos para enfrentar las calamidades y, al mismo tiempo, conocer cómo contribuyó este proceso al fenómeno migratorio. Finalmente, si la migración de los indios hacia las ciudades fue un fenómeno de gran presencia frente a las calamidades; restaría profundizar en él y caracterizarlo con base en fuentes cuantitativas. Ello permitiría ampliar la visión sobre las formas variadas en que los indios que se trasladaron a las ciudades se insertaron en un nuevo espacio, tan diferente al de sus pueblos de origen.

Anexo metodológico. Estrategias para el estudio de las calamidades

La aproximación a los fenómenos que en este trabajo he llamado calamidades a partir de fuentes documentales representó un reto metodológico desde el inicio de este estudio. Las versiones sobre las crisis que se vivieron entonces aparecen siempre mediadas por los funcionarios oficiales de la época y la manera en que la sociedad maya las padeció y enfrentó resulta esquiva. En las palabras de quienes escribían, los indios eran, con suerte, víctimas pasivas, cuando no holgazanes, licenciosos y pecadores que en las calamidades recibían el castigo que tenían merecido. Es por ello que fue imprescindible echar mano de documentación diversa y de naturaleza muy distinta. Las estrategias metodológicas fueron configurándose y delimitándose en el transcurso de la investigación misma, sobre todo a partir del trabajo directo con la información de archivo. Este ejercicio, al mismo tiempo, fue el que permitió hacer una delimitación espacial y temporal más precisa en relación con el problema que se planteaba.

En este anexo y de manera casi independiente presento las rutas metodológicas que seguí para construir y presentar los resultados que se leen en este libro, pues considero de suma importancia dejar explícitos los pasos que di y la manera en que elaboré mis argumentos. Si lo he separado del resto del texto es únicamente con el objetivo de hacer lo más ágil posible la lectura del cuerpo del libro. Aquí se podrá examinar con precisión el marco espacial y temporal de esta investigación, así como las razones que me llevaron a su elección. Asimismo, se discute la importancia que cobra la comparación como método de análisis. Comparación con procesos semejantes que han sido estudiados en otras regiones de la Nueva España, pero también dentro del propio espacio, entre distintas zonas y entre diferentes cortes temporales. También se detallan y evalúan las fuentes empleadas. Finalmente se puntualizan los indicadores que fueron retomados para el análisis demográfico en tiempos de crisis, así como los movimientos estacionales de las series trabajadas.

Definición de tiempo y espacio

Antes de detallar las pautas metodológicas que orientaron la búsqueda, sistematización y análisis de mi base empírica, considero importante comenzar con una breve precisión y justificación del marco temporal y espacial de la investigación. Como se vio en la Introducción, mi interés central ha sido analizar a través de las calamidades los cambios que se vivieron en el Yucatán del último siglo colonial. Y ahí, sin más vueltas, radica la justificación temporal. Sin embargo, en tanto la historiografía sobre la Nueva España ha precisado que estas transformaciones tuvieron un mayor empuje a partir de la segunda mitad del XVIII, consideré importante que mi estudio tomara en cuenta este matiz. Por ello, decidí analizar de manera comparativa dos de las calamidades que parecen haber sido las más importantes en esta centuria y que sucedieron, una, en la primera mitad del siglo, hacia 1726, y la otra en la última mitad, hacia 1770. Estimé que esta comparación me permitiría hacer más eficiente el tiempo de la investigación y, a la vez, explicar con mayor claridad la interrelación entre calamidad y cambio social.

En cuanto al marco espacial, se abordan de manera general procesos que vivió toda la zona bajo el control colonial, conocida entonces como la "Provincia de Yucatán", aunque el foco se reduce sobre el área noroeste de la península, en los partidos de La Costa, Camino Real Bajo, el norte de los partidos de La Sierra y los Beneficios Bajos. La razón es que fue precisamente ahí donde se vivieron con mayor fuerza algunos de los procesos que caracterizaron al siglo XVIII, como la presión demográfica y sobre los recursos, el cambio agrario, el desarrollo de las estancias ganaderas a fincas agrícolas y ganaderas, la migración de los indios y la fragmentación política y territorial de los pueblos.

Debo reconocer, sin embargo, que el marco espacial también se vio acotado por la disponibilidad de fuentes primarias, en particular de series parroquiales. Con esto no pretendo construir por completo una justificación académica en cuanto al área de estudio, pero no puedo menos que reconocer que esta variable circunscribió buena parte de este trabajo. Mediante un arduo ejercicio de prospección, exploré la posibilidad de trabajar de manera comparativa información de un pueblo cabecera de cada partido: La Sierra, Camino Real y La Costa. Esta prospección, sin embargo, arrojó como resultado una limitada disponibilidad de registros completos. Los criterios que privilegié para seleccionar los pueblos por trabajar fueron: que las series estuviesen lo más completas posible en sus tres registros (bautizo, matrimonio y entierro) y con el menor grado de lagunas, que abarcasen la mayor parte del siglo XVIII, y que su estado físico fuese lo mejor posible como para hacer una trascripción completa de las actas.

MAPA 7
UBICACIÓN DE LOS PUEBLOS TRABAJADOS EN LA INVESTIGACIÓN. YUCATÁN, SIGLO XVIII

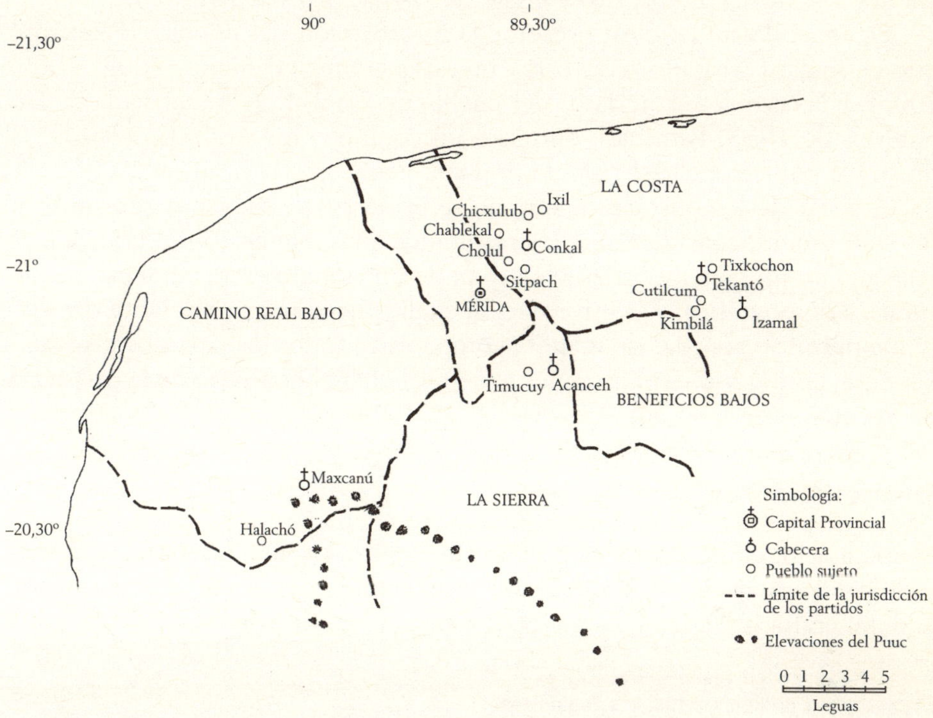

Del partido de La Sierra no me fue posible encontrar registros de algún pueblo de la zona más fértil ubicada en las laderas de la Sierra del Puuc, por lo que elegí al de Acanceh y su visita Timucuy que, aunque formaban parte de esta demarcación política, se encontraban más cercanos a los partidos de Los Beneficios Bajos (en su extremo norte), La Costa y la ciudad de Mérida y, por tanto, influidos por los procesos que se vivían en las inmediaciones del principal núcleo urbano de la provincia.

Del partido del Camino Real Alto trabajé documentación del pueblo de Halachó que, ése sí, se encuentra muy cercano a un extremo de la sierra. De todos los pueblos de este partido que examiné (Bécal, Calkiní, Hecelchacán y Halachó), Halachó fue el que reunía mejores condiciones para su consulta y sistematización. Por consiguiente, trabajé el libro de bautizos de este pueblo, proseguí con el de matrimonios, pero cuando llegué al de entierros me topé con el problema del estado en que se encontraba el documento cuando fue microfilmado hacia 1970 por los mormones, muy quemado por tinta, roto en muchas partes y con numerosas hojas faltantes. De ahí que me haya circunscrito a las series de bautizo y matrimonio.

Del partido de La Costa retomé la información del pueblo de Tekantó que ya había trabajado para otras investigaciones (Peniche, 2003, 2006, 2007), y la completé con datos del pueblo de Conkal de la matrícula de tributarios de 1803. Esta base empírica en conjunto me permitió abordar la dinámica poblacional del partido de La Costa.

A pesar de los obstáculos que he referido para trabajar según mi propuesta primera, considero que los resultados no se han visto modificados de manera considerable, ya que no se trata de un estudio esencialmente de naturaleza demográfica, y la información cualitativa que más adelante detallaré me permitió abordar de manera comparativa todos los partidos y, paralelamente, configurar explicaciones generales para el conjunto de la provincia de Yucatán.

Enfoques disciplinarios

Como escribí en las primeras páginas de la introducción, las estrategias metodológicas de las que me valí se anclaron en la historia, y se auxiliaron con la demografía histórica y la antropología.

Etnohistoria y análisis de fuentes cualitativas

Este enfoque etnohistórico, en sentido amplio, me sirvió para elegir y leer de manera crítica fuentes cualitativas de primera mano en las que busqué información sobre organización social, formas de reproducción, relaciones con el entorno natural, y la relación historiográfica de las calamidades elegidas para el análisis. Esta información se conforma por cuatro expedientes centrales provenientes del Archivo General de Indias. El primero, se titula "Expediente del Tribunal de Cuentas de México sobre haber absuelto a los oficiales reales de Yucatán de los atrasos precedidos de los tributos incobrables de aquella provincia" (AGI, México 3118) y se trata de un legajo promovido en 1760 por el Tribunal de Cuentas de la Audiencia de México para absolver a los oficiales reales por no haber cobrado los tributos que adeudaban los indios desde el hambre padecida en Yucatán en 1726. Este expediente cuenta con información oficial de la administración colonial e incluye correspondencia entre autoridades, informes al rey, cédulas reales sobre el relevo del pago de tributos a las mujeres, testimonios de encomenderos, funcionarios españoles e indígenas y varias certificaciones y representaciones del entonces gobernador de la provincia. En suma, contiene ricas referencias sobre los efectos económicos de las calamidades de 1726, 1730 y 1758, y las medidas gubernamentales que se tomaron para contrarrestarlos. De la parte indígena, se reitera la huida a los montes como una forma de mitigar los efectos del hambre, con las consecuencias para la evangelización y adoctrinamiento a las que siempre aludía el brazo religioso del aparato colonial. Asimismo, este legajo incluye la cuenta de los débitos fiscales de 155 encomiendas del periodo de 1750 a 1759, algunas administradas directamente por la Corona, otras que le fueron decomisadas a Francisco de Montejo y el resto de las jurisdicciones de Valladolid y Campeche adjudicadas a particulares. Los adeudos vienen detallados en pesos, reales y tomines, además de cantidades específicas de maíz y gallinas. Sobre algunas encomiendas se añade la cantidad de tributarios (mantas y piernas) en que estaba matriculada cada una y el ajuste que se registró tras una retasación realizada en 1760, después de las calamidades que se refieren a lo largo de toda la documentación.

El segundo legajo también es relativo a las calamidades de 1726. Fue generado a partir de un informe que en 1728 escribió al rey el entonces gobernador de Yucatán Antonio de Figueroa, en el que refirió las acciones que emprendió para la reactivación económica y productiva de la provincia a su cargo (AGI, México 891). Además de la información cualitativa, que fue fundamental para el análisis de la crisis, este documento resulta trascendental porque incluye información cuantitativa respecto a las superficies de maíz cultivadas en toda la provincia, partido por partido, tanto en 1726 como en 1727.

Los legajos tercero y cuarto son más tardíos y giran en torno a los casi 10 años de calamidades sucesivas que se padecieron en Yucatán entre 1765 y 1774. Uno de estos expedientes se titula "Testimonio del primer cuaderno de los autos formados sobre la falta de tributación de la provincia de Campeche a causa de la langosta y hambre que allí se ha padecido" (AGI, México 3052) y fue promovido por el contador oficial real de las cajas de Mérida para justificar los atrasos en el cobro de contribuciones por los años críticos que se vivieron entre 1765 y 1774. Se integra por diversos documentos oficiales entre los que destacan 35 certificaciones de curas de diferentes pueblos, ocho testimonios e informes de encomenderos, tres declaraciones de autoridades indígenas y otras 24 certificaciones diversas del protector de indios, recaudadores de tributos, integrantes del cabildo de la ciudad de Mérida, capitanes a guerra y cabos militares. Incluye copias de las matrículas de tributarios de 1765 y 1773, con detalle del nombre de las encomiendas, su administración, el número de mantas en que estaban tasadas para cada año y el cálculo de la disminución que hubo a consecuencia del hambre, así como las cuentas de los adeudos de los encomenderos de las jurisdicciones de Campeche y Valladolid desde 1769. Vienen, asimismo, autos de diversas autoridades coloniales y correspondencia entre éstas e instancias virreinales y Reales. La información versa sobre la ocurrencia de varios fenómenos que devastaron la provincia desde 1765 hasta 1774: si bien se esgrime como argumento principal la presencia de la plaga de langosta que acababa con las cosechas, también se refieren eventos relacionados como sequías y huracanes. Todos ellos afectaban directamente a la agricultura (maíz y sus productos asociados), principal actividad económica de la región. Esto derivó en una grave escasez de alimentos que cristalizó su peor momento en el año de 1770, dando como resultado diversos fenómenos que contribuyeron a hacer más crítica la situación: hambre, enfermedad, alta mortandad, migración, mendicidad, robos, abandono, alza desmedida de precios, especulación y acaparamiento, huida a los montes, epidemias. En conjunto, estos fenómenos pusieron de relieve la fragilidad de un sistema que dependía en su totalidad del trabajo indígena, por lo que la respuesta de este sector de la sociedad fue determinante en el curso que siguió esta época de crisis y calamidades en la península. Las fuentes vuelven a hacer énfasis en la migración de los naturales quienes, ante la falta de los recursos básicos para su subsistencia, abandonaban sus pueblos y se remontaban a otros lugares en busca de alimentos, ya fuera de manera individual o en familia. Los lugares de destino eran la espesura de la selva del sur, los montes, las estancias, otros pueblos donde acudían a reunirse con parientes, estancias de particulares españoles, la ciudad de Mérida e, incluso, sitios más remotos como Tabasco y Petén. Sobre esto viene abundante información.

El otro expediente abarca el mismo marco temporal y detalla las diligencias que emprendieron las distintas instancias del poder colonial para enfrentar las calamidades de su tiempo. Incluye abundante información respecto al comercio de la época y los vínculos de Yucatán con otras provincias de la Nueva España y extranjeras (AGI, México 3054). Además de estos expedientes que identifico como centrales para el análisis, la información se enriqueció con referencias procedentes de otros documentos del Archivo General de Indias y del Archivo General de la Nación, en México.

En particular, estas referencias versan sobre otras calamidades distintas a las que aquí se abordan de manera comparativa, también del siglo XVIII así como de los siglos XVII y XVI, pero que ilustran el fenómeno en una perspectiva de más largo plazo.

La base empírica se integró también con los datos de las cuentas de la alhóndiga de la ciudad de Mérida realizadas entre 1746 y 1773. Es importante señalar, sin embargo, que no se encuentran disponibles todos los años de manera consecutiva, sino sólo los de 1746, 1747, 1748, 1749, 1754, 1757, 1758, 1761, 1763, 1767, 1768, 1772 y 1773. Esta información incluye referencias significativas como: compras, ventas y precios del maíz y otros géneros, deudas a favor y en contra de la alhóndiga, erogaciones, gastos de fletes y pueblos surtidores.

Además de esta documentación inédita, fue substancial la consulta de fuentes primarias que ya han sido publicadas, como el diccionario *Calepino Maya de Motul*, las *Relaciones Histórico Geográficas de Yucatán*, la *Relación de las cosas de Yucatán* de fray Diego de Landa y la *Historia de Yucatán* de Diego López de Cogolludo.

El diccionario titulado *Calepino Maya de Motul* me brindó basta información relacionada con la sociedad maya. Éste fue escrito hacia 1614 por fray Antonio de Ciudad Real (1551-1617). Puesto que comparte mucha de la información compilada en el diccionario más temprano denominado *Maya Than*, es muy posible suponer que éste le sirvió como fuente, aunque al parecer no fue la única. Su versión maya-español, los nuevos términos introducidos y la gran cantidad de ejemplos que contiene el *Calepino*, permite suponer que el autor contó además con ayuda directa de otros informantes indígenas. La minuciosidad con la que son explicadas muchas palabras me permitió acercarme al sistema de agricultura practicado por los mayas que por mucho tiempo fue una fuente de subsistencia y dio lugar al sostenimiento de la población no productora. Asimismo, me posibilitó una aproximación a formas específicas de interacción entre la sociedad maya colonial y su medio físico y natural. Con la información de este diccionario, elaboré un inventario de términos en maya siguiendo diferentes criterios de clasificación derivados de esta investigación: sistemas de producción agrícola; ciclos agrícolas; especies de la milpa y las hortalizas; tipos de suelo para la agricultura; formas de organización laboral; actividades económicas paralelas a la agricultura como recolección, pesca, caza y apicultura; recursos alimenticios, tanto de origen animal como vegetal; y fenómenos meteorológicos como régimen pluvial, vientos, sequías y ciclones.

Demografía histórica y fuentes cuantitativas

De la demografía histórica retomé métodos y técnicas que me permitieron abordar la dimensión poblacional de las calamidades, como el incremento de la mortalidad, la disminución de los nacimientos y la nupcialidad (fenómenos propios de las sociedades de Antiguo Régimen), además de la migración. Si bien estas problemáticas se mencionan de manera recurrente en las fuentes cualitativas que ya he referido, sólo a partir de información de carácter cuantitativo las pude ponderar y caracterizar, dándoles su debida dimensión. La base empírica para este análisis la obtuve principalmente de tres tipos de fuentes: registros parroquiales (bautizo, matrimonio y entierro), matrículas de tributarios y censos eclesiásticos.

El potencial de las actas sacramentales para el análisis histórico de la población y su relación con las crisis y las calamidades ya ha sido destacado por los estudios microdemográficos que reseñé brevemente en otro apartado. Estos estudios han hecho evidente que dado que en la época colonial la Iglesia era la única instancia encargada del registro de estos acontecimientos vitales de la población, puesto que no existían los registros civiles, la consulta de libros parroquiales es la única manera de configurar series diacrónicas de la dinámica poblacional de los naturales de la Nueva España. Morín (1973: 8) refiere que la microdemografía que utiliza los libros parroquiales como su principal fuente, sacrifica la extensión en provecho de la profundidad. Las actas de bautizos, matrimonios y entierros no nos informan sobre cifras absolutas de la población, pero ayudan a registrar los cambios demográficos que se verifican al nivel de una localidad.

A pesar de que desde el Tercer Concilio Mexicano (1585) se ordenó el registro de bautizos, confirmaciones, matrimonios y sepulturas de todos los fieles, son pocos los libros de esa época que sobreviven. En parte, esta ausencia se puede explicar por el paso del tiempo, así como por el proceso de secularización que contribuyeron a la destrucción de los registros elaborados antes de mediados del siglo XVII (Morín, 1973: 8). Sin embargo, para el siglo XVIII sobreviven buenos registros, en parte por ser más tardíos aunque también influyó el mayor control fiscal emprendido por la dinastía borbónica. Los registros servían para controlar las listas de tributarios a través de la inscripción de los recién nacidos (futuros tributarios) y la eliminación de los difuntos.

Cada parroquia se conformaba por un pueblo cabecera y uno o más pueblos "visita". El cura responsable residía en la cabecera y él mismo era el encargado de elaborar libros separados para cada registro; mientras que a los pueblos visita, dependiendo de la distancia, viajaba cada tanto para actualizar las inscripciones. Entre tanto, en ocasiones un escribano local asumía la tarea de asentar los registros, muchas veces en su propia lengua, la maya. Esto puede significar que los sacramentos se anotaban con mayor cuidado y seguimiento en las cabeceras que en los pueblos visita. De ahí que, como veremos adelante, en esta investigación elegí sólo pueblos cabecera, con excepción del pueblo de Timucuy que era visita al de Acanceh. Esta decisión la tomé sobre la marcha, pues cuando solicité un libro que en el catálogo del Centro de Historia Familiar aparecía como perteneciente a Acanceh, resultó ser de Timucuy, estaba escrito en castellano, y tenía menos lagunas que el otro.

En suma, la información parroquial que trabajé para esta investigación procede de los libros sacramentales del pueblo cabecera de Acanceh y su visita Timucuy, el pueblo cabecera de Halachó y un breve fragmento del libro de defunciones de la Iglesia del Sagrario de la ciudad de Mérida.

Acanceh y Timucuy se ubicaban en el extremo norte del partido de La Sierra, a una distancia aproximada de cinco leguas de la ciudad de Mérida.[337] La mitad sur de este partido tiene tierras más fértiles y mayor cantidad de caída pluvial que el resto de la península, de hecho ahí se encuentra el pueblo de Oxkutzcab que en el siglo XVIII era de los principales abastecedo-res de la alhóndiga de Mérida. No obstante, el clima y la tierra de Acanceh y Timucy comparten las características del suelo árido y calizo del norte yucateco, por lo que es factible que las sequías padecidas en el siglo XVIII representaron un serio problema para la agricultura del lugar. Los años y el sacramento específico que trabajé para cada caso dependieron del estado de los libros de actas. De Acanceh sistematicé los datos de la serie completa (bautizo, matrimonio y defunción) abarcando casi un siglo:

– *Bautizos, Acanceh.* Del libro de bautizos sistematicé la información de 74 años, desde 1719 hasta 1793. En total trabajé la información de 2,389 actas bautismales del pueblo de Acanceh. A partir de 1754 cada registro cuenta con un número consecutivo, aunque en ocasiones, que no siempre, si dos o más bautizos se asentaban en el mismo día, se les asignaba el mismo número. Gracias a ello es fácil reconocer las eventuales lagunas en la inscripción y distinguir si se trató de que por uno u otro motivo se dejaran de anotar los bautizos o que la laguna se deba a un extravío físico de ciertas hojas del libro. Así, por ejemplo, en 1763 se observa un salto entre febrero

[337] Peter Gerhard, 1991a: 100.

y abril del #911 al #918,[338] lo cual parece deberse a, quizá, una hoja faltante en este libro, puesto que cada página tenía en promedio tres registros y, justamente, faltan seis. Igualmente, en 1787 hay un brinco del #358 anotado a principios de febrero, al #363 con fecha de los últimos días de marzo. De 1753 no hay dato alguno. De hecho, en el Centro de Historia Familiar los periodos de 1719-1752 y 1754-1793 corresponden a dos rollos de microfilme distintos, y por la página inicial, en efecto, parece tratarse de dos libros diferentes. Con base en las fuentes que estaban a mi disponibilidad no me fue factible saber dónde quedaron, y si se hicieron los bautizos correspondientes a 1753.

Desde 1754 hasta 1770 los números son continuados, y el último bautizo de este año se anotó en noviembre con el número #1553. El año de 1771 no aparece, y el siguiente bautizo corresponde a junio de 1772 y tiene el registro #1544 y continúa sin interrupciones hasta enero de 1774 con el registro #1573. Sabemos, porque es objeto de esta investigación, que por aquellos años la provincia atravesaba por una profunda crisis tanto económica como demográfica. Y la pregunta que surge entonces es si, en efecto, en 18 meses sólo se habrían efectuado diez bautizos (correspondientes al salto del #1553 al #1544), y por lo tanto hubiera habido una drástica reducción en los nacimientos de niños, o si por la conmoción en la que estaba la sociedad sólo se hubieran dejado de anotar pero que eso no significara que hubieran dejado de nacer niños. Cualesquiera de las dos explicaciones es posible, incluso las dos al mismo tiempo. Puesto que también carecemos de los datos correspondientes al periodo de 1775-1781, no podemos más que imaginar. Si se tuvieran esos datos y se registrara un fuerte incremento de nacimientos en los años inmediatos, mucho más allá de los estándares del movimiento estacional, se podría plantear que quizá se tratara de bautizos postergados. Pero no, los bautizos se reanudan en enero de 1782 con el registro #1 y así siguen hasta diciembre de1793 con el #967. Esta laguna registrada entre 1775 y 1781 parece ser resultado de la calamidad, tanto porque se hayan dejado de inscribir bautizos como porque la natalidad haya experimentado un fuerte descenso.

Las imágenes microfilmadas del libro de bautizo correspondientes a los años que corren de 1719 a 1752 están en condiciones que dificultan enormemente su lectura, por lo que sólo me fue posible extraer pocos datos de cada acta: la fecha (día, mes y año), el sexo, y el origen de los padres del

[338] Aunque parezca redundante, en adelante antepondré a los números de los registros bautismales el signo "#" para que se distingan claramente de los números correspondientes a los años y el lector no se confunda entre tantas anotaciones distintas.

bautizado. Tuve que prescindir de copiar los nombres de los individuos que aparecían en cada registro, lo cual me hubiera sido de gran ayuda para reconstruir las genealogías que más adelante explicaré. El estado del otro libro (1754-1793, con sus lagunas) es mucho mejor: ahí sí anoté en una base de datos el número del registro, la fecha (mes y año), el nombre del bautizado (nombre de pila y patronímico de origen maya), el nombre de los padres y su origen, el nombre de los padrinos,[339] y sólo entre 1782 y 1787 (porque sólo en esos años se consignó) el nombre de los abuelos paternos y los abuelos maternos.

De las 2,389 actas que sistematicé, sólo cerca del 10 por ciento (220) incluían, además, el dato de la fecha del nacimiento, independientemente de la del bautizo. Este dato me permitió hacer estimaciones respecto al lapso que transcurría entre el nacimiento y el bautizo del menor, el cual rondaba entre las dos y las cuatro semanas. Gracias a ello me fue posible hacer proyecciones en cuanto a la concepción utilizando los datos bautismales como base, retrocediendo entre 9 y 10 meses las fechas de los registros.

– *Matrimonios, Acanceh*. Del libro de matrimonios sistematicé la información de 73 años, desde 1719 hasta 1792. Esta base se construyó con la información procedente de 1,051 registros matrimoniales del pueblo de Acanceh. Como en el libro de bautizos, cada inscripción de casamiento fue anotada con un número consecutivo, facilitando de igual forma el reconocimiento de eventuales lagunas en la información. El libro de matrimonios arranca en 1719 con el #1, y los enlaces que se efectuaban el mismo día recibieron idéntica numeración. Sin embargo, aparentemente este libro tiene menos vacíos que el de bautizo. El único que pude identificar cae en el año de 1760, justo en medio de una crisis agrícola: el último registro de ese año data del mes de junio con el número #357, del #358 al #399 se especificó que se trataba de casamientos del pueblo de Tecoh, que era un pueblo cabecera ubicado aproximadamente a dos leguas al sur de Acanceh, dentro del mismo partido de La Sierra. Posiblemente el cura de Acanceh se hizo cargo de esas inscripciones por una falta temporal de cura en Tecoh. Quizá. Pero la pregunta que me queda sin respuesta es ¿por qué entre junio de 1760 y noviembre de 1761 no hubo ningún registro nupcial del pueblo de Acanceh? Después del #399 que corresponde a Tecoh del año de 1760, el #400 es de Acanceh con fecha de noviembre de 1760.

[339] En un principio tenía también la intención de abordar el fenómeno del compadrazgo y padrinazgo en épocas de crisis, de ahí que haya incluido en mi base de datos esta información. Por cuestiones de tiempo ya no me fue posible, pero sin duda me será de gran utilidad para emprender este estudio en otra etapa.

En suma, los datos que extraje de las actas matrimoniales de Acanceh fueron: fecha (mes/año), nombres de los desposados (nombre de pila y patronímico de origen maya) y su origen según el lugar donde fueron bautizados; nombre de los padres de los contrayentes y su origen; si eran primeras o segundas nupcias, y si se trataba de este último caso se anotaba también el nombre del cónyuge fallecido y, excepcionalmente, el lugar donde fue sepultado.

– *Entierros, Acanceh*. Del libro de entierros trabajé la información disponible, la cual corre de 1759 a 1806, abarcando 47 años y un total de 1,801 registros. A diferencia de los libros anteriores, estas inscripciones no cuentan con una numeración correlativa, lo cual hace más difícil ponderar la información a través de la identificación de posibles lagunas. Con todo, se advierte un vacío en 1775 y otro de 1779 a 1782, años en los que no se consignó ni un entierro. Asimismo me parece importante referir que el estado de las actas me dificultó mucho su lectura, por lo que no extraje la información referente a los nombres de los muertos ni a su condición de casado, soltero o viudo. Los datos que sí sistematicé fueron la fecha (mes/año), el sexo y si se trataba de un párvulo (menor de 14 años, no tributario) o un adulto.

Como ya referí, las razones que me llevaron a trabajar las actas sacramentales del pueblo de Timucuy fueron fortuitas, ya que uno de los rollos de microfilme sobre entierros que aparecía en el catálogo del Centro de Historia Familiar como relativo de Acanceh era en realidad de su pueblo visita de Timucuy. Por ello, después de haberlo solicitado y tenerlo disponible para su consulta, decidí aprovechar esa información, sobre todo porque carecía de datos de óbitos anteriores a 1759 y el libro de Timucuy comienza desde 1719. De ahí que de este pueblo sólo aparezcan en esta investigación referencias sobre la mortalidad en Timucuy, y no sobre nupcialidad ni natalidad.

– *Entierros, Timucuy*. Este libro abarca 62 años, arranca en 1719 y termina en 1781. En total incluye 1,296 registros. Como el libro de entierros de Acanceh, tampoco cuenta con numeración correlativa. No obstante, aparentemente no hay lagunas en la inscripción, o al menos no falta ningún año. La información que extraje de estas actas incluye fecha (mes/año), sexo, y sólo a partir de 1756 (que fue cuando se empezó a incluir este dato) si era un párvulo o un adulto.

Del partido del Camino Real Alto trabajé las actas sacramentales del pueblo de Halachó. Sin embargo, como ya adelanté, por el estado del libro de entierros me tuve que ajustar con los de bautizos y matrimonios.

– *Bautizos, Halachó.* Del libro de bautizos de Halachó trabajé los 81 años que corren entre 1700 y 1781. Consta en total de 6,743 registros. Como en Acanceh, cada inscripción sacramental tiene un número correlativo, aunque en este caso cada cambio de año comienza nuevamente con el #1. Se registran tres lagunas: La primera data del año de 1731 cuando del bautizo #51 realizado en agosto se brinca al #65 efectuado en octubre. Sin saber exactamente a qué se deba este vacío, es importante recordar que éste es un año de epidemia de viruela. Sin embargo, el salto de un número a otro me hace pensar más en un extravío físico de hojas del libro que en el hecho de que se hayan dejado de asentar los bautizos en estos meses. La otra laguna se advierte en el mes de enero de 1773, donde del #13 pasa al #25, y la última en 1776 con la falta de cinco registros correspondientes al mes de septiembre, donde se pasa del #99 al #104. En suma, parece haber un total de 29 registros faltantes. Cantidad mínima en relación con el total de actas trabajadas.

Los datos copiados de esta serie son: fecha (día/mes/año), nombre del bautizado (nombre de pila y patronímico de origen maya) y nombres y origen de los padres del bautizado. No obstante, debo precisar que estos últimos datos resultan incompletos porque hay varios años en los que la lectura parece imposible por el estado de las actas, como el año de 1749 o el de 1752. Del total, únicamente 48 actas incluyen la fecha de nacimiento del bautizado. A diferencia del libro de Acanceh, éste adjunta un dato por demás interesante: al margen del acta se anotaba con una letra distinta la palabra en maya *cimi* o *dzoci*. La primera significa "murió" y la segunda quizá quisiera decir lo mismo, pues *dzoc* en el *Calepino de Motul* se traduce como "el fin, cabo o paradero", *dzocaan* como "cosa que se va ya acabando", mientras que el sufijo "*i*" me lleva a suponer que *doci* se puede traducir como "se acabó". Son estos bautizos que en argot católico se denominaban "en caso de necesidad".

Finalmente, al cabo del año de 1731 se verificó una visita pastoral en la que se hizo una suma de los bautizos por año desde 1683, lo cual me permitió acceder a los conteos anuales desde ese año hasta 1699.

– *Matrimonios, Halachó.* De esta serie sistematicé la información registrada en 88 años, entre 1700 y 1788, que suma en total 1,830 actas. Los datos que incluí en mi base de datos son muy semejantes a los de Acanceh: fecha del enlace (mes/año), nombres de los desposados y origen, nombres de los padres de los contrayentes, si eran segundas nupcias, y en algunos casos el nombre del cónyuge fallecido y, en más raras ocasiones, su lugar de entierro. Los registros de este libro no tienen número correlativo como en los casos anteriores. Sin embargo, a primera vista no es factible distinguir algún vacío en la información. Otro dato interesante es que se consignan las ocasiones en las que Halachó era visitado por un obispo y realizaba una revisión de los libros sacramentales: Pedro de los Reyes el 6 de mayo de 1710, Juan Gómez de Parada el 18 de diciembre de 1727, s/n el 29 de diciembre de 1731, Pablo Matos Coronado el 8 de diciembre de 1736, s/n a principios de septiembre de 1748; s/n en enero de 1757; s/n en abril de 1767, s/n en agosto de 1777 y s/n en marzo de 1782.

El análisis de las series parroquiales aquí descritas permiten al estudioso una aproximación diacrónica a la historia de la población. Pero también la demografía histórica emplea otro tipo de fuentes que, al contrario, ofrecen una fotografía de un momento específico: los censos eclesiásticos y las matrículas de tributarios. Si bien se entiende que estos "retratos" son resultado de procesos sociales que no se pueden circunscribir a la coyuntura particular en que fueron hechos, el tipo de análisis que se desprende de estas fuentes es más bien de naturaleza sincrónica.

De este tipo de fuentes trabajé información consultada en el Archivo General de la Nación contenida en las matrículas de indios de la subdelegación de Izamal (partido de La Costa) que data de 1803. Se trata de cuatro volúmenes que ofrecen datos sobre la población que para principios del siglo XIX se encontraba asentada en los pueblos de indios y las diferentes estancias que los circundaban. Incluyen la cuenta pormenorizada de las 11 parroquias que componían la subdelegación, comprendiendo los pueblos cabecera (igualmente 11), sus pueblos visita (28 en total) y las fincas rurales que formaban parte de su jurisdicción administrativa y territorial (ver mapa 3).[340]

Hacia finales del siglo XVIII la provincia de Yucatán estaba dividida en 15 divisiones políticas conocidas como subdelegaciones: Mérida, La Costa, Beneficios Bajos, Beneficios Altos, Tizimín, Valladolid, Sierra Baja, Sierra Alta, Camino Real Bajo, Camino Real Alto, Campeche, Sahcabchén, Bolonchencauich, Carmen y Salamanca. Dentro de cada una de ellas había una cabecera de distrito. Asimismo, éstas se dividían en "parroquias" formadas por un pueblo cabecera y pueblos sujetos o visita, además de las fincas adscritas a su jurisdicción. En principio una parroquia era una división eclesiástica,

[340]AGN, *Tributos*, vol. 64, incluye la cuenta del pueblo de Conkal y sus sujetos Chicxulub, Sicpach, Cholul, Chablekal; vol. 65, incluye la cuenta de Dzidzantun y sus sujetos Dzilam y Yobaín, Izamal y sus sujetos Zitilpech, Dzudzal, Xanaba, Kantunil y Pixilá; vol. 66 incluye la cuenta de Mocochá y sus sujetos de Tixcumcheil y Baca, Motul y sus sujetos Ucí, Kiní y Muxupip, Nolo y sus sujetos Tixpeual y Yaxcucul; vol. 67 incluye la cuenta de Tekantó y sus sujetos kimbilá, Citilcum y Tixcochoh, Telchac y sus sujetos Sinanche y Dzemul; Temax y sus sujetos Tekal y Dzonocauich, Teya y su sujeto Tepakam, Tixkokob y sus sujetos Euan y Ekmul.

pero la administración civil mantuvo este término para hablar de las demarcaciones menores que integraban las subdelegaciones, quizá por la funcionalidad que ya habían demostrado en los siglos anteriores. Debo referir que a pesar de que cada parroquia y sus pueblos sujetos eran una unidad administrativa, cada pueblo era considerado como una república de indios por separado y tenía sus propias autoridades locales y cabildos. Las matrículas que cito son únicamente del partido de La Costa.

En otras investigaciones he trabajado las matrículas del pueblo cabecera de Cacalchén y su sujeto Bokobá, el pueblo de Zitilpech sujeto a Izamal (Peniche, 2001, 2003), el pueblo cabecera de Tekantó y sus sujetos de Tixcochoh, Kimbilá y Citilcum (Peniche, 2006, 2007). Para este estudio sistematicé los datos de la parroquia de Conkal y sus pueblos sujetos de Cholul, Chablekal, Sitpach, Chicxulub e Ixil. Esta parroquia se ubicaba también en el partido de La Costa, a aproximadamente tres leguas al noreste de la ciudad de Mérida y a 10 leguas al noroeste de su cabecera de distrito Izamal.

A diferencia de las cuentas elaboradas en el siglo XVI, éstas no estaban organizadas por viviendas sino por familia nuclear (una pareja y sus hijos solteros) independientemente de la residencia que ocuparan y con quién la compartieran. Los censos de la segunda mitad del XVIII y principios del XIX emanan de un contexto en el que el aumento y recuperación de la población se convierten, para la Corona, en indicadores de prosperidad (Rabell, 2001: 32). La Ilustración fijó al individuo como el destinatario de la acción del Estado; mientras que la reorganización del sistema de tributos impulsada por los Borbones requirió de censos actualizados y elaborados de acuerdo con su propia concepción del espacio, la sociedad y la política.

En efecto, en su intento por eliminar los resabios del antiguo sistema tributario, la administración borbónica puso especial interés en el cómputo de la población según su carácter tributario. Más aún en Yucatán, donde la encomienda subsistió hasta principios del siglo XIX,[341] además de que por mucho tiempo los indios originarios de los barrios de las ciudades de Mérida, Campeche y Valladolid estuvieron exentos de obligaciones fiscales por los servicios que prestaron a los españoles en las campañas iniciales de conquista. En este sentido se explica entonces la organización de los documentos que ahora se refieren, pues en ellos se anotan en listas separadas los indios tributarios de la Corona, los de encomiendas y aquellos procedentes de barrios.

341 Si bien la encomienda en Yucatán se abolió en 1780, siendo el tributo transferido a la Corona, éste no fue un proceso completo sino hasta el siglo XIX. Manuela C. García, *Yucatán, población y encomienda*, 1978, Escuela de Estudios Hispanoamericanos de Sevilla, Sevilla, p. 153.

Como se ha mencionado, la unidad censal de estas matrículas es la familia nuclear. Se anotan todos los indios varones mayores de 14 años con sus respectivas familias de procreación, en caso que las tuvieran. Los hombres solteros son registrados como unidad independiente en tanto las mujeres solteras, aunque mayores de 14 años, son anotadas todavía como miembros de su familia de orientación. Se detalla, además, el lugar de origen de cada uno de los indios varones, permitiéndonos de esta manera dar seguimiento a la trayectoria migratoria de estos individuos. El origen de las mujeres sólo se especifica en el caso de algunas viudas. Por otro lado, es importante apuntar que estas matrículas incluyen población perteneciente, en su mayoría, al estrato social conocido como *macehuales*. Así, entonces, se debe considerar que las observaciones que se desprendan de este análisis únicamente sirven para acercarnos a un estrato social de la población.

Otra de las fuentes demográficas de carácter sincrónico que trabajé es el padrón de "almas" de confesión y comunión de la provincia de Yucatán elaborado en 1806. La cuenta de "almas" en la época colonial estuvo a cargo del brazo religioso de la administración imperial que tenía encomendado el "cuidado espiritual" de los súbditos, a diferencia de la instancia civil que se encargaba de lo "temporal" y contaba cuerpos a través de padrones y matrículas de tributarios. Almas de confesión y comunión eran aquellas "que tuvieran la edad de la razón", que no tenía que ver con la edad cronológica sino con la capacidad de comprender las enseñanzas de la religión y del catecismo (Malvido y Cuenya, 1993: 9, 19). Por eso, este tipo de fuentes no contempla la población infantil, y a partir de su análisis no es posible indagar respecto a la población de aproximadamente cero a diez años. Con todo, estos conteos resultan sumamente útiles para conocer sobre la distribución general de la población en un área determinada, así como de su composición socioétnica. Estos padrones de "almas" que refiero dividen a la población en tres categorías: españoles y mestizos, negros y mulatos, e indios. Las cuentas se presentan por parroquia, incluyendo al pueblo cabecera, sus sujetos y las haciendas de la jurisdicción. Ocasionalmente mencionan cuántas haciendas, sitios y ranchos había en la demarcación. Además, abarcan toda la provincia, aunque no están todos los pueblos: hay 62 cabeceras, 115 sujetos y, ahí donde había el dato, 514 haciendas, 142 sitios y 144 ranchos.

Asimismo, trabajé con un censo del pueblo de Ixil del año de 1840. Esta cuenta de población es muy particular porque a pesar de que ya no era común en esta época, el funcionario elaboró el registro tomando como unidad censal a la unidad residencial, como se hacía en el siglo XVI. Así, se consigna el nombre de pila y el patronímico de cada indio, a qué unidad residencial pertenecía, quién fungía como "cabeza de familia", el lugar de residencia (el pueblo o una hacienda) y la edad de cada uno de los integrantes del hogar.

Antropología y reconstrucción histórica de grupos de parentesco

La información de las actas sacramentales la utilicé en dos sentidos. Uno, lo he referido ya y se trata del análisis demográfico, y el otro se relaciona con la factura de genealogías para el abordaje de las problemáticas vinculadas con el parentesco y la migración.

En este sentido, la antropología resultó una disciplina auxiliar para esta investigación, tanto para delimitar las agrupaciones sociales relacionadas con criterios parentales, como para el aspecto técnico de elaborar genealogías. Cabe mencionar que la primera tarea, es decir, la delimitación conceptual y empírica de los grupos de parentesco, la he hecho ya en otra investigación (Peniche, 2007), cuyos planteamientos centrales fueron retomados para este trabajo. Con esa base, aquí me di a la tarea de reconstruir genealogías que me permitieran conocer cómo se reconfiguraban las agrupaciones parentales a raíz de las calamidades, así como para saber qué les sucedía a estos colectivos frente al proceso migratorio.

Con las series de bautizo y matrimonio de Acanceh realicé en Excel una base de datos única tomando como punto de partida el nombre de quien recibiera el sacramento (bautizado/novio/novia), añadiendo la información adicional del origen, el padre y su origen, la madre, los abuelos, y el cónyuge y cónyuge fallecido (en caso que los tuvieran). Fue necesario eliminar aquellas actas donde los nombres no fueran claramente legibles o los datos no estuvieran completos. Esta sistematización me dio como resultado una base con poco más de tres mil entradas, y de ahí crucé los datos. En efecto, fue posible la vinculación de mucha información: bautizados que décadas más tarde aparecen casándose, padres que llevan a la pila a sus hijos y luego los acompañan en su matrimonio, padres que bautizan a varios hijos y luego los casan, nupcias consecutivas de un mismo individuo, migrantes que contraen matrimonio en un lugar distinto a donde fueron bautizados, etcétera. Así, se conjuntan en un mismo cuadro hijos y sobrinos, yernos y nueras, nietos, bisnietos, tíos, abuelos, suegros y consuegros.

Con esta base configuré un total de 63 cuadros de parentesco, algunos aparentemente pequeños con apenas dos o tres generaciones y uno o dos grados de colateralidad, y otros muy extensos con hasta seis generaciones e igual grado de colateralidad. De aquí elegí los cuadros que consideré más representativos y los dibujé en genealogías, algunas de las cuales aparecen como ejemplo en la tercera parte de la investigación.

Demografía en tiempos de crisis

Las series parroquiales descritas con antelación fueron sometidas a un análisis pormenorizado siguiendo algunos de los indicadores desarrollados en los estudios de historia microdemográfica en el abordaje de las crisis. Dichos estudios, sin embargo, destacan la importancia de mirar a las crisis en relación con el movimiento estacional de cada serie, y así comprender sus particularidades. Siguiendo esa metodología, en este apartado haré una breve presentación de los movimientos estacionales de las series trabajadas, de manera que sirva como marco para comprender los efectos demográficos de las calamidades dentro de un análisis general de largo plazo.

Movimiento estacional y construcción de indicadores para el análisis de las series

Bautizos

Tanto de Halachó como de Acanceh, las series de bautizos parecen ser las más completas, a pesar de las lagunas que describí. En vista de que el bautizo era el sacramento de ingreso al mundo cristiano y, por tanto, el registro de nuevos súbditos del rey de España y futuros pagadores de impuestos, los curas pusieron especial cuidado en el cumplimiento puntual de este registro. Por otra parte, los demás sacramentos requerían de la base indispensable del bautizo.

Las dos series trabajadas fueron elaboradas directamente por el cura parroquial, pues en ambos casos se trata de pueblos cabecera. Había casos, especialmente cuando se trataba de pueblos sujetos, en los que la inscripción de bautizos era encomendada a algún amanuense indígena que hacía las anotaciones en su lengua nativa. Por ejemplo, el libro de Tepakam (1787-1847) que he analizado en otro trabajo (Peniche, 2007), en los primeros años de registro del total que se conserva contó con un escribano maya que anotaba con cuidado todos los datos necesarios: el acontecimiento (*caput-zihil)*, el nombre del bautizado (*u kaba*), si era hijo o hija de quién (*u mehen/uix mehen*), así como también sus ascendientes matrilineales por parte de padre (*u mamti u yume/u chiche u yume*) y por parte de madre (*u mamti u nae/u chiche u nae*).[342] Pero en Acanceh y Halachó el registro parece haber quedado a cargo del cura responsable. Como ha observado Morín (1973: 23), para el caso de Zacatelco, al parecer la redacción del acta se hacía el mismo día de la ceremonia por el propio oficiante.

Ahora bien, el bautizo registra un sacramento y no un acontecimiento vital (nacimiento). Sin embargo, estos documentos representan la única oportunidad que tenemos los historiadores de acercarnos a la dinámica demográfica, puesto que en aquella época todavía no existían los registros civiles que se instauraron hasta ya entrado el siglo XIX. A través de la administración de los sacramentos, la Iglesia era la única responsable de llevar cuenta de los principales acontecimientos que constituyen el esqueleto de la historia de la población (nacimiento, matrimonio y defunción). Los demógrafos que se han enfocado en este tipo de fuentes para el análisis de la época colonial han reflexionado sobre esta relación de bautizos-nacimientos, y han destacado, igualmente, que en el mundo católico de la Nueva España el bautizo era muy frecuente, tanto por las razones ideológicas subyacentes como por un claro interés financiero del Estado colonial (Morín, 1973: 23; Calvo, 1973: 28). Con base en mis propios (y escasos) datos respecto a las fechas de nacimiento y las fechas de bautizo, el lapso que transcurría entre un evento y otro era de entre dos y cuatro semanas. Los cálculos de Morín (1973: 23) respecto a la población indígena de Zacatelco y de Calvo sobre Acatzingo (1973: 28) son menores, teniendo como promedio de cinco a siete días de intervalo.

Sin embargo, encontramos aquí la primera limitante para el análisis demográfico con base en los registros bautismales, pues ese tiempo es suficiente para que la mortalidad infantil pase factura. De ahí el primer subregistro presumible: el de los niños que fallecían antes de que pudieran ser bautizados. No obstante, en Halachó se advierte un esfuerzo por superar esta limitación, ya que, como vimos, en ocasiones se anotan bautizos realizados a niños que estaban en peligro o a punto de fallecer. Morín (1973: 24) supone que el número de nacidos que no llegaron a ser bautizados no parece haber rebasado el cinco por ciento. Y me parece que esta estimación puede aplicarse también a los pueblos cabecera que aquí se analizan. Distinto sería el caso de una localidad que no tuviera un cura permanente que pudiera acudir a un bautizo en caso de urgencia. No obstante, este margen puede ampliarse en tiempos de calamidad, puesto que la conmoción social y los incrementos en la mortalidad habrían dificultado los bautizos en caso de necesidad (y los bautizos de manera general).

[342] AAY, "Archivo de la parroquia de Tekantó", CHF, Rollo 743587.

Tomemos como ejemplo los datos de Acanceh, correlacionando la serie de bautizos con la información de entierros de párvulos en un periodo de 10 años, de 1759 a 1769, excluyendo al año de crisis de 1770 cuando los entierros de párvulos superaron a los bautizos en 400 por ciento, en una relación de 30/130: la información indica que en promedio fallecían 21 niños por cada 100 que nacían. Este índice, por supuesto, no contempla a los menores que morían antes de recibir el sacramento. Si incluyéramos en estos cálculos los siguientes años infaustos hasta 1774, la proporción se elevaría a 74 fallecimientos por cada 100 nacimientos. Esto no quiere decir otra cosa que la mortalidad infantil, si bien elevada como era común en las sociedades de Antiguo Régimen, era sumamente sensible a las coyunturas de crisis que incrementaban de manera global los índices de estos óbitos.

En cuanto al movimiento estacional de esta serie, más que registrar las variaciones anuales de los bautizos, es necesario realizar estimaciones en torno al movimiento estacional de las concepciones. La distribución de los bautizos de Acanceh registra un máximo durante los meses de junio y julio, un pico temporal en el mes de octubre y un mínimo que se advierte en el mes de marzo. Para hacer el cálculo respecto a la concepción de estos bautizos es necesario dar un margen de un mes, por el lapso transcurrido entre el nacimiento y el bautizo, por lo que parece necesario realizar cómputos bimestrales, retrocediendo 10 meses la fecha de bautizo. De esta manera, la curva de concepciones de Acanceh presenta sus puntos más altos en los periodos de julio-agosto y septiembre-octubre.

GRÁFICA 48
MOVIMIENTO ESTACIONAL DE LOS BAUTIZOS
EN ACANCEH, 1754-1793

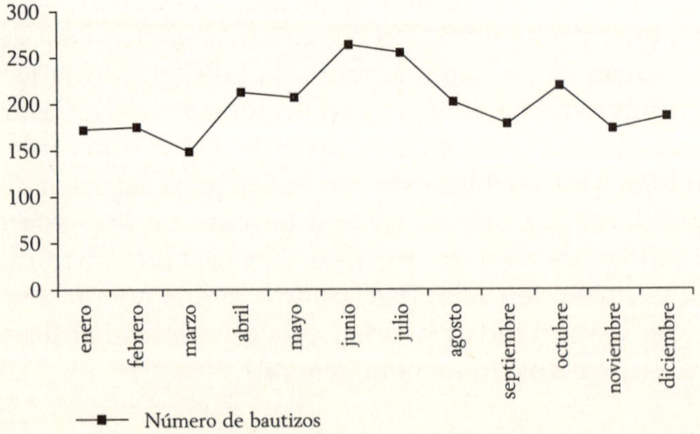

GRÁFICA 49
MOVIMIENTO ESTACIONAL DE LAS CONCEPCIONES
EN ACANCEH, 1754-1793

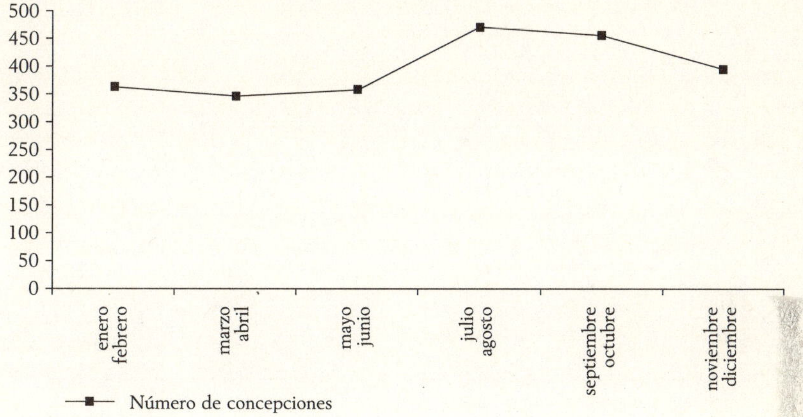

Este movimiento con variaciones considerables para una población que no parece haber rebasado las 900 personas, se podría explicar explorando diferentes hipótesis:

– La primera ha sido ya rastreada por Morín (1973: 34) y Calvo (1973: 42, 53-55) en sus estudios parroquiales, y refiere una posible dependencia de las concepciones respecto a las variaciones mensuales de los matrimonios. La variación mensual en la gráfica de matrimonios de Acanceh es, ciertamente, muy grande, registrando su pico máximo en el mes de abril. Si hubiera tal relación entre los matrimonios y las concepciones, se esperaría un aumento comparable en los bautizos celebrados entre nueve y once meses después, es decir, entre enero y marzo; o bien, en las concepciones efectuadas entre marzo-abril y mayo-junio. No es el caso. De acuerdo con Morín y Calvo, al intentar este tipo de correlación se corre el riesgo de exagerar la importancia de las primeras concepciones para las fluctuaciones mensuales, por lo que es necesario explorar otras hipótesis.

– Razones de índole religioso podrían explicar la disminución registrada en marzo en las gráficas tanto de bautizos, como de concepciones y, eventualmente, también de matrimonios. Morín (1973: 34) postula que las prácticas de abstinencia cuaresmal nos darían una de las claves para comprender estas inflexiones (Morín, 1973: 34). Pero las preguntas que surgen son, en primera instancia, ¿qué tanto la población indígena se veía afectada por el calendario litúrgico? Y, de ahí, ¿qué tanto afectaba este calendario a los registros sacramentales?

GRÁFICA 50
MOVIMIENTO ESTACIONAL DE LOS MATRIMONIOS, ACANCEH, 1753-1792

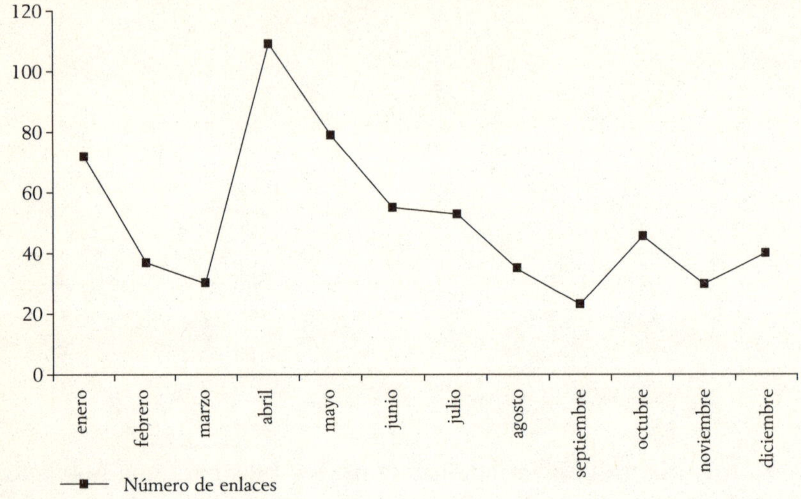

– Otra de las hipótesis viables se vincula con el clima, por razones naturales al tiempo que culturales: por un lado, de manera muy semejante a lo que se advierte en los nacimientos de Zacatelco, en Acanceh el mayor número de concepciones se sitúa al principio de la estación lluviosa (julio-agosto). Para Morín (1973) "este despertar de la naturaleza que simboliza la germinación del maíz inicia un aumento sostenido de las concepciones" (: 34); y por el otro, acaso los meses más fríos de diciembre y enero hayan influido en una mayor mortalidad de recién nacidos que escapaban al registro bautismal.

– Finalmente, la explicación por la que personalmente me inclino más, se relaciona con el trabajo agrícola. Los meses cuando las milpas requerían de más trabajo, coinciden con los puntos más bajos en el movimiento estacional de las concepciones: las cosechas ocupaban los meses de diciembre y enero, en febrero se efectuaba la tumba, en marzo y abril la quema, y en mayo y junio la siembra. Todos estos bimestres registran un promedio sostenido de 365 concepciones. Mientras tanto, en los meses en los que llegaba la lluvia y la energía humana cedía el paso al trabajo de la naturaleza, el promedio aumenta a 463 concepciones.

La curva secular de los bautizos de Halachó presenta algunas similitudes con la de Acanceh, pero también diferencias que parecen ser importantes. La serie de bautizos de Halachó registra, como la de Acanceh, su pico más alto en los meses de junio y julio, así como también un alza temporal en el mes de octubre. Pero en lo que no coinciden es en su punto más bajo. En una, como vimos, el registro mínimo se presenta en marzo, mientras que en la otra corresponde al mes de septiembre.

GRÁFICA 51
MOVIMIENTO ESTACIONAL DE LOS BAUTIZOS
EN HALACHÓ, 1700-1781

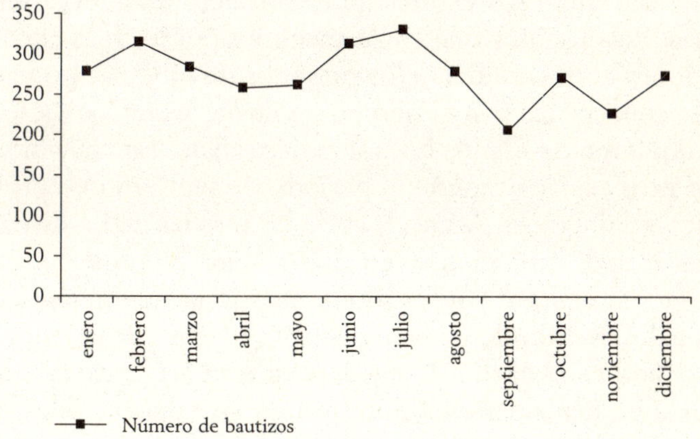

GRÁFICA 52
MOVIMIENTO ESTACIONAL DE LAS CONCEPCIONES
EN HALACHÓ, 1700-1781

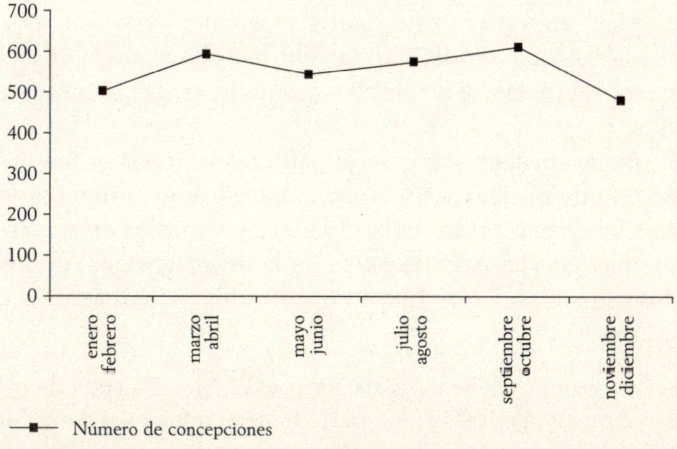

En marzo, en Halachó se advierte una baja que alcanza su nadir en abril. En Acanceh este terraplén comienza en febrero. Septiembre representa para Halachó el mínimo en registros parroquiales, en tanto que en Acanceh es sólo el punto bajo de una cuesta. Estas diferencias, sin embargo, parecen ser sutiles y podrían interpretarse como tendencias semejantes. Acaso el contraste más importante entre una serie y la otra se encuentre en los meses de diciembre y enero: en Acanceh el registro es bajo y en Halachó se mantiene dentro de la media. Para aventurar una hipótesis respecto a esta distinción es necesario mirar las estimaciones respecto a la curva secular de las concepciones. Recordemos que en Acanceh los puntos más altos de la curva de concepciones corresponden a los periodos de julio-agosto y septiembre-octubre, que concuerdan con el tiempo de lluvias y con los meses en los que las milpas requieren de menos inversión de trabajo. En Halachó, uno de sus puntos más altos es, igualmente, el periodo de septiembre-octubre, pero el otro es marzo-abril, que en Acanceh es de los más bajos. En este último caso, para explicar esta disminución, aventuramos una hipótesis vinculada con el tiempo de la cuaresma y con el momento de la quema agrícola. Ambos fenómenos habrían influido en la concepción. Pero ¿cómo explicar el incremento registrado en Halachó? Considero que en este caso la interpretación debe buscarse en los bautizos y no tanto en las concepciones, veamos por qué: las supuestas concepciones del periodo de marzo-abril corresponderían a los nacimientos (o bautizos) realizados en los meses de diciembre, enero y febrero. Halachó, como ya se vio, era una localidad asentada en una zona más fértil que la de Acanceh, y además se encontraba en el paso del camino que conectaba a Mérida con el puerto de Campeche. La suma de estas condiciones habría atraído a migrantes de distintos puntos de la provincia, y quizá el incremento de bautizos se pueda explicar por la llegada de estos forasteros que acudían a Halachó a trabajar en la cosecha. La viabilidad de esta hipótesis se explorará a detalle en la tercera parte de esta investigación.

Éste es apenas un acercamiento al comportamiento general de las series de bautizos durante el siglo XVIII. No obstante, los movimientos anuales aquí retratados se alteraban en las calamidades, y estudiar estas variaciones es parte del ejercicio de la segunda parte de la investigación. Aquí me limitaré a detallar los indicadores que fueron empleados para el análisis de las calamidades analizadas:

– Medición cronológica de los registros bautismales. Se trata de medir la magnitud anual de los registros en un periodo determinado, y describir la relación existente entre las variables a través de líneas de tendencia polinomial. A través de esta línea se presenta la media móvil del conjunto de datos. Consideré que ésta sería una manera más ilustrativa de trazar los patrones históricos de los datos, antes que emplear líneas logarítmicas, puesto que trabajo con poblaciones relativamente pequeñas y la dispersión entre los datos no es muy grande. En esta serie de datos históricos se puede observar el comportamiento de las variables (registros por año) en periodos de calamidad, y su vinculación con la regresión polinómica permite dimensionar las variaciones en relación con el conjunto de datos. Con el objeto de concentrar al lector en el análisis de diferentes calamidades, elegí periodos distintos para la presentación y el estudio de estas series cronológicas. Así, para abordar la calamidad de 1726 y la crisis agrícola de 1758 seleccioné de Acanceh el periodo de 1719-1758 (39 años), en tanto que para tratar la calamidad de 1770 separé el periodo de 1754-1793 (39 años). Para Halachó trabajé estos mismos datos para un periodo más largo, de 1700 a 1781, ya que esta regresión me permite también configurar explicaciones a más largo plazo sobre la llegada de migrantes a este pueblo.

– Movimiento estacional de los registros de bautizo en años de calamidad. Con base en las curvas seculares presentadas en esta introducción, se trata de conocer la variación que tenían estas tendencias anuales en años de calamidad. En la segunda parte se pueden ver las descripciones de este movimiento en Acanceh en los años de 1726 y 1727. Para reconocer las alteraciones estacionales a través del tiempo, elaboré una gráfica en la que crucé las variables de número de registros, mes y año, con la información de Acanceh del periodo 1754-1793.

– Registro secular del origen de los padres de los bautizados. Los datos sobre el pueblo de origen los agrupé en las categorías de "locales" y "forasteros", y los convertí en variables ubicadas a lo largo de una serie cronológica. Este tipo de análisis es utilizado en la tercera parte de este trabajo para emprender el estudio del fenómeno migratorio de la población indígena y su relación con las calamidades. Parto de la idea de que los padres de los bautizados que clasifiqué como "forasteros" pueden ser considerados como migrantes, y su cuantificación en un periodo determinado permite apreciar su presencia en ilación con ciertos años en particular. Para Acanceh se describen en un plano los datos de 1754 a 1787 (33 años).

– Tasa de crecimiento anual en el registro de los bautizos. Estimar la tasa bruta de natalidad me fue imposible porque carezco del dato indispensable de la población base. Sin embargo, consideré útil calcular la tasa de crecimiento anual de los registros respecto a su anterior inmediato, lo cual me permitió ubicar los años en los que los bautizos se incrementaban de manera exponencial. Estas cuentas también las hice para Halachó del periodo 1700-1781 y, como en el caso anterior, me ayudaron a identificar la eventual llegada masiva de migrantes.

Matrimonios

De acuerdo con Cecilia Rabell (1990: 22), la nupcialidad es muy importante porque en poblaciones asoladas por continuas crisis demográficas y donde impera un régimen de fecundidad no dirigida, el mecanismo por excelencia de autorregulación de la población es el matrimonio. La nupcialidad es también sensible a las coyunturas económicas. Para Morin (1973: 31) el ritmo general de esta curva "atestigua el peso de la decisión humana". Sin embargo, en cuanto a la población indígena, cabría preguntarse hasta dónde el brazo religioso de la administración colonial logró un control efectivo sobre las uniones matrimoniales. Es posible que con la intención de evadir los impuestos eclesiásticos sobre los casamientos, muchas uniones no se formalizaran al tiempo en que efectivamente se hacían, y ello implicaría un subregistro de la cantidad de núcleos conyugales que se hacían cada año (Calvo, 1973: 29).

Con todo, los registros aquí trabajados parecen ser bastante completos y las curvas de nupcialidad, tanto en su registro anual como estacional, corresponden con aquéllas consignadas en los casos de bautizos y entierros. Acaso influya el hecho de que la nupcialidad, tanto para españoles como para indios, se imbricaba con muchos aspectos de la organización, que iban desde la esfera social, hasta la religiosa y la económica, entre otras. Para los españoles, el matrimonio era muy importante para el control fiscal de la población sujeta, entre otras cosas, porque convertía a un medio tributario en tributario completo. Pero quizá de mayor relevancia, fue el hecho de que el matrimonio haya sido uno de los pilares de conversión de los nativos: después del bautismo, el matrimonio era uno de los principales medios que, según la Iglesia, haría a los indios vivir como buenos cristianos (Ricard, 2002: 199).

En cuanto a su análisis estacional, las curvas de Acanceh y Halachó comparten características. La principal es la gran falla de marzo y un repunte considerable después de este mes. Aquí, al parecer, el calendario litúrgico impone su norma. En toda la época colonial los matrimonios religiosos estuvieron normados por las disposiciones generales del Concilio de Trento (Peniche, 2007: 108), que en su capítulo X prohibía la solemnización de matrimonios desde el adviento hasta la epifanía y durante la cuaresma.[343] Aparentemente en ambas series este último periodo, la cuaresma, marcó el descenso de los matrimonios en febrero y marzo y su crecimiento en los meses posteriores que, siguiendo esta hipótesis, corresponderían a las nupcias aplazadas mientras la interdicción.

[343] Consultado en: www.clerus.org

Gráfica 53
MOVIMIENTO ESTACIONAL DE LOS MATRIMONIOS, HALACHÓ, 1700-1788

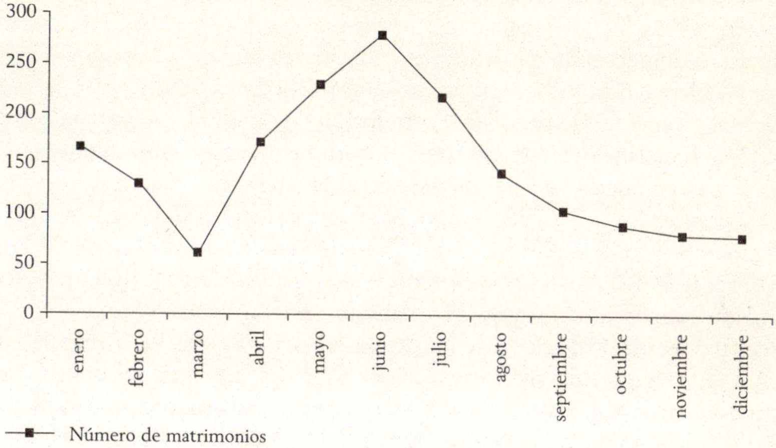

En su análisis sobre el movimiento estacional de los matrimonios de indios en Santa Inés Zacatelco, Morín (1973: 32-33) refiere una coincidencia entre el calendario litúrgico y el año agrícola donde la "naturaleza y religión se conjugan", lo cual, de acuerdo con este autor, dificulta captar sus influencias respectivas. Del mismo modo, el estudio específico de mis series no me permite concluir la preeminencia de uno u otro calendario, y más bien me lleva a plantear una combinación de ambos:

- El descenso que comienza en febrero y alcanza su punto más bajo en marzo revela la proscripción cuaresmal.
- El incremento de los meses de abril, mayo y junio puede explicarse bien por la celebración de los matrimonios aplazados, bien por la temporada de lluvias.
- En Acanceh se advierte una nueva caída en septiembre, acaso influida por la cosecha de ciclo corto.

Ahora bien, el análisis de estas series con sus movimientos estacionales permitió, como en el caso de los bautizos, acercarme al estudio de las calamidades, para lo cual emplee diferentes indicadores:

- Medición cronológica de los registros matrimoniales. Aquí se midieron los registros anuales de enlaces para conocer tanto su comportamiento secular como su alteración específica durante y después de las calamidades. Como en los planos elaborados con base en los registros de bautizos, aquí también utilicé regresiones polinómicas para relacionar las variables a través del tiempo. El periodo trabajado para Acanceh fue de 74 años que abarcan de 1719 a 1793, mientras que para Halachó fue de 88 años, de 1700-1788. Es importante referir que ambas regresiones cubren las dos calamidades analizadas en esta investigación.

– Registro desagregado de primeras y ulteriores nupcias. A lo largo de la época colonial el matrimonio entre viudos fue un hecho común entre la población indígena. Con el fin de conocer si esta forma de unión incrementaba con las calamidades, hice un cómputo diferencial para primeros y subsiguientes matrimonios. En éstos quedaron englobadas segundas, terceras y cuartas nupcias. Tanto para Acanceh (1719-1793) como para Halachó (1700-1788) hice el mismo cálculo sobre toda la serie, aunque para acercarme a los efectos de la escasez de 1758 aislé 10 años (1750-1760) de las mismas series y describí a través de un plano las curvas de primeras y subsiguientes nupcias.

– Registro secular del origen de los desposados. Para conocer la vinculación entre calamidad y migración aislé las variables sobre el origen de los contrayentes, las agrupé en las categorías de locales y forasteros y las plasmé en un plano cartesiano. Lo mismo para Acanceh (1719-1793) como para Halachó (1700-1788).

– Cálculo de la edad promedio de los contrayentes. Fueron relativamente pocas las actas donde se consignaba la fecha de bautizo de los contrayentes, sin embargo esos datos, aunque escasos, me sirvieron para estimar la edad promedio a la que los indios se casaban por vez primera y cómo esta edad se veía alterada en las calamidades. Dado que los datos son más dispersos, fue de gran utilidad plasmar en el plano la regresión polinómica. Para Acanceh hice el cálculo con 70 casos disponibles de 1768 a 1781, y los completé con datos que en otra investigación había trabajado sobre Tekantó, con 162 casos de 1767 a 1784.

Entierros

Quizá de todas las series, las de entierros son las que presentan un mayor subregistro. Pero son, al mismo tiempo, las que dan más luz sobre el efecto de las calamidades en la población. Como ya he referido anteriormente, en las sociedades conocidas como de Antiguo Régimen, la mortalidad era un efecto casi inmediato de las epidemias y de las hambrunas. Por lo que conocer sus ritmos y sus alteraciones resulta un ejercicio casi ineludible para abordar el problema planteado en esta investigación, a pesar del subregistro de entierros y de la dificultad de plasmar a través de este estudio la dimensión real de la mortalidad.

El primer hueco que se presenta es la falta de precisión en cuanto a la edad de los óbitos. La categoría de "párvulo" (menor no tributario) se comenzó a utilizar hasta recién 1756, de ahí que no sea posible hacer cálculos de mortalidad diferencial respecto a fechas anteriores. Además, no se consignaba la defunción de los menores que fallecían sin bautizo. La segunda laguna se refiere, precisamente, a épocas de calamidades, ya que el aumento notable en la mortalidad implicaba una mayor complicación para asentar efectivamente todos los decesos, mientras que muchos indios habrían sido sepultados sin recibir sacramento alguno, o incluso no habrían sido sepultados, como efectivamente refieren muchos reportes de la época. Asimismo, en estas épocas se incrementaba de manera importante la migración, y en las fuentes cualitativas se insiste que muchos indios morían en los caminos y en las ciudades, también sin recibir el sacramento final. Estos individuos quedaban fuera del registro.

El movimiento estacional de esta serie revela ciertos comportamientos interesantes:

– En Acanceh se observa un descenso en la mortalidad apenas terminada la cosecha que corresponde con los meses más cálidos y más secos del año, y corre de manera continuada alcanzando su punto más bajo en junio, justo cuando comienzan las lluvias. De ahí se advierte un ascenso vertiginoso hasta octubre, aunque con un breve estancamiento en septiembre, periodo en el que los entierros se elevan por encima del promedio anual. Luego, un regreso a los promedios anuales en los meses de noviembre, diciembre y enero.

Gráfica 54
MOVIMIENTO ESTACIONAL
DE LOS ENTIERROS, ACANCEH, 1759-1806

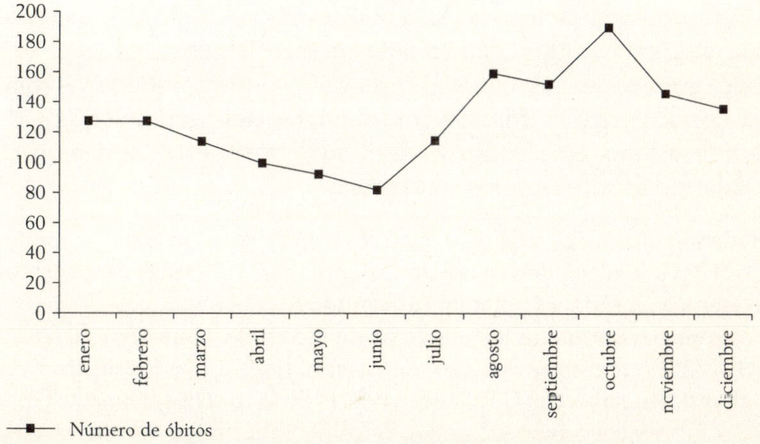

– En Timucuy se puede ver el mismo terraplén en los meses cálidos y secos y el ascenso en los meses lluviosos. Sin embargo, aquí la principal diferencia es que en los meses más fríos de noviembre, diciembre y enero es cuando se anotaron más entierros.

GRÁFICA 55
MOVIMIENTO ESTACIONAL
DE LOS ENTIERROS, TIMUCUY, 1719-1781

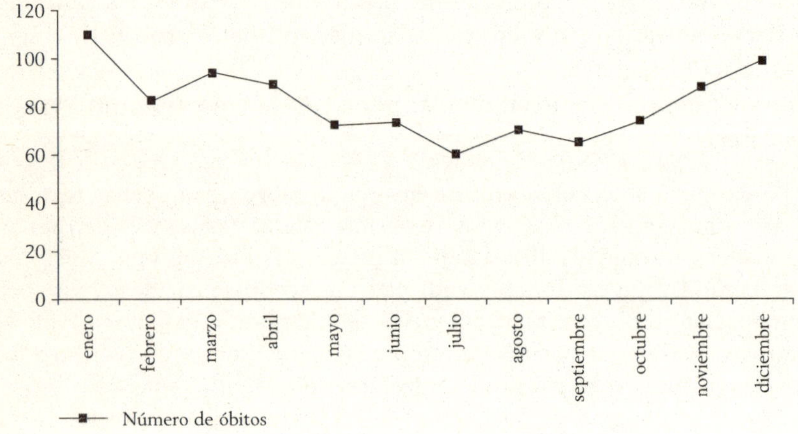

En ambas series se advierte la influencia de las lluvias en el compás de la muerte. Posiblemente este ritmo anual de los entierros se pueda explicar por las enfermedades endémicas de la región, como la malaria, que se recrudecía con la temporada de lluvias. Ya Thompson (1966: 23-25) ha señalado la importancia de esta enfermedad en la historia de la población en el área maya en la época prehispánica y colonial temprana, al punto que la vincula con el abandono de los grandes centros ceremoniales del periodo clásico.

Los indicadores empleados para el análisis de estas series en relación con las calamidades fueron los siguientes:

– Medición cronológica de los registros de entierros. Se trata de medir en periodos largos la incidencia anual de los entierros. Para estas descripciones también emplee regresiones polinómicas, como en los bautizos y en los matrimonios. De esta manera grafiqué los entierros de indios de Timucuy y de Acanceh de 1719 a 1806 en el mismo plano, de manera que se puedan analizar comparativamente. Para abordar la calamidad de 1726 agrupé los datos de Timucuy de 1719 a 1758 y los contrasté con los datos de entierros de españoles en la iglesia del Sagrario en Mérida del periodo de 1697 a 1731.

– Mortalidad diferencial por edad (adultos y párvulos). La variable de la edad del fallecido sólo se puede asir mediante la categoría de "párvulo" que, ya se vio, no se encuentra disponible para toda la serie. Ahí donde existe el dato, agrupé los registros en dos categorías (adultos y párvulos) para hacer una aproximación a la mortalidad por edad. Para acercarme a la escasez intermedia de 1758 aislé los datos de Timucuy y de Acanceh de 1756 a 1766. Además, elaboré gráficos sobre años específicos de crisis para ambos pueblos, integrando los años de 1759, 1760, 1769 y 1770.

– Mortalidad diferencial por sexo. Siguiendo los criterios anteriores, asocié los registros por sexo del fallecido. Este indicador y el anterior permiten al observador apreciar los impactos desiguales de las crisis en diferentes sectores de la población.

– Movimiento estacional en año de crisis. Se trata de un análisis muy semejante al que se ha presentado en páginas anteriores, pero ahora en años específicos de crisis.

Bibliografía

AGUIRRE, B.E., Dennis Wenger *et al.*, 1994, "Organización social de búsqueda y rescate: evidencias de la explosión de gas en Guadalajara", en Allan Lavell (ed.), *Al norte de Río Grande. Ciencias Sociales y desastres: una perspectiva norteamericana*, Tercer Mundo Editores, Bogotá.

ANCONA, Eligio, 1917, *Historia de Yucatán. Desde la época más remota hasta nuestros días*, tomo II, Gobierno del Estado, Mérida.

ARCILA FARÍAS, Eduardo, 1974, *Reformas económicas del siglo XVIII en Nueva España. Ideas económicas, comercio y régimen de comercio libre*, Colección SEP/SETENTAS, SEP, México.

ARCONDO, Anibal, 1994, "La noción de mercado en economía y su utilización en historia", en Jorge Silva Riquer y Juan Carlos Grosso (coords.), *Mercados e historia*, Instituto Mora, México.

ARRIETA FERNÁNDEZ, Pedro, 1994, *La integración social de la Chontalpa: un análisis regional en el trópico mexicano*, Universidad Iberoamericana, México.

ASSADOURIAN, Carlos Sempat, 1994, "Integración y desintegración regional en el espacio colonial. Un enfoque histórico", en Jorge Silva Riquer y Juan Carlos Grosso, *Mercados e historia*, Instituto Mora, México, pp. 141-164.

———, 1999a, "Estructuras económicas coloniales: el sistema de las haciendas", en *Cuadernos de historia*, Serie Economía y Sociedad, Universidad Nacional de Córdoba, Argentina, pp. 27-86.

———, 1999b, "El movimiento de la producción agraria en Tlaxcala", en Margarita Menegus y Alejandro Tortolero (coords.), *Agricultura mexicana: crecimiento e innovaciones. Lecturas de historia económica mexicana*, El Colegio de Michoacán, Zamora, pp. 33-65.

BAILÓN CORRES, Jaime, 1999, *Pueblos indios, elites y territorios*, El Colegio de México, México.

BORTON, John *et al.*, 1994, *Sequía y hambruna*, Programa de Entrenamiento para el manejo de desastres, PNUD/ONU, Londres, versión electrónica en www.unisdr.org

BOYER, Richard, 1975, *La gran inundación. Vida y sociedad en México (1629-1638)*, SEP/SETENTAS, México.

BRACAMONTE, Pedro, 1993, *Amos y sirvientes. Las haciendas de Yucatán, 1789-1860*, UADY, Mérida.

———, 2003, *Los mayas y la tierra. La propiedad indígena en el Yucatán colonial*, Colección Peninsular, INAH/CIESAS/ICY/Miguel Ángel Porrúa, México.

Bracamonte y Sosa, Pedro y Gabriela Solís Robleda, 1996, *Espacios mayas de autonomía. El pacto colonial en Yucatán*, Universidad Autónoma de Yucatán, Mérida.

Brading, David A., 1988, *Haciendas y ranchos de Bajío. León 1700-1860*, Serie Historia, Grijalbo, México.

______, 1990, "La España de los Borbones y su imperio americano", en Leslie Bethel (ed.), *América Latina Colonial: Europa y América en los siglos* xvi, xvii, xviii, Colección Historia de América Latina, núm. 2, Cambridge University Press/Editorial Crítica, Barcelona, pp. 85-126.

______, 1992, "El jansenismo español y la caída de la monarquía católica en México", en Josefina Zoraida Vázquez (coord.), *Interpretaciones del siglo* xviii *mexicano. El impacto de las reformas borbónicas*, Nueva Imagen, México, pp. 187-215.

______ y Celia Wu, 1973, "Population Growth and Crisis: León, 1720-1860", en *Journal of Latin American Studies*, vol. 5, Cambridge University Press, Cambridge, pp. 1-35.

Bustamante, Miguel E., 1982, "La fiebre amarilla en México y su origen en América", en Enrique Florescano y Elsa Malvido (comps.), *Ensayos sobre la historia de las epidemias en México*, tomo i, Serie Historia, imss, México, pp. 19-35.

Calvo, Thomas, 1973, *Acatzingo. Demografía de una parroquia mexicana*, Colección Historia Científica, núm. 6, México.

Campos Goenaga, María Isabel, 2003, "Yucatán: entre el privilegio de la Corona y el azote de la naturaleza", revista *Cuicuilco*, septiembre-diciembre, año/vol. 10, núm. 029, enah, México, pp. 2-18.

Carrasco, Pedro, 1991, "La transformación de la cultura indígena durante la Colonia", en Alicia Hernández Chávez y Manuel Miño Grijalva (eds.), *Los pueblos de indios y las comunidades. Lecturas de Historia mexicana*, vol. 2, Centro de Estudios Históricos/El Colegio de México, México, pp. 1-29.

Carrillo y Ancona, Crescencio, 1979, *El obispado de Yucatán. Historia de su fundación y de sus obispos*, tomo 2, Fondo Editorial del Estado, Mérida.

Caso Barrera, Laura, 2002, *Caminos en la selva. Migración, comercio y resistencia. Mayas yucatecos e itzáes, siglos* xvii-xix, El Colegio de México/fce, México.

Castillo Canche, Jorge Isidro, 2002, "La pobreza en Yucatán. Ideas, instituciones y prácticas sociales, 1786-1856", tesis de doctorado, Centro de Estudios Históricos, El Colegio de México.

Cervantes Bello, Francisco Javier, 1999, "Crisis agrícola y guerra de independencia en el entorno de Puebla. El caso de San Martín y sus cercanías, 1800-1820", *Estudios de Historia Novohispana*, núm. 020, enero, pp. 107-133.

Cliggett, Lisa, 2005, *Grains from Grass: Aging, Gender and Famine in Rural Africa*, Cornell University Press, Nueva York.

Cook, Sheburne F. y Woodrow Borah, 1978, *Ensayos sobre historia de la población: México y el Caribe*, tomo ii, Siglo XXI, México.

———, 1993, "La despoblación del México central en el siglo XVI", en Elsa Malvido y Miguel Ángel Cuenya (comps.), *Demografía histórica de México: siglos XVI-XIX*, Serie Antologías Universitarias, Instituto Mora, UAM, México, pp. 29-39.

COOK, Noble David y George Lovell, 2000, "La conquista biológica. Introducción", en Noble David Cook y George Novell (eds.), *Juicios secretos de Dios: epidemias y despoblación en Hispanoamérica colonial*, Ediciones Abda-Yala, Quito, pp. 1-16.

COTTS WATKINS, Susan y Jane Meneen, 1985, "Famines in Historical perspectives", *Population and Development Review*, vol. 11, núm. 4, diciembre, Population Council-Blackwell Publishing, pp. 647-675.

CHÁVEZ OROZCO, Luis, 1953, *La crisis agrícola novo-hispana de 1784-1785*, Publicaciones del Banco Nacional de Crédito Agrícola y Ganadero, México.

CHERYL ENGLISH, Martin, 1982, "Haciendas and Villages in late colonial Morelos", *Hispanic American Historical Review*, núm. 62: 3, agosto, Duke University Press, pp. 407-427.

DAHLIN, Bruce. H., 1985, "La geografía histórica de la antigua agricultura maya", en Teresa Rojas Rabiela y William T. Sanders (eds.), *Historia de la agricultura. Época prehispánica-siglo XVI*, vol. I, INAH, México.

DE WAAL, Alex, 1989a, "Famine mortality: A case Study of Darfur, Sudan, 1984-5", *Population Studies*, vol. 43, núm. 1, marzo, Routledge Ed., Londres, pp. 5-24.

———, 1989b, *Famine that kills, Darfur, Sudan, 1984-1985*, Clarendon Press, Oxford.

DEHOUVE, Daniele, 1992, "El pueblo de indios y el mercado: Tlapa en el siglo XVIII", en Arij Ouweneel y Cristina Torales Pacheco (comp. y coords.), *Empresarios, indios y Estado. Perfil de la economía mexicana (siglo XVIII)*, Universidad Iberoamericana, México, pp. 139-166.

DEVEREAUX, Stephen y Trine Naeraa, 1996, "Drought and Survival in Rural Namibia", *Journal of Southern African Studies*, vol. 22, núm. 3, septiembre, Routledge Ed., Londres, pp. 421-440.

DUNNING, Nicholas, 1994, "Puuc Ecology and Settlement Patterns", en Hans Prem (ed.), *Hidden Among the Hill*, Acta Mesoamericana núm. 7, Verlag von Flemming, Mockmuhl, pp. 1-43.

DUNNING, Nicholas y Timothy Beach, 1994, "Soil Erosion, Slope Management, and Ancient Terracing in the Maya Lowlands", *Latin American Antiquity*, vol. 5, núm. 1 (mar, 1994), pp. 51-69.

———, Lori Wright, Kitty Emery *et al.*, 1992, "Ecología, agricultura y nutrición en los siglos VII y VIII en la región de Petexbatun", en J.P. Laporte, H. Escobedo y S. Brady (eds.), *V Simposio de Investigaciones Arqueológicas en Guatemala, 1991*, Museo Nacional de Arqueología y Etnología, Guatemala, pp. 148-154.

ENDFIELD, Georgina H. y Sarah L. O'Hara, 1999, "Degradation, Drought, and Dissent: An Environmental History of Colonial Michoacan, West Central Mexico", *Annals of the Association of American Geographers*, vol. 89, núm. 3, (sep., 1999), pp. 402-419.

ESCOBAR OHMSTEDE, Antonio, 2000, "El comercio en las Huastecas. Los indígenas y su participación, siglo XVIII", en Jorge Silva Riquer y Antonio Escobar Ohmstede (coords.), *Mercados indígenas en México, Chile y Argentina. Siglos XVIII-XIX*, CIESAS/Instituto Mora, México, pp. 87-115.

ESPINOSA CORTÉS, Luz María y Enrique Beldarraín Chaple (eds.), 2005, *Cuba y México: desastres, alimentación y salud, siglos XVIII y XIX*, Plaza y Valdés, Barcelona.

FAGAN, Brian, 1999, *Floods, Famines and Emperors. El Niño and the Fate of Civilizations*, Basic Books, Nueva York.

FARRISS, Nancy, 1978, "Nucleation versus Dispersal: The Dynamics of Population Movement in Colonial Yucatán", *Hispanic American Historical Review*, 58 (2), 1978, pp. 187-216.

_______, 1980, "Propiedades territoriales en Yucatán en la época colonial. Algunas observaciones acerca de la pobreza española y la autonomía indígena", *Historia Mexicana*, vol. XXX, núm. 2, octubre-diciembre, El Colegio de México, México.

_______, 1992, *La sociedad maya bajo el dominio colonial*, Alianza, Madrid.

FERNÁNDEZ TEJEDO, Isabel, 1982, *La agricultura entre los antiguos mayas*, Colección Nuestro México núm. 1, Universidad Autónoma del Estado de México, Toluca.

_______, 1990, *La comunidad indígena maya de Yucatán, siglos XVI y XVII*, INAH, México.

FLORESCANO, Enrique, 1986, *Precios del maíz y crisis agrícolas en México, 1708-1810*, Colección Problemas de México, Ediciones Era, México.

_______, 1999, "El embate de la Ilustración", en Margarita Menegus Bornemann (coord.), *Dos décadas en historia económica comparada en América Latina. Homenaje a Carlos Sempat Assadourian*, El Colegio de México/CIESAS/Instituto Mora/ UNAM/México, pp. 163-188.

_______, 2000, *Breve historia de la sequía en México*, Serie Regiones, Conaculta, México.

FONSECA CORRALES, Elisabeth, Patricia Alvarenga Venutolo *et al.*, 2001, *Costa Rica en el siglo XVIII*, Universidad de Costa Rica, Costa Rica.

GARCÍA ACOSTA, Virginia, 1993a, "Enfoques teóricos para el estudio histórico de los desastres naturales", en Andrew Maskrey (comp.), *Los desastres no son naturales*, La Red (edición electrónica), pp. 128-137.

_______, 1993b, "Las sequías históricas de México", *Desastres y Sociedad*, julio-diciembre 1993, núm. 1, año 1, pp. 2-18 (edición electrónica www.desenredando.org)

_______, 2004, "La perspectiva histórica en la antropología del riesgo y del desastre. Acercamientos metodológicos", *Relaciones* 97, invierno, vol. XXV.

GARCÍA ACOSTA, Virginia, Juan Manuel Pérez Zevallos, América Molina del Villar, 2003, *Desastres agrícolas en México. Catálogo histórico. Épocas prehispánica y colonial (958-1822)*, CIESAS/FCE, México.

GARCÍA BERNAL, Manuela Cristina, 1972, *La sociedad de Yucatán, 1700-1750*, Escuela de Estudios Hispano-Americanos de Sevilla, Sevilla.

______, 1978, *Yucatán. Población y encomienda bajo los Austrias*, Escuela de Estudios Hispano-Americanos de Sevilla, Sevilla.

______, 1992, "Indios y españoles en Yucatán: utopía y realidad del proyecto colonizador", Agenda del tomo II de las publicaciones del Congreso de Historia del Descubrimiento, Escuela de Estudios Hispano-Americanos, Sevilla.

______, 1994, "Desarrollos indígena y ganadero en Yucatán", *Historia Mexicana*, vol. XLIII, núm. 3, enero-marzo, El Colegio de México, México, pp. 373-400.

GARCÍA CASTRO, René, 1997, *Indios, territorio y poder en la provincia Matlazinca. La negociación del espacio político de los pueblos otomianos, siglos XV-XVII*, CIESAS/El Colegio Mexiquense/Conaculta-INAH, México.

GARCÍA MARTÍNEZ, Bernardo, 1987, *Los pueblos de la sierra. El poder y el espacio entre los indios del norte de Puebla hasta 1700*, El Colegio de México, México.

______, 1990, "Pueblos de indios, pueblos de castas: new settlements and traditional corporate organization in eigtheen century, New Spain", en Arij Ouweneel y Simon Miller (eds.), *The indian Community of Colonial México: fifteen essays on land tenure, corporate organizations, ideology and village politics*, "Latin America Studies", núm. 58, Centro de Estudios y Documentación Latinoamericanos, Ámsterdam, pp. 103-116.

______, 1991, "Los poblados de hacienda: personajes olvidados en la historia del México rural", en Alicia Hernández Chávez y Manuel Miñio Grijalva (coords.), *Cincuenta años de historia en México*, vol. 1, El Colegio de México, México, pp. 331-370.

GARZA MERODIO, Gustavo, 2002, "Frecuencia y duración de las sequías en la cuenca de México de fines del siglo XVI a mediados del XIX", *Investigaciones geográficas. Boletín del Instituto de geografía*, núm. 48, UNAM, México, pp. 106-115.

______, 2007, "Climatología histórica: las ciudades mexicanas ante la sequía (siglos XVII al XIX", *Investigaciones geográficas. Boletín del Instituto de geografía*, núm. 48, UNAM, México, pp. 77-92.

GARZA MERODIO, Gustavo y Mariano Barriendos Vallvé, 1998, "El clima en la historia", *Ciencias*, núm. 51, UNAM, México, pp. 22-25.

GARZA URBINA, Enrique, 2003, "La langosta *Schistocerca piceifrons piceifrons* y su manejo en la planicie huasteca", reporte de investigación, Campo Experimental El Ébano, CIRNE-INIFAP, pp. 1-23, disponible en: http://www.oeidrus-portal.gob.mx

GERHARD, Peter, 1991a, *La frontera sureste de la Nueva España*, UNAM, México.

______, 1991b, "Congregaciones de indios de la Nueva España antes de 1570", en Alicia Hernández Chávez y Manuel Miño Grijalva (eds.), *Los pueblos de indios y las comunidades, Lecturas de Historia mexicana*, vol. 2, Centro de Estudios Históricos/El Colegio de México, México, pp. 30-79.

GIBSON, Charles, 1967, *Los aztecas bajo el dominio español*, Serie Historia y Arqueología, Siglo XXI, México.

GILL, Richardson B., 2008, *Las grandes sequías mayas. Agua, vida y muerte*, Fondo de Cultura Económica, México.

GLAVE, Luis Miguel, 1993, *De rosa y espinas. Economía, sociedad y mentalidades andinas, siglo XVII*, Estudios Históricos, núm. 24, Instituto de Estudios Peruanos/Banco Central de la Reserva del Perú, Lima.

GLEISSMAN, Stephen R., 1999, "Un enfoque agroecológico en el estudio de la agricultura tradicional", en Alba González Jácome y Silvia del Amo Rodríguez (coords.), *Agricultura y sociedad en México. Diversidad, enfoques, estudios de caso*, Plaza y Valdés Editores/Consejo Nacional para la Enseñanza de la Biología, A.C/Universidad Iberoamericana, pp. 25-32.

GONZÁLEZ JÁCOME, Alba, 1999, "Algunas cuestiones sobre el ambiente, la población y la economía en Veracruz central: un ensayo etnohistórico", en Alba González Jácome y Silvia del Amo Rodríguez (coords.), *Agricultura y sociedad en México. Diversidad, enfoques, estudios de caso*, Plaza y Valdés Editores/Consejo Nacional para la Enseñanza de la Biología, A.C./Universidad Iberoamericana, pp. 157-208.

GROSSO, Juan Carlos, 1999, "Campesinos, poblados de hacienda y producción indígena: Tepeaca a fines del siglo XVIII", en Margarita Menegus Bornemann (coord.), *Dos décadas en historia económica comparada en América Latina. Homenaje a Carlos Sempat Assadourian*, El Colegio de México/CIESAS/Instituto Mora/UNAM/México, pp. 223-251.

GÜEMEZ PINEDA, José Arturo, 2001, "Los mayas ante la emergencia del municipio y la privatización territorial, Yucatán 1812-1847", tesis de doctorado en Ciencias Sociales, COLMICH, Zamora.

________, 2005, *Mayas. Gobierno y tierras frente a la acometida liberal en Yucatán, 1812-1847*, COLMICH, AUDY, México.

HAMNETT, Brian, 1992, "Absolutismo ilustrado y crisis multidimensional en el periodo colonial tardío, 1760-1808", en Josefina Zoraida Vázquez (coord.), *Interpretaciones del siglo XVIII mexicano. El impacto de las reformas borbónicas*, Nueva Imagen, México, pp. 67-108.

HALPERÍN DONGHI, Tulio, 1985, *Reforma y disolución de los imperios ibéricos 1750-1850*, Serie Historia de América Latina núm. 3, Alianza Editorial, Madrid.

HASSIG, Ross, 1986, "Famine and scarcity in the Valley of México", en Isaac Barry L. (ed.), *Economic aspects of Prehispanic highland México*, Suplemento 2, JAI Press, Connecticut, pp. 303-318.

HERNÁNDEZ GARCÍA, Miguel Ángel, 2004, "La civilización maya de las tierras bajas: los límites de una forma social de explotación", *Cuicuilco*, septiembre-diciembre, año/vol. 11, núm. 032, ENAH, México, pp. 9-42.

HIONIDOU, Violeta, 2002, "Why Do People Die in Famines? Evidence from Three Island Populations", *Population Studies*, vol. 56, núm. 1. (mar., 2002), pp. 65-80.

HUNT, Martha, 1974, "Colonial Yucatán: Town and Region in the Seventeenth Century", tesis de doctorado, Michigan University.

KIRCHOFF, Paul, 1967, "Mesoamérica. Sus límites geográficos, composición étnica y caracteres culturales", suplemento de la revista *Tlatoani*, núm. 3, pp. 1-15.

JURADO JURADO, Juan Carlos, 2004, "Terremotos, pestes y calamidades. Del castigo a la misericordia de Dios en la Nueva Granada. Siglos XVIII a XIX", *Procesos históricos. Revista de historia y ciencias sociales*, enero, núm. 005, Universidad de los Andes, Venezuela, RED ALyC, www.redalyc.com

LOCKHART, James, 1999, *Los nahuas después de la conquista. Historia social y cultural de la población indígena del México central, siglos XVI-XVIII*, Fondo de Cultura Económica, México.

LÓPEZ SARRALANGUE, Delfina E., 1993, "La población indígena de la Nueva España en el siglo XVIII", en Elsa Malvido y Miguel Ángel Cuenya (comps.), *Demografía histórica de México: siglos XVI-XIX*, Serie Antologías Universitarias, Instituto Mora, UAM, México, pp. 40-52.

MACÍAS, Jesús Manuel, 1993, "Perspectivas sobre los estudios de desastres en México", en Andrew Maskrey (comp.), *Los desastres no son naturales*, La Red (edición electrónica), pp. 82-92.

MADDOX, Gregory, 1990, "Mtunya: Famine in Central Tanzania, 1917-20", *The Journal of African History*, vol. 31, núm. 2, (1990), Cambridge University Press, pp. 181-197.

MALTHUS, Robert, 1993, *Primer ensayo sobre la población*, Altaya, Barcelona.

MALVIDO, Elsa, 1973, "Factores de despoblación y de reposición de la población de Cholula (1614-1810", *Historia Mexicana*, núm. 23 (1), pp. 52-110.

_______, 1982, "Efectos de las epidemias y hambrunas en la población colonial de México", en Enrique Florescano y Elsa Malvado (comps.), *Ensayos sobre la historia de las epidemias en México*, tomo I, Serie Historia, IMSS, México, pp. 179-197.

_______, 1993, "Factores de despoblación y de reposición de la población de Cholula (1614-1810", en Elsa Malvido y Miguel Ángel Cuenya (comps.), *Demografía histórica de México: siglos XVI-XIX*, Serie Antologías Universitarias, Instituto Mora, UAM, México, pp. 63-111.

_______ y Miguel Ángel Cuenya, 1993, "Introducción ¿cómo y por qué se cuenta a los hombres?", en Elsa Malvido y Miguel Ángel Cuenya (comps.), *Demografía histórica de México: siglos XVI-XIX*, Serie Antologías Universitarias, Instituto Mora, UAM, México, pp. 7-25.

MARICHAL, Carlos, 1992, "La bancarrota del virreinato: finanzas, guerra y política en la Nueva España, 1770-1808", en Josefina Zoraida Vázquez (coord.), *Interpretaciones del siglo XVIII mexicano. El impacto de las reformas borbónicas*, Nueva Imagen, México, pp. 153-186.

MCCAA, Robert, 1991, "La viuda viva del México borbónico: sus voces, variedades, y vejaciones", en Pilar Gonzalbo (ed.), *Las familias novohispanas siglos XVI-XIX*, El Colegio de México, México, pp. 299-324.

_______, 1995, "Spanish and Nahuatl Views on Smallpox and Demographic Catastrophe in Mexico", *Journal of Interdisciplinary History*, vol. 25, núm. 3 (Winter, 1995), The MIT Press, pp. 397-431.

______, 1996, "Matrimonio infantil, cemithualtin (familias complejas) y el antiguo pueblo náhuatl", *Historia Mexicana*, vol. XLVI, núm. 7, 181, julio-septiembre, El Colegio de México, México, pp. 3-70.

______, 1999, "¿Fue el siglo XVI una catástrofe demográfica para México? Una respuesta basada en la demografía histórica no cuantitativa", *Papeles de Po-blación*, julio-septiembre, núm. 021, Universidad Autónoma del Estado de México, Toluca, pp. 223-239.

McKITTRICK, Meredith, 1997, "Reinventing the Family: Kinship: Marriage, and Famine in Northern Namibia, 1948-1954", *Social Science History*, vol. 21, núm. 3, pp. 265-295.

MENEGUS BORNEMANN, Margarita, 1994, "Economía y comunidades indígenas: la supresión del sistema de reparto de mercancías en la intendencia de México, 1786-1810", en Jorge Silva Riquer y Juan Carlos Grosso (coords.), *Mercados e historia*, Instituto Mora, México, pp. 231-251.

______, 2000, "Mercados y tierras: el impacto de las reformas borbónicas en las comunidades indígenas", en Jorge Silva Riquer y Antonio Escobar Ohmstede (coords.), *Mercados indígenas en México, Chile y Argentina. Siglos XVIII-XIX*, CIESAS/Instituto Mora, México, pp. 17-50.

MIÑO GRIJALVA, Manuel, 1992, "La circulación de mercancías: una referencia al caso textil latinoamericano (1750-1810)", en Arij Ouweneel y Cristina Torales Pacheco (comp. y coord.), *Empresarios, indios y Estado. Perfil de la economía mexicana (Siglo XVIII)*, Universidad Iberoamericana, México, pp. 75-114.

______, 2001, "Consumo y población. La ciudad de México en 1790", *Documentos de Investigación*, núm. 56, El Colegio Mexiquense, Toluca.

MOLINA HÜBE, Ricardo, 1935, *Las hambres de Yucatán*, Casa de Estudios Históricos, Mérida.

MOLINA DEL VILLAR, América, 1996, *Por voluntad divina. Escasez, epidemias y otras calamidades en la ciudad de México, 1700-1762*, Ediciones de la Casa Chata, CIESAS/SEP, México

______, 2001, *La Nueva España y el Matlazahuatl 1736-1739*, Colección Historias, CIESAS/COLMICH, México.

______, 2004, "Tributos y calamidades en el centro de la Nueva España, 1727-1762. Los límites del impuesto justo", *Historia Mexicana*, núm. LIV: 1, El Colegio de México, México, pp. 15-57.

______, 2005, "Crisis y epidemias en el sureste novohispano, 1736-1774. Una aproximación al estudio de su origen, propagación y efectos", en Luz María Espinosa Cortés y Enrique Beldarraín Chaple (eds.), *Cuba y México: desastres, alimentación y salud, siglos XVIII y XIX*, Plaza y Valdés, Barcelona, pp. 89-140.

______, 2006, "Comportamiento y distribución de la población en Santa María de Guadalupe, Atlacomulco, 1679-1860", en América Molina del Villar y David Navarrete (coords.), *Problemas demográficos vistos desde la historia. Análisis*

de fuentes, comportamiento y distribución de la población en México, siglos XVI-XIX, El Colegio de Michoacán/CIESAS/Conacyt, México, pp. 117-155.

MOLINA SOLÍS, Juan Francisco, 1943, *Historia del descubrimiento y conquista de Yucatán*, tomo II, Prólogo de Antonio Mediz Bolio, Ediciones Mensaje, México.

MORÍN, Claude, 1973, *Santa Inés Zacatelco (1646-1812). Contribución a la demografía histórica del México colonial*, Colección Científica, Historia, núm. 9, INAH, México.

———, 1979, *Michoacán en la Nueva España del siglo XVIII*, Fondo de Cultura Económica, México.

MORLEY, Sylvanus, 1956, *La civilización maya*, Fondo de Cultura Económica, México.

NAVARRO GARCÍA, Luis, 1983, *Historia general de España y América: los primeros Borbones*, Ediciones Rialp, Madrid.

O'GRADA, Cormac, 2007, "Making Famine History", *Journal of Economic Literature*, vol. XLV, marzo, American Economic Association, Stanford, pp. 3-36.

OKOSHI HARADA, Tsubasa, 1992, "Los canules: análisis entohistórico del códice de Calkiní", tesis de doctorado, UNAM, México.

OLIVER SÁNCHEZ, Lilia, 2000, "Algunas aportaciones de la demografía histórica en el occidente de México. Siglos XVIII y XIX", *Papeles de población*, octubre-diciembre, núm. 26, Universidad Autónoma del Estado de México, Toluca, pp. 1-23.

OLIVER-SMITH, Anthony, 1995, "Perspectivas antropológicas en la investigación de desastres", *Desastres y sociedad*, julio-diciembre 1995, núm. 5, año 3, pp. 53-74.

OSBAHR, Kenny, 2007, "Buiding resilence: Adaptation mechanisms and mainstreaming for the poor", en Human Development Report 2007/1008. Fighting Climate Change: Human solidarity in a divided World, UNDP, Oxford, documento disponible en: http://hfr.undp.org

OUWENEEL, Arij, 1992, "Raíces del *chiaroscuro* en México. Algunas consideraciones acerca de esta compilación", en Arij Ouweneel y Cristina Torales Pacheco (comp. y coord.), *Empresarios, indios y Estado. Perfil de la economía mexicana (Siglo XVIII)*, Universidad Iberoamericana, México, pp. 13-33.

———, 1998, *Ciclos interrumpidos. Ensayos sobre historia rural mexicana. Siglos XVIII-XIX*, El Colegio Mexiquense, Toluca.

PALERM, Ángel, 1972, *Agricultura y sociedad en Mesoamérica*, SEP, México.

———, 1997, *Introducción a la teoría etnológica*, Universidad Iberoamericana, México.

PALOP, José Miguel, 1977, *Hambre y lucha antifeudal. Las crisis de subsistencia en Valencia (Siglo XVIII)*, Siglo XXI Editores, Madrid.

PATCH, Robert, 1979, "La formación de estancias y haciendas en Yucatán durante la Colonia", en *Cuatro ensayos antropológicos*, AUDY, Mérida.

———, 1985, "Agrarian Change in eighteenth-century Yucatán", *The hispanic American Historical Review*, núm. 65: 1, febrero, Duke University Press.

_______, 1993, *Maya and Spaniard in Yucatán, 1648-1812*, Stanford University Press, Stanford, California.

PENICHE MORENO, Paola, 1999, "Resistencia indígena: la respuesta maya yucateca al proyecto reductor, 1560-1697", tesis de licenciatura, AUDY, Mérida.

_______, 2001, "La diáspora indígena a las estancias yucatecas del siglo XVIII", tesis de maestría, CIESAS, México.

_______, 2003, "Grupos de filiación y movilidad poblacional: los ch'ibales y la migración de los mayas en el siglo XVIII", *Revista Desacatos*, núm. 13, Invierno de 2003, CIESAS, México, pp. 32-45.

_______, 2006, "Migración y parentesco en una parroquia del norte de Yucatán, siglo XVIII", en América Molina del Villar y David Navarrete (coords.), *Problemas demográficos vistos desde la historia: análisis de fuentes, comportamiento y distribución de la población en México, siglos XVI-XIX*, CIESAS, México, pp. 289-319.

_______, 2007, *Ámbitos del parentesco. La sociedad maya en tiempos de la Colonia*, Colección Peninsular, CIESAS/Miguel Ángel Porrúa, México.

PÉREZ HERRERO, Pedro, 1998, "Economía y poder: revisión historiográfica. El reformismo borbónico y el crecimiento económico en la Nueva España. Revisión de un modelo interpretativo", en José Francisco Román Gutiérrez (ed.), *Las Reformas Borbónicas y el nuevo orden colonial*, Colección Biblioteca del INAH, Serie Historia, INAH, México, pp. 17-50.

_______, 1992, "El México Borbónico: ¿un "éxito" fracasado?", en Josefina Zoraida Vázquez (coord.), *Interpretaciones del siglo XVIII mexicano. El impacto de las reformas borbónicas*, Nueva Imagen, México, pp. 109-152.

PÉREZ ZEVALLOS, Juan Manuel, 1995, "Movimientos de población indígena en la Nueva España", en Mario Humberto Ruz y Julieta Aréchiga (eds.), *Antropología e interdisciplina*, XXIII Mesa Redonda, Homenaje a Pedro Carrasco, México: Sociedad Mexicana de Antropología/Instituto de Investigaciones Antropológicas/UNAM, México.

PESET REIGI, Mariano y José Luis Peset, 1972, "Cultivos de arroz y paludismo en la Valencia del siglo XVIII", en *Hispania*, vol. 32, 121, pp. 275-375.

PIETSCHMANN, Horst, 1992a, "Protoliberalismo, reformas borbónicas y revolución: la Nueva España en el último tercio del siglo XVIII", en Josefina Zoraida Vázquez (coord.), *Interpretaciones del siglo XVIII mexicano. El impacto de las reformas borbónicas*, Nueva Imagen, México, pp. 27-65.

_______, 1992b, "Agricultura e industria rural indígena en el México de la segunda mitad del siglo XVIII", en Arij Ouweneel y Cristina Torales Pacheco (comp. y coord.), *Empresarios, indios y Estado. Perfil de la economía mexicana (Siglo XVIII)*, Universidad Iberoamericana, México, pp. 115-138.

POWER VIEIRA, Karen, 1994, *Prendas con pies. Migraciones indígenas y supervivencia en la Audiencia de Quito*, Ediciones Abya-Yala, Quito.

PREM, Hans, 1988, *Milpa y hacienda. Tenencia de la tierra indígena y española en la cuenca del Alto Atoyac, Puebla, México (1520-1659)*, CIESAS/Fondo de Cultura Económica/Gobierno del Estado de Puebla, México.

QUEZADA, Sergio, 1995, "Epidemias, plagas y hambres en Yucatán, México (1520-1700)", *Revista Biomédica*, Publicación del Centro de Investigaciones Regionales doctor Hideyo Noguchi y la Facultad de Medicina, AUDY, Mérida, pp. 238-242.

———, 1997, *Pueblos y caciques yucatecos, 1550-1580*, El Colegio de México, México.

QUINTAL, Ella Fanny, Juan Ramón Bastarrachea *et al.*, 2004, "Solares, rumbos y pueblos: organización social de los mayas peninsulares", en Saúl Millán y Julieta Valle (coords.), *La comunidad sin límites. Estructura social y organización comunitaria en las relaciones indígenas de México*, Colección Etnográfica de los pueblos indígenas de México, Serie Ensayos, vol. 1, INAH, México, pp. 291-382.

RABELL, Cecilia, 1990, *La población novohispana a la luz de los registros parroquiales (avances y perspectivas de investigación)*, Cuadernos de Investigación núm. 21, Instituto de Investigaciones Sociales/UNAM, México.

———, 1992, "Matrimonio y raza en una parroquia rural: San Luis de la Paz, Guanajuato, 1715-1819", *Historia Mexicana*, vol. XLII: 1, núm. 165, julio-septiembre, El Colegio de México, México, pp. 3-44.

———, 2001, "Oaxaca en el siglo dieciocho: población, familia y economía", tesis de doctorado en Ciencias Sociales, El Colegio de México, México.

RAMOS GUADALUPE, Luis Enrique, 1999, "Primeras observaciones meteorológicas instrumentales realizadas en La Habana al paso de un ciclón tropical", *Boletín de la Sociedad Meteorológica de Cuba*, enero, vol. 5, núm. 1, en: http://www.met.inf.cu/sometcuba/Boletin

REHER, David, 1992, "¿Malthus de nuevo? Población y economía en México durante el siglo XVIII", *Historia Mexicana*, vol. XLI: 4, abril-junio, El Colegio de México, México, pp. 615-664.

RESTALL, Mathew, 1997, *The maya world. Yucatec Culture and Society, 1550-1850*, Stanford University Press, Stanford, California.

RETANA B., José A., 2000, "Relación entre algunos aspectos climatológicos y el desarrollo de la langosta centroamericana Schistocerca piceifrons piceifrons en el Pacífico Norte de Costa Rica durante la fase cálida del fenómeno El Niño-Oscilacion Sur (ENOS)", en *Tópicos Meteorológicos y Oceanográficos*, núm. 7(2), Ministerio del Ambiente y Energía/Instituto Meteorológico Nacional, San José, Costa Rica, pp. 73-87.

———, 2003, "Relación entre la temperatura superficial del mar (TSM) y anomalías de temperatura del aire en el Pacífico Norte de Costa Rica durante años ENOS como posible predictor de potencialidad de plaga de langosta", en *Tópicos Meteorológicos y Oceanográficos*, núm. 10(1), Ministerio del Ambiente y Energía/Instituto Meteorológico Nacional, San José, Costa Rica, pp. 31-35.

RICARD, Robert, 2002, *La conquista espiritual de México. Ensayo sobre el apostolado y los métodos misioneros de las órdenes mendicantes en la Nueva España de 1523-1524 a 1572*, Fondo de Cultura Económica, México.

RÍOS ZÚÑIGA, Rosalina, 2000, "Comercio indígena en Zacatecas a fines del siglo XVIII. Análisis de un documento (1792)", en Jorge Silva Riquer y Antonio Escobar Ohmstede (coords.), *Mercados indígenas en México, Chile y Argentina. Siglos XVIII-XIX*, CIESAS/Instituto Mora, México, pp. 116-147.

ROJAS RABIELA, Teresa, 1988, *Las siembras de ayer. La agricultura del siglo XVI*, SEP/CIESAS, México.

_______, 1990, "La agricultura en la época prehispánica", en Teresa Rojas (coord.), *La agricultura en tierras mexicanas desde sus orígenes hasta nuestros días*, Colección Los Noventa, Conaculta/Grijalbo, México, pp. 15-138.

ROBINSON, David J., 1980, "Migración entre pueblos indígenas en Yucatán colonial", ponencia presentada en La segunda semana de la Historia, Mérida, Yucatán, febrero-marzo de 1980.

_______, 1988, "Patrones de migración en Michoacán en el siglo XVIII: datos y metodologías", en Thomás Calvo y Gustavo López (coords.), *Movimientos de población en el occidente de México*, COLMICH/CEMCA, México.

_______, 1999, "1785-1786. El 'año de hambre' en el México colonial", *Revista Técnica Administrativa*, edición electrónica (www.cyta.com.ar), Buenos Aires.

_______ y Carolyn McGovern, 1980, "La migración regional yucateca en la época colonial. El caso de San Francisco de Umán", *Historia Mexicana*, vol. XXX, núm. 1, pp. 99-125.

ROMANO, Ruggiero, 1993, *Coyunturas opuestas. La crisis del siglo XVII en Europa e Hispanoamérica*, Fideicomiso Historia de las Américas, Serie Ensayos, Fondo de Cultura Económica, Colegio de México.

ROMERO FRIZZI, María de los Ángeles, 1990, "La agricultura en la época colonial", en Teresa Rojas (coord.), *La agricultura en tierras mexicanas desde sus orígenes hasta nuestros días*, Colección Los Noventa, Conaculta/Grijalbo, México, pp. 139-216.

ROYS, Ralph L., 1957, *The Political Geography of the Yucatan Maya*, Carnegie Institution of Washington, Washington.

_______, 1965, "Lowland Maya Native Society at Spanish contact", en Gordon R. Willey (ed.), *Handbook of Middle American Indians*, vol. 3, Parte 2, University of Texas Press, Texas, pp. 659-678.

_______, 1972, *The Indian Background of Colonial Yucatán*, University of Oklahoma Press, Oklahoma.

RUIZ ABREU, Carlos Enrique, 2005, "Plagas, epidemias y muerte en el puerto de Villahermosa, siglo XVIII", en Mario Ruz (ed.), *Tabasco: antiguas letras, nuevas voces*, UNAM, México, pp. 141-148.

RUIZ GUADALAJARA, Juan Carlos, 2003, "Calamidad y devoción: la construcción socioreligiosa de la provincia mayor de Michoacán, 1580-1810 (el eje Pátzcuaro-Valladolid)", tesis de doctorado en Ciencias Sociales, CIESAS, Universidad de Guadalajara.

RYDER, James W., 1997, "Internal migration un Yucatán: Interpretation of Historical Demography and Current Patterns", en Grant D. Jones (coord.), *Anthropology and History in Yucatán*, University of Texas Press, Texas, pp. 191-232.

SÁNCHEZ-ALBORNOZ, Nicolás, 1982, "Migraciones internas en el Alto Perú: el saldo acumulado en 1645", *Historia Boliviana*, vol. II, núm. 1, Cochabamba, pp. 11-19.

SEN, Amartya, 1981a, *Poverty and Famines: An Essay on Entitlement and Deprivation*, Oxford University Press, Oxford.

________, 1981b, "Ingredients of Famine Análisis: Availability and Entitlements", *The Quarterly Journal of Economics*, vol. 96, núm. 3, agosto, MIT Press, Cambridge, pp. 433-464.

SHIPTON, Parker, 1990, "African Famines and Food Security: Anthropological Perspectives" en *Annual Review of Anthropology*, vol. 19, pp. 353-394.

SIERRA O´REILLY, Justo, 1994, *Los indios de Yucatán. Consideraciones históricas sobre la influencia del elemento indígena en la organización social del país*, tomo I, UADY, Mérida.

SILVA RIQUER, Jorge, 1999, "El mercado interno novohispano a fines del siglo XVIII. El caso de Michoacán", en Margarita Menegus Bornemann (coord.), *Dos décadas en historia económica comparada en América Latina. Homenaje a Carlos Sempat Assadourian*, El Colegio de México/CIESAS/Instituto Mora/UNAM, México, pp. 489-506.

________ y Antonio Escobar, 2000, "Introducción", en Jorge Silva Riquer y Antonio Escobar Ohmstede (coords.), *Mercados indígenas en México, Chile y Argentina. Siglos XVIII-XIX*, CIESAS/Instituto Mora, México, pp. 7-16.

SMITH, Robert, 1975, "Indigo Production and Trade in Colonial Guatemala", *The Hispanic American Historical Review*, vol. 39, núm. 2 (mayo 1959), pp. 181-211.

SOLÍS ROBLEDA, Gabriela, 2003, *Bajo el signo de la compulsión. El trabajo forzoso indígena en el sistema colonial yucateco, 1540-1730*, CIESAS/ICY/Porrúa/Conaculta, México.

________, 2005, *Entre la tierra y el cielo. Religión y sociedad en los pueblos mayas del Yucatán colonial*, Colección Peninsular, CIESAS/ICY/Porrúa.

SWAN, Susan L., 1981, "Mexico in the Little Ice Age", *Journal of Interdisciplinary History*, vol. 11, núm. 4, (Spring, 1981), pp. 633-648.

SAYLOR, William B., 1975, "Haciendas coloniales en el Valle de Oaxaca", en *Haciendas, latifundios y plantaciones en América Latina*, Siglo XXI, México.

TERAN, Silvia y Christian Rasmussen, 1994, *La milpa de los mayas. La agricultura de los mayas prehispánicos y actuales en el noreste de Yucatán*, Gobierno del Estado de Yucatán, Mérida.

THOMPSON, Eric S., 1966, "The Maya Central Area at the Spanish Conquest and Later: A Problem in Demography", en *Proceedings of the Royal Anthropological*

Institute of Great Britain and Ireland, núm. 1966 (1966), Royal Anthropological Institute of Great Britain and Ireland, pp. 23-37.

THOMPSON, Phillip C., 1978, "Tekantó in the Eighteenth Century", tesis doctoral, Tulane University, Tulane.

TORRY, William, 1978, "Natural Disasters, Social Structure and Change un Traditional Societies", *Journal of African Studies*, vol. XIII, núm. 3-4, pp. 167-183.

_______, 1984, "Social Science Research on Famine: A Critical Evaluation", en *Human Ecology*, vol. 12, núm. 3, Plenum Press, Nueva York, pp. 227-249.

TUTINO, John, 1991, "Los españoles de las provincias. Los pueblos de indios y las haciendas: sectores interrelacionados de la sociedad agraria en los valles de México y Toluca, 1750-1810", en Manuel Miño Grijalva (comp.), *Haciendas, pueblos y comunidades*, Conaculta, México, pp.160-185.

VAN YOUNG, Eric, 1992, *La crisis del orden colonial. Estructura agraria y rebeliones populares de la Nueva España, 1750-1821*, Alianza Editorial, México.

VÁZQUEZ, Josefina Zoraida, 1992, "El siglo XVIII mexicano: de la modernización al descontento", en Josefina Zoraida Vázquez (coord.), *Interpretaciones del siglo XVIII mexicano. El impacto de las reformas borbónicas*, Nueva Imagen, México, pp. 9-26.

VILLA ROJAS, Alfonso, 1992, *Los elegidos de Dios. Etnografía de los mayas de Quintana Roo*, Colección Presencias núm. 57, INI/Conaculta, México.

VON GRAFENSTEIN GAREIS, Johanna, 2000, "Políticas y prácticas de abasto de las plazas militares españolas en el gran Caribe, 1765-1796", *Teoréticos*, año III, núm. 1, enero-marzo, Universidad Francisco Gadivia, San Salvador, *Revista Electrónica, Red ALyC*, http://redalyc.uaemex.mx

_______, 2003, "Concepciones espaciales y visiones imperiales: el Caribe en la época del reformismo borbónico", *Cuicuilco*, septiembre-diciembre, año/vol. 10, núm. 029, ENAH, México (versión electrónica en: www.redalyc.org)

VON MENTZ, Brígida, 1988, *Pueblos de indios, mulatos y mestizos 1770-1870. Los campesinos y las transformaciones protoindustriales en el poniente de Morelos*, Ediciones de la Casa Chata, núm. 30, CIESAS, México.

WALKER, Charles F., 2004, "Desde el terremoto a las bolas de fuego: premoniciones conventuales sobre la destrucción de Lima en el siglo XVIII", *Relaciones*, núm. 97, invierno, vol. XXV, pp. 31-55.

WOLF, Eric R., 1976, "Closed corporated peasant communities in Mesoamérica and central Java", en Jack Potter *et al.* (eds.), *Peasant society*, Boston.

WOOD, Stephanie, 1990, "Gañanes y cuadrilleros formando pueblos. Región de Toluca, época Colonial", en Manuel Miño Grijalva (coord.), *Mundo rural, ciudades y población del Estado de México*, El Colegio Mexiquense/Instituto Mexiquense de Cultura, México.

WRIGLEY, E.A., 1969, *Population and History*, Weidenfeld and Nicholson, Londres.

Fuentes publicadas

Ciudad Real, Antonio de (atribuido a), 1995, *Calepino de Motul. Diccionario Maya-Español*, Ramón Arzápalo Marín (editor), IIA/UNAM, México.

Diccionario de Autoridades, Edición facsímil, Real Academia Española, 3 vols, Editorial Gredos, Madrid.

Espinosa, José Dolores, 1860, *Manual de mayordomos de las fincas rústicas de Yucatán*, Edición Facsimilar prologada por Michel Antochiw, 2003, Colección La Ceiba, núm. 3, Compañía Editorial de la Península, Mérida.

Landa, fray Diego de, 1982, *Relación de las cosas de Yucatán*, Porrúa, México.

López Cogolludo, Fray Diego, 1957, *Historia de Yucatán*, 5a. ed. (1a. edición de 1688), prólogo de J. Ignacio Rubio Mañé, Editorial Academia Literaria, México.

Relaciones Histórico Geográficas de la Gobernación de Yucatán, 1983, 2 volúmenes, UNAM, México.

Documentos inéditos o muy raros para la Historia de Campeche, 1954, Prólogo y notas de Luis Chávez Orozco, Gobierno del Estado de Campeche/Comisión Editorial de Campeche, Campeche.

Scholes, France V., Eleanor B. Adams (eds.), 1938, *Don Diego Quijada Alcalde Mayor de Yucatán, 1561-1565*, Documentos sacados de los archivos de España, 2 Tomos, Antigua Librería Robredo de José Porrúa e Hijos, México.

Siglas y referencias

AAY: Archivo del Arzobispado de Yucatán.
AGEY: Archivo General del Estado de Yucatán, Mérida.
AGI: Archivo General de Indias, Sevilla.
AGN: Archivo General de la Nación, México.
CAIHY: Centro de Apoyo a la Investigación Histórica de Yucatán, Mérida.
CM: Calepino de Motul.
CHF: Centro de Historia Familiar, Iglesia Mormona.
DIHY: Documentos Inéditos o muy Raros para la Historia de Campeche.
RHGY: Relaciones Histórico Geográficas de Yucatán.

Índice

Colección Peninsular

Paola Peniche Moreno
Ámbitos del parentesco. La sociedad maya en tiempos de la Colonia

Gabriela Solís Robleda
Bajo el signo de la compulsión. El trabajo forzoso indígena en el sistema colonial yucateco, 1540-1730

Martha Herminia Villalobos González
El bosque sitiado. Asaltos armados, concesiones forestales y estrategias de resistencia durante la guerra de castas

Gabriela Solís Robleda
Entre la tierra y el cielo. Religión y sociedad en los pueblos mayas del Yucatán colonial

Jesús Lizama Quijano
Estar en el mundo. Procesos culturales, estrategias económicas y dinámicas identitarias entre los mayas de Yucatán

Pedro Bracamonte y Sosa
La conquista inconclusa de Yucatán, los mayas de la montaña, 1565-1680

Pedro Bracamonte y Sosa
La encarnación de la profecía Canek en Cisteil

Gabriel Aarón Macías Zapata
La península fracturada

Pedro Bracamonte y Sosa
Los mayas y la tierra. Jurisdicción y propiedad indígena en el Yucatán colonial

Pedro Bracamonte y Sosa
Una deuda histórica. Ensayo sobre las condiciones de pobreza secular entre los mayas de Yucatán

Gabriela Solís Robleda
Las primeras letras en Yucatán. La instrucción básica entre la Conquista y el Segundo Imperio

Tiempos aciagos. Las calamidades y el cambio social del siglo XVIII *entre los mayas de Yucatán,* se terminó de imprimir en la Ciudad de México durante el mes de diciembre del año 2010. La edición, en papel de 75 gramos, estuvo al cuidado de la oficina litotipográfica de la casa editora.